Die endotracheale Intubation

Die endotracheale Intubation

Voraussetzungen, Methoden, Komplikationen

Herausgegeben von
I.P. Latto und M. Rosen

mit Beiträgen von
M. Harmer, K.R. Murrin,
W.S. Ng und R.S. Vaughan

Übersetzt von Wolfram Heipertz

Ferdinand Enke Verlag Stuttgart 1992

I.P. Latto
M. Rosen
Department of Anaesthetics,
University Hospital of Wales, Heath Park,
Cardiff CF4 4XW, Wales

Originaltitel:
Difficulties in Tracheal Intubation

Originalverlag:
Bailliére Tindall Ltd.,
Harcourt Brace Jovanovich,
Publishers, 24–28 Oval Rd.,
London NW1 7 DX, U.K.

Übersetzt von:
Dr. Wolfram Heipertz
Klinik f. Anästhesiologie,
Krankenanstalten Konstanz,
Luisenstr. 7,
D-7750 Konstanz

Die Deutsche Bibliothek – CIP-Einheitsaufnahme:

Die endotracheale Intubation: Voraussetzungen, Methoden,
Komplikationen ; [30 Tabellen] /hrsg. von I.P. Latto und M.
Rosen. Mit Beitr. von M. Harmer . . . Übers. von Wolfram
Heipertz. – Dt. Ausg. – Stuttgart : Enke, 1992
  Einheitssacht.: Difficulties in tracheal intubation >dt.<
  ISBN 3-432-99761-2
NE: Latto, I.P. [Hrsg.]; Harmer, M.; EST

© 1992 Ferdinand Enke Verlag, P.O. Box 10 12 54, D-7000 Stuttgart 10 – Printed in Germany

Satz: G. Heinrich-Jung, D-7120 Bietigheim-Bissingen, Schrift: 9/10 Times, Linotronic 300
Druck: K. Grammlich GmbH, D-7401 Pliezhausen   5 4 3 2 1

Geleitwort

Die Rolle der endotrachealen Intubation hat sich vollständig gewandelt, seitdem sie vor weniger als einem halben Jahrhundert in der Anästhesie zur Alltagstechnik geworden ist. Die Intubation entwickelte sich von einem Verfahren für spezielle Indikationen zu einem Routineinstrument der Allgemeinanästhesie. Anfangs bedurfte es dazu der besonderen Geschicklichkeit des erfahrenen Anästhesisten; heute darf man auch von einem Anfänger erwarten, daß er diese Technik nach kurzer Einübungszeit beherrscht. Man könnte sogar sagen, die Intubation sei dadurch gerechtfertigt, daß man mit ihrer Hilfe die Hände frei hat, um das Narkoseprotokoll zu schreiben!

Die Abwertung der mit der Intubation verbundenen Anforderungen hängt in hohem Maße mit der weit verbreiteten Verabreichung von Muskelrelaxantien zusammen, und dies wiederum hat eine Art blasierter Haltung gegenüber den Problemen hervorgebracht, die dabei gelegentlich auftreten. Kein Anästhesist der alten Schule würde anerkannt haben, daß es eine besondere Klasse von Patienten für schwierige Intubationen gäbe. Um mit *Orwell* zu sprechen: Alle Intubationen sind schwierig, einige jedoch noch schwieriger.

So ist dieses Buch sozusagen ein Kind seiner Zeit und keineswegs eine Frühgeburt. Es beschäftigt sich mit mehr Aspekten des Themas als nur mit der „Schwierigkeit". Ein Anästhesist, der über eine hervorragende Technik verfügt, wird seltener in bedrohliche Situationen kommen als einer, der seine Aufgabe eher nachlässig wahrnimmt; von besonderer Bedeutung sind gute Anatomiekenntnisse. Der Sachverstand des Experten muß aber auf soliden Alltagserfahrungen beruhen und nicht etwa vorwiegend auf angelesenem Wissen.

Im vorliegenden Buch wird Material zusammengetragen, das zwar schon vorhanden, aber über viele Quellen verstreut ist. Die Autoren versuchen, sinnvolle Zusammenhänge herzustellen, die auch leicht zu behalten sind. Es geht ja nicht an, daß man in einer lebensbedrohenden Krise erst „in den Büchern nachschlagen muß"! – Stil und Aufmachung zeugen davon, daß es Wissenschaftler gibt, die in der realen Welt der praktischen Probleme leben, und die auch bereit sind, ihre wißbegierigen Berufskollegen daran teilnehmen zu lassen, indem sie einen akademischen Beitrag zu Fragen des ärztlichen Alltags leisten.

Ich möchte die Voraussage wagen, daß dieses Buch allen Zweigen der Medizin Nutzen bringen wird, ganz besonders aber auch den ernsthaften Studenten der Anästhesie.

Juli 1985   *M.D. Vickers*

Vorwort

Eine Fertigkeit vor allem wird von jedem Anästhesisten erwartet, nämlich die Atemwege vor Schaden zu bewahren. Natürlich ist es nicht möglich, jeden Versuch einer endotrachealen Intubation erfolgreich abzuschließen und alle bedrohlichen Zwischenfälle zu vermeiden, aber die meisten Probleme lassen sich unter Kontrolle bringen, wenn man sich nur sorgfältig genug darauf vorbereitet hat.

Der wichtigste Grund, dieses Buch zu schreiben, war die Erkenntnis, daß man die Probleme und ihre Lösungswege einmal im Zusammenhang darstellen müßte. So rangieren in der Geburtshilfe Komplikationen bei der Intubation als Ursache für die Sterblichkeit der Mutter ganz oben. Dabei soll nicht verschwiegen werden, daß Kliniker bei der Behandlung der Atemwege in weniger gut dokumentierten Gebieten der ärztlichen Praxis weit erfolgreicher sind.

Der Anästhesist hat es in seiner Laufbahn in der Regel mit nur wenigen wirklich diffizilen Intubationen zu tun; als Spezialist kann man von ihm erwarten, daß er jede nur denkbare Methode präsent hat, um einen glücklichen Ausgang sicherzustellen. Beispielsweise kann eine Oberflächenanästhesie äußerst hilfreich sein; sie wird aber von den meisten Klinikern unterbewertet und in ihrer Bedeutung für den reibungslosen Ablauf einer Intubation verkannt. Unglücklicherweise sind Informationen darüber in der medizinischen Literatur weit gestreut; Standardwerke gehen im allgemeinen nicht auf Einzelheiten ein.

Das vorliegende Buch gibt nicht nur einen zusammenfassenden Überblick, sondern vermittelt auch genügend Detailhinweise, um als praktischer Leitfaden dienen zu können.

Es besteht kein Zweifel, daß ein präziser Plan für den Fall einer schieflaufenden oder besonders schwierigen Intubation, nach dem dann auch strikt verfahren wird, zu einer dramatischen Verbesserung der Negativstatistik beiträgt. Zusätzlich ist erforderlich, daß komplexere Techniken regelmäßig demonstriert und eingeübt werden.

Unser Buch berücksichtigt auch die anatomischen und pathophysiologischen Fakten, die eine endotracheale Intubation erschweren können. Ebenso wird der weite Bereich der physiologischen und traumatischen Folgeerscheinungen abgehandelt, und zwar in Verbindung mit praktischen Hinweisen zu ihrer Verhütung oder wenigstens Linderung.

Unser Ziel war eine umfassende Darstellung der endotrachealen und endobronchialen Intubation sowie der damit zusammenhängenden Techniken. Wir hoffen, dem fortgeschrittenen Anästhesisten, der schon einen größeren Erfahrungsschatz gesammelt hat, einen nützlichen Ratgeber auch für die schwierigeren Fälle an die Hand zu geben. Der Text sollte aber auch für Examenskandidaten von Vorteil sein. Darüber hinaus können sich Ärzte anderer Fachrichtungen sowie medizinische Hilfskräfte, die in Notfällen eine Intubation durchführen müssen, hier mit den wichtigsten Informationen versorgen.

Inhalt

1 Die Anatomie der Atemwege

Die Atemwege beginnen an den Mund- und Nasenöffnungen und enden am Eingang zu den Alveolen. Zuerst soll die normale Anatomie der Atemwege beschrieben werden. Auf Unterschiede bei Säuglingen und Kindern wird hingewiesen.

Die Nase

Die äußeren Nasenöffnungen (Nares) sind in der Regel oval. Ihr Umriß bietet einen Anhaltspunkt für die Wahl der zur nasotrachealen Intubation geeigneten Tubusgröße. Der Tubusinnendurchmesser liegt bei Männern gewöhnlich zwischen 6.5 bis 7.5 mm, bei Frauen zwischen 5.5 bis 7.0 mm. Der Abstand zwischen den Nares und der Carina tracheae beträgt bei Männern durchschnittlich 32 cm, bei Frauen 27 cm (1).

Bei Kindern sind diese Maße sowie die Tracheaälänge in Abhängigkeit von der Kopfgröße entsprechend kleiner. Es gibt mehrere Möglichkeiten (2–5), um die Größe der Tuben zu bestimmen, die zur Intubation kleiner Kinder benötigt werden.

Die Nasenlöcher führen in die rechte und linke Nasenhöhle. Sie sind durch das Nasenseptum voneinander getrennt und weisen ein Dach, einen Boden sowie eine mediale und laterale Wand auf. Von der letzteren wölben sich drei Lamellen, die Nasenmuscheln (Conchae nasales), in die gemeinsame Nasenhöhle vor. Sie

überdecken drei Öffnungen in die Nase: die Gänge zu den Stirn- und Kieferhöhlen und die Tränengänge.

Die oberen und mittleren Muscheln sind Fortsätze des Siebbeins, während die unteren eigenständige Knochenlamellen darstellen. Das Nasenseptum hat knöcherne und knorpelige Anteile. Zusätzlich können Schleimhautwucherungen oder Polypen in den Nasengang zwischen der medialen und lateralen Wand hineinragen. Sie sind nicht immer von außen sichtbar.

Häufig weicht das Nasenseptum von der Mittellinie ab, die Nasenhöhlen sind dann verschieden groß. Polypen können eine Obstruktion der Nasenhöhle verursachen und zu Schwierigkeiten bei Manipulationen in der Nase führen. Deshalb muß vor einem nasalen Intubationsversuch die Durchgängigkeit der Nasengänge überprüft werden. Der Nasenboden steigt zunächst leicht an und fällt nach hinten ab. Von der Seite betrachtet, hat er beim Patienten in Rückenlage die Form eines „J", dessen Haken nach vorne zeigt (Abb. 1.1).

Die Nasenschleimhaut ist besonders stark durchblutet, um die Atemluft anwärmen und befeuchten zu können. Aus diesem Grund können Lokalanästhetika sehr rasch resorbiert werden und kleine Verletzungen schon erhebliche Blutungen verursachen.

Die nervale Versorgung erfolgt hauptsächlich durch Äste des N. maxillaris und des N. ophthalmicus, beides Hauptäste des N. trigeminus. In den Abb. 1.2 und 1.3 sind die Nerven der medialen und lateralen Wand dar-

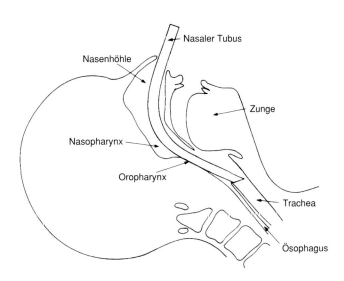

Abb. 1.1 Die nasale Intubation („J-form")

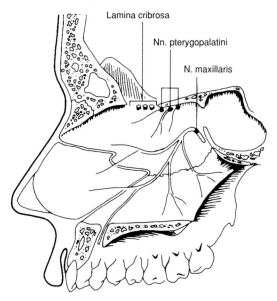

Abb. 1.2 Die nervale Versorgung der medialen Wand der Nasenhöhle. Nach *Macintosh* und *Ostlere* (9), mit freundlicher Erlaubnis der Autoren und Verleger.

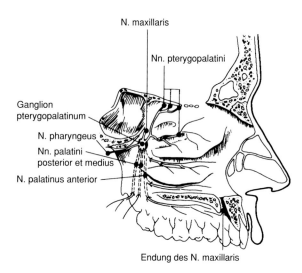

Abb. 1.3 Die nervale Versorgung der lateralen Wand der Nasenhöhle. Nach *Macintosh* und *Ostlere* (9), mit freundlicher Genehmigung der Autoren und Verleger.

gestellt. Obwohl jeder Nerv getrennt blockiert werden kann, wird eine Analgesie im Nasenbereich üblicherweise durch das Einsprühen der Schleimhaut mit einem Lokalanästhetikum durchgeführt.

Von der Nasenhöhle gelangt man durch die inneren Nasenlöcher (Choanae) in den Nasopharynx. Die Choanen sind ebenfalls oval und liegen in der gleichen

Ebene wie die äußeren Nasenöffnungen. Bei aufrechter Kopfhaltung liegt der Nasopharynx hinter der Nasenhöhle über dem weichen Gaumen. Am Dach und der Hinterwand des Nasopharynx befinden sich die Adenoide, eine Ansammlung lymphatischen Gewebes. Bei einem nasalen Intubationsversuch können sie:

1. den Nasopharynx verlegen,
2. losgerissen werden,
3. das Tubuslumen verstopfen,
4. in den Kehlkopf disloziert werden und
5. Ursache einer schweren nasopharyngealen Blutung werden.

Die Mundhöhle

Die Mundhöhle erstreckt sich von den Lippen bis zum Beginn des Pharynx (Abb. 1.4). Sie schließt das Vestibulum, den Raum zwischen Zahnfleisch und Zähnen und der Innenseite der Wangen, mit ein.

Die Alveolarfortsätze und die Zähne des Ober- und Unterkiefers bilden die vordere und seitliche, die oropharyngeale Enge (Isthmus faucium) die hintere Begrenzung. Das Mundhöhlendach besteht aus dem harten und weichen Gaumen und erstreckt sich nach hinten bis zum Zäpfchen (Uvula). Der Mundboden umfaßt die vorderen 2/3 der Zunge und die schleimhautbedeckte Bodenfläche. Die Zunge ist ein muskulöses Or-

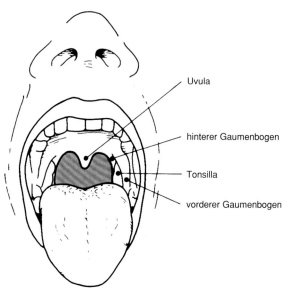

Abb. 1.4 Blick in die offene Mundhöhle bei heruntergedrückter Zunge. Nach *Ellis* und *Feldman* (8), mit freundlicher Genehmigung des Verlegers, Blackwell Scientific Publications.

gan, das über eine sehr gute Blutversorgung verfügt; sie setzt am Zungenbein (Os hyoideum), dem Processus styloideus und an der Innenseite des Unterkiefers (Mandibula) an. Nerval wird die Zunge von Ästen der Nn. trigeminus, facialis, glossopharyngeus, vagus und hypoglossus versorgt. Bei der Intubation am wachen Patienten muß die Zungenoberfläche unempfindlich gemacht werden, was man in der Regel durch Lokalanästhetika erreichen kann.

Die Schleimhaut auf der dorsalen Zungenoberfläche ist nach hinten zu verdickt und bildet drei Falten. In der Mittellinie ist die Zunge mit dem Kehldeckel (Epiglottis) über die Plica glossoepiglottica verbunden. Seitlich vereinen sich Zungen- und Pharynxschleimhaut zu den beiden Plicae pharyngoepiglotticae. Zwischen diesen drei Falten befinden sich zwei Vertiefungen, die Valleculae epiglotticae. Sie stellen ebenso wie das Zäpfchen des weichen Gaumens (Uvula), das frei in der Mitte des Gaumenbogens hängt, wichtige Leitstrukturen bei der Laryngoskopie dar. Wenn die Uvula stark angeschwollen ist, kann sie sowohl die Atmung erheblich beeinträchtigen als auch eine nasale und orale Intubation erschweren.

Die Mundhöhle geht am Isthmus faucium in den Oropharynx über. Dieser Raum enthält zwei wichtige anatomische Gebilde, die Tonsillen (Tonsillae palatinae) und den Kehldeckel (Epiglottis). Die Tonsillen bestehen aus lymphatischem Gewebe und bereiten nur selten Intubationsschwierigkeiten, wenn sie nicht erheblich vergrößert sind. Während der Laryngoskopie tritt zunächst nur die Epiglottisspitze, danach die Epiglottis selbst ins Blickfeld. Der Oropharynx wird durch Äste des N. trigeminus und N. glossopharyngeus versorgt.

Zur Orientierung bei einer Intubation dienen folgende Strukturen: oben in der Mundhöhle die Uvula, seitlich die Gaumenbögen und – besonders wichtig – nach unten die Valleculae und die Epiglottis. Bei der Intubation eines Kindes muß man neben diesen Orientierungshilfen drei weitere Gesichtspunkte beachten:

1. Kinder haben einen relativ größeren Kopf (5).
2. Der Kieferwinkel ist ca. 20 Grad größer als beim Erwachsenen – 140 statt 120 Grad.

3. Abhängig vom Alter verändert sich die Form der Epiglottis. Beim Neugeborenen ist sie lang und schmal. Mit zunehmendem Alter wird sie breiter und flacher (Abb. 1.5).

Der Pharynx

Der Pharynx erstreckt sich von der Schädelbasis bis in die Höhe des 6. Halswirbels. Er hat die Form eines Trichters, dessen Wände aus konstriktorischer Muskulatur und Bindegewebe bestehen und mit Schleimhaut bedeckt sind. Die Muskeln ziehen von der Schädelbasis breitgefächert zu Mandibula, Zungenbein und Kehlkopf (Larynx). Die Muskelstränge laufen hinten in der senkrechten Raphe pharyngis zu einem gemeinsamen Ansatzpunkt zusammen. Sie stützen und tragen den Larynx und Ösophagus und sind besonders wichtig für den Schluckakt. Ihre Nervenversorgung erfolgt im wesentlichen über Äste des Vagus und Accessorius. Verletzungen der Muskulatur oder Nerven können zu Verziehungen oder Dislokationen des Kehlkopfs führen.

Anatomisch kann man 3 Anteile des Pharynx unterscheiden: die bereits beschriebenen oro- und nasopharyngealen Gebiete sowie den laryngopharyngealen Anteil.

Der Hypopharynx (Pars laryngea pharyngis)

Der Hypopharynx liegt in Höhe des 6. Halswirbels und erstreckt sich von der Spitze der Epiglottis bis zum Unterrand des Ringknorpels. Die anatomischen Beziehungen zwischen Larynx und Pharynx kann man bildhaft als zwei ineinandergesteckte Schläuche beschreiben (Abb 1.6–1.8). Auf beiden Seiten des Kehlkopfein-

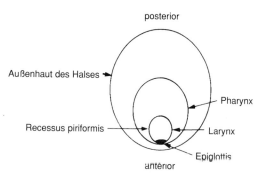

Abb. 1.6 Die anatomischen Beziehungen zwischen Larynx und Pharynx (Konzept der drei ineinandergeschobenen Schläuche)

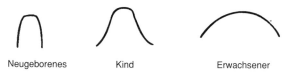

Neugeborenes   Kind   Erwachsener

Abb. 1.5 Die unterschiedlichen Formen der Epiglottis mit zunehmendem Alter. Nach *Brown* and *Fisk* (5), mit freundlicher Genehmigung des Verlegers, Blackwell Scientific Publications.

Seitenansicht des Halses

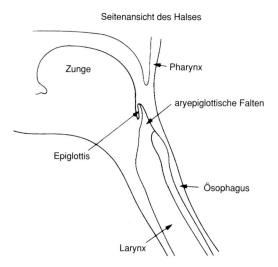

Abb. 1.7 Seitliche Ansicht der wesentlichen Halsregion.

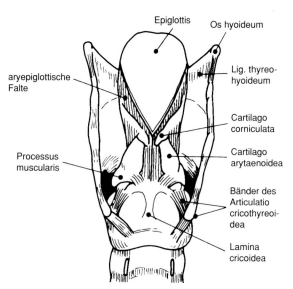

Abb. 1.8 Die Kehlkopfknorpel und -bänder von hinten betrachtet. Nach *Ellis* und *Feldman* (8), mit freundlicher Genehmigung des Verlegers, Blackwell Scientific Publications.

gangs findet sich eine Ausbuchtung, der Recessus piriformis, durch den der rechte bzw. linke Nervus laryngeus superior zieht. Der Larynxeingang beschreibt eine Wendung nach unten und rückwärts. Seine Öffnung zeigt zum Hypopharynx und bildet dessen anteriore Grenze. Die Plicae aryepiglotticae verlaufen vom Fuß der Epiglottis zu den Stellknorpeln (Cartilago arytaenoidea, auch Aryknorpel genannt). Die untere Begrenzung des Hypopharynx wird von der dorsalen Fläche des Ringknorpels (Cartilago cricoidea) gebildet. Hier endet der trichterförmige muskuläre Pharynx und geht in den Ösophagus über. Mit dem Laryngoskop kann man den Bereich des Kehlkopfeingangs sehen.

Der Kehlkopf (Larynx)

Die wichtigste Aufgabe des schlauchförmigen Larynx ist seine Funktion als Verschlußorgan des Respirationstraktes zum Schutz vor der Aspiration von Fremdkörpern. In zweiter Linie dient er der Phonation. Beim Erwachsenen erstreckt sich der Larynx vom 4. bis zum 7. Halswirbel. Beim Kind beginnt der Kehlkopf etwas höher (zwischen C3 und C4). Außerdem ist er stärker nach vorne geneigt, so daß erst eine Anhebung und Überstreckung des Nackens die Sicht auf den Larynx ermöglicht und eine Intubation erleichtert.

Der Larynx besteht aus Knorpel, Bändern und Muskeln. Er beginnt am Kehlkopfeingang und endet mit dem Ringknorpel, an dem die Luftröhre (Trachea) über das Ligamentum cricotracheale ansetzt.

Die Kehlkopfknorpel

Im Kehlkopf sind 3 Knorpel einzeln angelegt: Schildknorpel, Ringknorpel und Kehldeckel. Paarig sind Stellknorpel, Hörnchenknorpel und Keilknorpel.

Der Schildknorpel (Cartilago thyreoidea)

Der größte Knorpel im Kehlkopfbereich ist der Schildknorpel. Seine Front- und Seitenansicht ist in Abb. 1.9 dargestellt. Er ist nach oben und unten mit den Nachbarstrukturen über Bänder verbunden.

Seine zwei Knorpelplatten (Laminae) treffen sich vorn in der Mittellinie. Am Oberrand ist eine tiefe Einkerbung tastbar, die Incisura thyreoidea superior. Der hintere Rand der Platten läuft nach oben und unten in hornförmige Fortsätze aus, die Cornua superiora und inferiora.

Der Ringknorpel (Cartilago cricoidea).

Der Ringknorpel (Abb. 1.10) ist der einzige geschlossene Knorpel des Kehlkopfs. Er hat die Form eines Siegelrings, dessen Fläche nach hinten zum Oropharynx zeigt. Die vorderen und seitlichen Anteile bilden einen Bogen, der nach hinten breiter wird. Dorsal befinden sich beidseits am Ober- und Unterrand die Gelenkflächen für die Stell- bzw. den Schildknorpel. Der Ring-

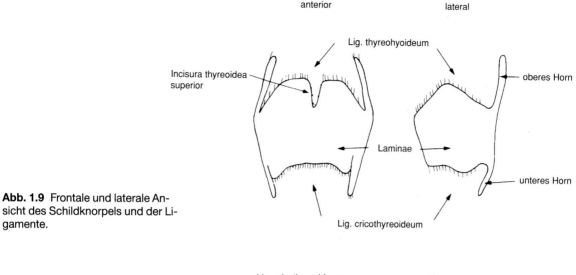

anterior

lateral

Lig. thyreohyoideum

Incisura thyreoidea superior

oberes Horn

Laminae

unteres Horn

Lig. cricothyreoideum

Abb. 1.9 Frontale und laterale Ansicht des Schildknorpels und der Ligamente.

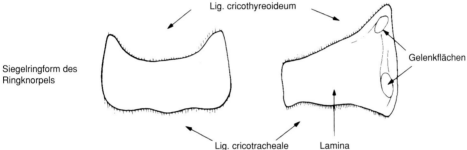

Lig. cricothyreoideum

Gelenkflächen

Siegelringform des Ringknorpels

Lig. cricotracheale

Lamina

Abb. 1.10 Frontale und laterale Ansicht des Ringknorpel und seiner Ligamente. Besonders zu beachten: seine Siegelringform.

knorpel stellt beim Kind die engste Stelle im Kehlkopf dar und begrenzt folglich die Tubusgröße. Eine Schleimhautschwellung kann den Atemwegsdurchmesser in diesem Bereich ganz erheblich verkleinern. Beim Erwachsenen befindet sich die engste Stelle im Bereich der Stimmlippen.

Der Stellknorpel (Cartilago arytaenoidea)

Der Stellknorpel ist pyramidenförmig und sitzt auf dem Oberrand der Ringknorpelseitenfläche. An den zwei lateralen Ecken der Pyramidenbasis setzen die Mm. cricoarytaenoidei posterior et lateralis an. Am dritten medialen Fortsatz ist das Stimmband befestigt. Die Gelenkfläche zwischen Ring- und Stellknorpel ist mit einer Synovialmembran ausgestattet. Bei einer generalisierten rheumatoiden Arthritis kann auch dieses Gelenk befallen sein, was zu Heiserkeit und Intubationsschwierigkeiten führt.

Der Kehldeckel (Cartilago epiglottica, Epiglottis)

Die Basis des Kehldeckels ist über das Ligamentum thyreoepiglotticum an der Rückseite des Schildknorpels befestigt. Die ventrale Seite liegt frei und kann bei einer Laryngoskopie eingesehen werden. Die Rückseite hängt fest am Zungenbein. Auch nach der Entfernung der Epiglottis sind übrigens Schlucken und Sprechen möglich.

Die paarigen Hörnchenknorpel (Cartilago corniculata) und Keilknorpel (Cartilago cuneiforme) sind sehr klein und haben für den Larynx eine untergeordnete Bedeutung.

Der Kehlkopfbandapparat (Abb. 1.11)

Es gibt drei äußere Bänder am Kehlkopf. Eines davon ist die Membrana thyreohyoidea zwischen dem Zungenbein (Os hyoideum) und dem Schildknorpel. Me-

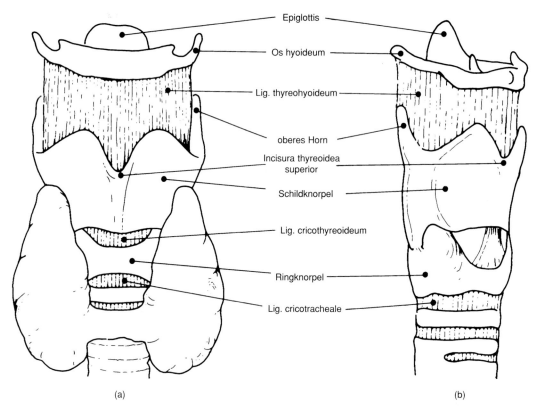

Epiglottis

Os hyoideum

Lig. thyreohyoideum

oberes Horn

Incisura thyreoidea superior

Schildknorpel

Lig. cricothyreoideum

Ringknorpel

Lig. cricotracheale

(a)

(b)

Abb. 1.11 Frontale (a) und laterale (b) Ansicht des Larynx. Besonders zu beachten: Lage des Ligamentum cricothyreoideum. Nach *Ellis* und *Feldman* (8), mit freundlicher Genehmigung des Verlegers, Blackwell Scientific Publications.

dial ist sie besonders kräftig ausgeprägt und wird Ligamentum thyreohyoideum medianum genannt. Die hinteren Ränder sind ebenfalls verdickt und bilden beidseits ein Ligamentum thyreohyoideum laterale, das vom Cornu majus des Zungenbeins zum Cornu superius des Schildknorpels zieht. An diesen Bändern ist der Larynx aufgehängt.

Das Zungenbein wird seinerseits von oben durch den M. hypoglossus und die medialen Schlundmuskeln gehalten. In der Membrana thyreohyoidea verlaufen die Arteria und Vena laryngea superior und der Ramus internus des Nervus laryngeus superior zur Versorgung des Kehlkopf oberhalb der Stimmbandebene.

Die Bänder, die als bindegewebige Hüllen die kleinen Gelenke zwischen dem Schild-, Stell- und Ringknorpel umgeben, haben nur eine geringe Bedeutung.

Sehr wichtig sind dagegen die Bänder im Inneren des Larynx. Im oberen Kehlkopfbereich verläuft eine bindegewebige Membran von der Basis der Epiglottis zu den Stellknorpel. Ihre freien lateralen Ränder werden als aryepiglottische Falten (Plica aryepiglottica) bezeichnet. Nach kaudal verdickt sie sich zum Ligamen-

tum vestibulare. Von der medialen Kante der Plica aryepiglottica bis um das Ligamentum vestibulare herum ist das Bindegewebe von Schleimhaut bedeckt, wodurch das Taschenband (Plica vestibularis) entsteht. Unterhalb des Taschenbandes befindet sich eine horizontale Nische, der Ventriculus laryngis. Eine weitere Membran (Membrana cricovocale) zieht vom Ringknorpel aufwärts nach vorne bis zum Schildknorpel und nach hinten zum Processus vocalis des Aryknorpels. Sie begrenzt den Ventriculus laryngis nach unten. Der freie Rand zwischen der Schildknorpelrückseite und dem Processus vocalis bildet das Stimmband (Ligamentum vocale). Das mit Schleimhaut überzogene Stimmband bezeichnet man auch als Stimmlippe (Plica vocalis).

Die Membrana cricovocale ist vorne sehr kräftig ausgebildet und wird als Ligamentum cricothyreoideum medianum bezeichnet. Die lateralen Anteile heißen entsprechend Ligamenta cricothyreoidea lateralia.

Die Kehlkopfmuskulatur läßt sich in nach außen und innen wirksame Muskelgruppen unterscheiden. Die äußeren Muskeln verbinden den Larynx mit benachbarten anatomischen Strukturen. Ihre Funktion besteht in der Hebung und Senkung des Kehlkopfs. Die im Larynxinneren wirksamen Muskeln sind wichtig für Atmung, Schluckakt und Phonation. Von besonderer Bedeutung ist der M. cricoarytaenoideus posterior, da er als einziger die Stimmbänder abduziert und damit die Stimmritze (Rima glottidis) öffnet. Bei gestörter oder fehlender Funktion dieses Muskels können bei Intubation und nach Extubation Schwierigkeiten auftreten.

Die sensorische und motorische Innervation erfolgt durch den Nervus vagus über zwei Hauptäste:

1. den N. laryngeus superior, der sich in einen kleineren externen und größeren internen Ast aufteilt. Der Ramus externus versorgt den M. cricothyreoideus. Der Ramus internus verläuft in der Membrana thyreohyoidea und innerviert den Kehlkopf sensorisch oberhalb der Stimmbandebene.

2. den N. laryngeus recurrens, der auf der linken Seite in einer Schleife um den Aortenbogen, rechts um die Arteria subclavia verläuft und in der Furche zwischen Trachea und Ösophagus im Hals aufwärts zieht. Er versorgt den Larynx sensorisch unterhalb der Stimmbandebene und motorisch sämtliche Muskeln mit Ausnahme des M. cricothyreoideus. Schädigungen eines dieser Hauptnerven führen zur Funktionsbeeinträchtigung des Kehlkopfs mit Aspirationsgefahr. Als klinisches Symptom kann Heiserkeit auftreten.

Vor und hinter dem Kehlkopf befinden sich für den Anästhesisten wichtige, benachbarte Strukturen. Der Larynx öffnet sich nach hinten zum Oropharynx und Ösophagus. Auswurf aus den Bronchien oder der Trachea gelangen durch den Kehlkopf in den Oropharynx.

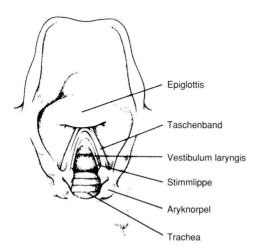

Epiglottis

Taschenband

Vestibulum laryngis

Stimmlippe

Aryknorpel

Trachea

Abb. 1.12 Blick auf den Kehlkopf bei der Laryngoskopie. Nach *Ellis* und *Feldman* (8), mit freundlicher Genehmigung des Verlegers, Blackwell Scientific Publications.

In ähnlicher Weise kann auch flüssiges oder festes Material aus dem Ösophagus mit den entsprechenden ernsten Folgen durch den Kehlkopf in den Respirationstrakt eindringen.

Vor dem Larynx liegen nur noch die Halsfaszie und die Haut, so daß Schild- und Ringknorpel leicht palpierbar sind. Sie sind wichtige Orientierungspunkte für die Punktion der Membrana cricothyreoidea, die mit einer Kanüle genau zwischen beiden Knorpeln durchgeführt werden muß (Abb. 1.11).

In der Regel kann der Anästhesist bei der Intubation und – wenn erwünscht – zur Extubation den Larynx einsehen. Die unter normalen Umständen sichtbaren Strukturen sind in der Abb. 1.12 dargestellt. Bei relaxierten Stimmbändern hat die Stimmritze die Form eines Dreiecks mit nach ventral gerichteter Spitze.

Die Trachea

Die Trachea beginnt unterhalb des Larynx und endet in Höhe des 4. Brustwirbels mit der Aufzweigung in die beiden Hauptbronchien (Bifurcatio tracheae). Ihre Länge beträgt beim Erwachsenen etwa 15 cm. Ein Drittel liegt oberhalb, $2/3$ unterhalb der Incisura jugularis. Bei Neugeborenen hat die Trachea nur eine Länge von 4 cm. Dadurch erhöht sich das Risiko einer einseitigen Intubation des rechten Hauptbronchus. Anatomisch betrachtet, besteht die Trachea aus 12–16 horizontal gelegenen, hinten offenen C-förmigen Knorpelspangen, deren Lücken durch die Trachealmuskulatur geschlossen werden. Vertikal sind sie durch elastische Bindegewebsmembranen verbunden. Damit bieten sie das Bild aufeinandergestapelter Autoreifen, die von elastischem Gewebe zusammengehalten werden. Das Lumen ist mit Schleimhaut ausgekleidet.

Nachbarschaftsbeziehungen

Obwohl die Trachea im Hals mittelständig verläuft, wird sie im unteren Anteil durch den Aortenbogen nach rechts verdrängt (Abb. 1.13). Oberhalb der Incisura jugularis in Höhe des 7. Halswirbels läuft über die Trachea ein schmales Querstück der Schilddrüse, deren rechter und linker Lappen den Ringknorpel und die vorderen Trachealseitenwände bedecken. Nach ventral zu liegen Trachea und Schilddrüse direkt unter der Halsfaszie und der Haut. Nach dorsal schließen sich der Ösophagus und die beiden Nn. laryngei recurrentes an, die am Hals beidseits in der tracheoösophagealen Furche verlaufen.

Am Sternumoberrand tritt die Trachea in das obere Mediastinum ein. Vor der Trachea liegen in unmittelba-

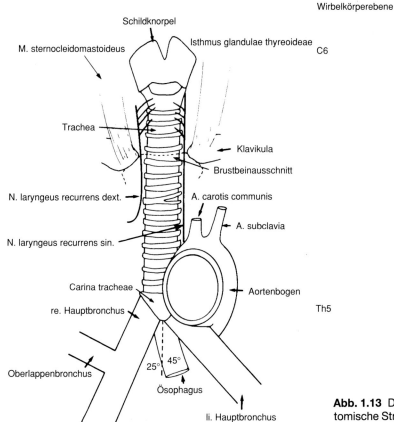

Wirbelkörperebene

Schildknorpel

Isthmus glandulae thyreoideae   C6

M. sternocleidomastoideus

Trachea

Klavikula

Brustbeinausschnitt

N. laryngeus recurrens dext.

A. carotis communis

A. subclavia

N. laryngeus recurrens sin.

Carina tracheae

Aortenbogen

re. Hauptbronchus   Th5

Oberlappenbronchus   25° 45°

Ösophagus

li. Hauptbronchus

Abb. 1.13 Die Trachea und ihr benachbarte, anatomische Strukturen im Bereich von C6 bis Th5.

rer Nachbarschaft V. thyreoidea inferior, Thymus, Aortenbogen, Truncus brachiocephalicus und die linke A. carotis communis. Dorsal begleitet weiterhin der Ösophagus ihren Verlauf in den Thorax. Da der rechte N. laryngeus recurrens um die rechte A. subclavia verläuft, findet man ihn erst am Hals in der rechten tracheo-ösophagealen Furche.

Rechts von der Trachea liegen die mediastinale Pleura, V. azygos und N. vagus. Links verlaufen der Aortenbogen und die Aa. carotis communis und subclavia zwischen mediastinaler Pleura und Trachea. Die Gefäßversorgung erfolgt durch die Aa. und Vv. thyreoideae inferiores. Auf beiden Seiten der Trachea und der Bifurkation befinden sich große Lymphknoten, die paratracheal mit den tiefen Halslymphknoten in Verbindung stehen. Für die Innervierung sorgen Rami tracheales der beiden Nn. laryngei recurrentes aus dem N. vagus, die zusätzlich sympathische Fasern aus dem Ganglion cervicale medius mit sich führen. Die Trachea teilt sich in einen rechten und linken Hauptbronchus auf. Die Höhe der Bifurkation verändert sich während des Atemzyklus. Bei tiefer Inspiration liegt sie in Höhe

des 6., bei tiefer Expiration in Höhe des 4. Brustwirbels. An der Aufzweigung in die beiden Hauptbronchien bildet der unterste Trachealknorpel eine Trennleiste (Carina), die von kaudal in das Lumen hineinragt und – von oben betrachtet – wie ein Schiffskiel aussieht. Die Schleimhautauflage unterstützt noch das keilartige Aussehen der Carina, wie es in der Regel bei einer Bronchoskopie zu sehen ist (Abb. 1.14).

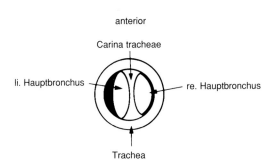

anterior

Carina tracheae

li. Hauptbronchus   re. Hauptbronchus

Trachea

Abb. 1.14 Die Carina.

Die Bronchien

Der linke Hauptbronchus ist 5 cm lang und damit länger und dünner als der rechte (Abb. 1.15). Der rechte Hauptbronchus hat einen größeren Durchmesser, ist kürzer und erlaubt einen höheren Gasfluß, was dem größeren Volumen der rechten Lunge entspricht. 2.5 cm unterhalb der Bifurkation teilt sich der rechte Hauptbronchus in einen Oberlappen- und einen gemeinsamen Mittel- und Unterlappenbronchus. Gelegentlich entspringt der rechte Oberlappenbronchus auch direkt aus der tiefen Trachea. Diese anatomische Variante kann bei der Durchführung einer Anästhesie für einen Eingriff an der linken Lunge erhebliche Bedeutung gewinnen, wenn ein rechtsseitiger endobronchialer Tubus verwendet wird.

Die Lungensegmente

Die rechte Lunge besteht in der Regel aus 10, die linke aus 8–9 Lungensegmenten. Um die Bezeichnungen der Segmente leichter im Gedächtnis behalten zu können, eignet sich das Wort „APALM" (7) als Gedächtnishilfe. Das Wort wird einmal senkrecht geschrieben, darunter ein zweitesmal mit vertauschtem „P" und „M" („AMALP").

Rechte Lunge:
1. Segmentum A-picale
2. Segmentum P-osterius } rechter Oberlappen
3. Segmentum A-nterius
4. Segmentum L-aterale } rechter Mittellappen
5. Segmentum M-ediale

6. Segmentum A-picale
7. Segmentum basale M-edium
8. Segmentum basale A-nterius } re. Unterlappen
9. Segmentum basale L-aterale
10. Segmentum basale P-osterius

Linke Lunge:
1. Segmentum A-picale
2. Segmentum P-osterius } linker Oberlappen
3. Segmentum A-anterius
4. Segmentum L-lingulare superius } Lingula
5. Segmentum M-lingulare inferius

6. Segmentum A-picale
– Segmentum M-fehlt!
7. Segmentum basale A-nterius } li. Unterlappen
8. Segmentum basale L-aterale
9. Segmentum basale P-osterius

Gelegentlich bilden die linken Segmenta apicale und posterius zusammen das Segmentum apicoposterius.

Der linke Oberlappen hat dann nur zwei Segmente, die linke Lunge nur insgesamt 8. Die Buchstaben „L"und „M" stehen für die Lingulasegmente.

Die Wände der Bronchien bestehen aus fünf Schichten. Es sind von außen nach innen:
1. der äußere Mantel aus Bindegewebe mit eingelagerten Knorpelplatten (Tunica fibrocartilaginea).
2. die glatte Bronchialmuskulatur, die vom autonomen Nervensystem innerviert wird (Tunica muscularis)
3. die Schicht längsgerichteter elastischer Fasernetze, die sich während der Inspiration in Längs- und Querrichtung ausdehnen und bei Exspiration wieder zusammenziehen kann
4. die Basalmembran (Lamina propria). Sie dient der Verankerung der Bronchialschleimhaut

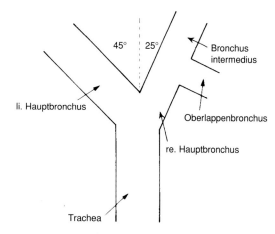

Abb. 1.15 Die Winkel zwischen Trachea und den Hauptbronchien beim Erwachsenen.

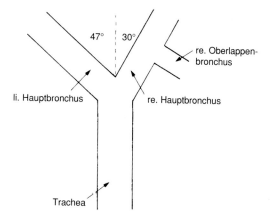

Abb. 1.16 Die Winkel zwischen Trachea und den Hauptbronchien beim Kind.

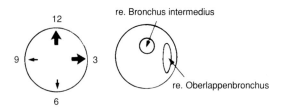

12-Stunden-Zifferblatt

Abb. 1.17 Bronchoskopische Sicht in den rechten Hauptbronchus.

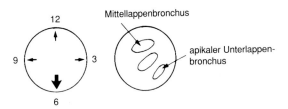

12-Stunden-Zifferblatt

Abb. 1.18 Bronchoskopische Sicht unterhalb des Abgangs des rechten Oberlappenbronchus.

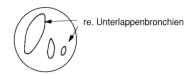

Abb. 1.19 Bronchoskopische Sicht in den rechten Unterlappenbronchus.

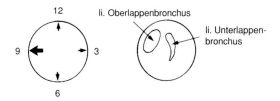

12-Stunden-Zifferblatt

Abb. 1.20 Bronchoskopische Sicht in den linken Hauptbronchus.

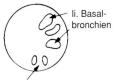

apikaler Unterlappenbronchus

Abb. 1.21 Bronchoskopische Sicht in den linken Unterlappenbronchus.

5. die Bronchialschleimhaut (Tunica mucosa) mit mehrschichtigem Flimmerepithel und sekretproduzierenden Drüsen und Becherzellen.

Die Bronchien können sich in Länge und Durchmesser ändern und helfen damit beim Abtransport kleiner Partikel aus dem Bronchialbaum. Dies wird erreicht, indem die Flimmerhärchen die im Bronchialsekret gefangenen Fremdkörper durch wellenartige Bewegungen in Richtung Trachea befördern. Dort sammelt sich der Schleim an, bis er durch Hustenstöße aus der Trachea ausgeworfen wird.

Im Vergleich zum Erwachsenen liegt die Bifurkation beim Kind weiter kranial. Außerdem ist auch der Winkel größer, unter dem sich die Trachea teilt. Die Unterschiede werden in Abb. 1.15 und 1.16 gezeigt.

Der Anästhesist muß die Bilder des Bronchialbaums, wie sie bei einer Bronchoskopie zu sehen sind, und mögliche anatomische Abweichungen kennen. Es ermöglicht ihm eine bessere Beurteilung der Diagnose, Operation und Prognose und die Optimierung seiner anästhesiologischen Techniken.

Zur Lern-und Gedächtnisstütze eignet sich eine Darstellung der Abgänge der Segmentbronchien entsprechend ihrer Lage auf einem Uhrziffernblatt. Die Abbildung erfolgt von proximal nach distal im Uhrzeigersinn (Abb. 1.17–1.21).

Literatur

1 *Atkinson, R.S., G.B. Rushman, J.A. Lee:* A Symposium of Anaesthesia, Chap. 13. John Wright, Bristol
2 *Morgan, G.A.R., D.J. Steward:* A pre-formed paediatric orotracheal tube designed based on anatomical measurements. Can. Anaesth. Soc. J. 29 (1982) 9
3 *Gregory, G.A.* (ed.): Pediatric Anasthesia, Vol. 1, p. 10. Churchill Livingstone, Edinburgh 1983
4 *Jackson Rees, G., T.C. Gray* (eds.): Paediatric Anesthesia, p. 6. Butterworths 1981
5 *Brown, T.C.K., G.C. Fisk:* Anaesthesia for Children, ch. 1. Blackwell Scientific Publications, Oxford 1979
6 *Vaughan, R.S.:* Anaesthesia for open soft tissue injuries of the neck. Anaesthesia 26 (1971) 225
7 *Last, R.J.:* Anatomy. Regional and Applied. Section 4. The Thorax. Churchill Livingstone, Edinburgh 1984
8 *Ellis, Feldman:* Anatomy for Anaesthetists. Blackwell Scientific Publications, Oxford 1983
9 *Macintosh, Ostlere:* Local Analgesia. Head and Neck. E.S. Livingstone, Edinburgh 1955

Appendix:

Tabelle 1.1 Tubusabmessungen in Abhängigkeit vom Alter

Alter (Jahr)	Magill	Innendurch-messer (cm)	oral[2]	nasal[3]
			Länge (cm)	
0–3 (Monate)	00	3.0	10	-
	0A	3.5	10–11	-
3–6 (Monate)	0	4.0	12	15
6–12 (Monate)	1	4.5	12	15
2	2	5.0	13	16
3	2	5.0	13	16
4	3	5.5	14	17
5	3	5.5	14	17
6	4	6.0	15	18
7	4	6.0	15	18
8	5	6.5	16	19
9	5	6.5	16	19
10	6	7.0	17	20
11	6	7.0	17	20
12	7	7.5	18	21
13	7	7.5	18	21
14	8	8.0	21	24
15	8	8.0	21	24
16	8	8.0	21	24
17	9	9.0	22	25
18	9	9.0	22	25
20	10	9.5	23	26
22	10+	10+	23	26

[1] Tubus-Innendurchmesser $\dfrac{\text{Alter (Jahre)}}{4} + 4.5$ (mm)

[2] Länge, oral $\dfrac{\text{Alter (Jahre)}}{2} + 12$ (cm)

[3] Länge, nasal $\dfrac{\text{Alter (Jahre)}}{2} + 15$ (cm)

[Wiedergabe mit freundlicher Genehmigung der Autoren *Dunnil, R.P.H.* und *M.P. Colvin* aus Clinical and Resuscitative Data, (1984), Blackwell Scientific Publications]

Tabelle 1.2 Zuordnung des Tubusinnendurchmessers zu Altersgruppe, Körpergewicht und Körperlänge

Innendurch-messer des Tubus (mm)	Altersgruppe (Jahre)	Körper-gewicht (kg)	Körper-länge (cm)
8.0	13–15	43–62	154–164
7.5	10–14	31–50	144–154
7.0	8–11	25–40	132–140
6.5	6–9	20–30	121–133
6.0	4–7	18–25	114–122
5.5	3–6	15–22	104–114
5.0	2–4	11–17	87–104
4.5	0.75–2	8–13	74–88
4.0	0.5–1.5	6–11	61–75

[Wiedergabe mit freundlicher Genehmigung der Autoren *Keep, P.H.* und *M.L.M. Manford* aus Endotracheal tube sizes for children. Anästhesia 29:184, (1974).
Die Autoren fanden, daß für die Bestimmung der Tubusgröße unter den drei Variablen Alter, Körpergewicht und -länge die beste Korrelation zur Körpergröße besteht]

2 Pathophysiologische Effekte der endotrachealen Intubation

Einführung

Pathophysiologische Folgen einer endotrachealen Intubation sind nicht weniger bedeutsam als traumatisch oder mechanisch bedingte Komplikationen. Viele Systeme des Körpers können beeinträchtigt werden, obwohl manche Veränderung wegen ihrer geringen Auffälligkeit unentdeckt bleibt, wenn man sich nur der geläufigen Überwachungsmethoden bedient. Während einige dieser pathologischen Veränderungen für den gesunden Patienten nur eine geringe klinische Bedeutung haben, können sie ernsthafte Schäden verursachen, indem sie eine vorhandene Grundkrankheit verschlimmern. Mögliche pathophysiologische Auswirkungen einer endotrachealen Intubation sind in Tabelle 2.1 aufgelistet.

Herz-Kreislaufsystem

Wenn die endotracheale Intubation unter leichter Allgemeinanästhesie vorgenommen wird, reagiert das Herz-Kreislaufsystem sowohl auf die Laryngoskopie als auch auf das Einführen des Tubus mit Veränderungen der kardiovaskulären Parameter. Diese treten selbst bei einer leichten, atraumatischen Intubation auf, auch wenn es nicht zu Husten, Pressen, Hypoxämie oder Hyperkapnie kommt.

Nach der Beobachtung akuter Herzrhythmusstörungen (1) wurde in zahlreichen Veröffentlichungen über weitere Störungen der Herzfunktion während der Intubation berichtet. Die Häufigkeit von Herzrhythmusstörungen wurde von den verschiedenen Autoren mit 0 bis 90% angegeben. Diese großen Schwankungen können auf unterschiedliche Patientengruppen, Anästhetika, auf voneinander abweichende Definitionen von Herzrhythmusstörungen und verschiedene Registrierungstechniken (2) zurückgeführt werden.

Den Beobachtungen von EKG-Veränderungen folgte eine Flut von Veröffentlichungen, in denen die Untersucher über erhebliche Puls- und Blutdruckanstiege bei der Intubation berichten (3–15) (Abb. 2.1).

Schon früh erkannte man, daß kardiovaskuläre Störungen eher dann entstanden, wenn nur eine flache Anästhesie verabreicht wurde. Bei tiefer Anästhesie traten solche Veränderungen gar nicht oder sehr viel weniger ausgeprägt auf (3, 5). Nach der Einführung der direkten, kontinuierlichen, invasiven Druckmes-

Tab. 2.1 Die wichtigsten pathophysiologischen Effekte einer endotrachealen Intubation

Herz-Kreislaufsystem
    Arrhythmien
    systemischer arterieller Hochdruck

respiratorisches System
    Hypoxie
    Hyperkapnie
    Anstieg des Atemwegswiderstands
    Laryngospasmus
    Exspiratorischer Spasmus der Atemmuskulatur
    Bronchospasmus
    Verminderte Anfeuchtung der Atemgase

Zentralnervensystem
    Anstieg des intrakraniellen Drucks

Auge
    Anstieg des Augeninnendrucks

Magen-Darmtrakt
    Regurgitation und Aspiration von Mageninhalt

Sonstiges
    Toxische Wirkungen und Nebenwirkungen lokaler Anästhetika
    Postoperativer Muskelschmerz
    Maligne Hyperthermie
    Anstieg der Plasmaendorphine

sung konnte man zeigen, daß sie bereits mit Beginn der laryngealen Reizung vor der eigentlichen Intubation zu beobachten waren, wie sich bei einer Untersuchung an gesunden Patienten in flacher Anästhesie herausstellte (5). Sowohl der diastolische als auch der systolische Blutdruck stiegen bei der Laryngoskopie innerhalb von 5 s an und erreichten nach 1–2 Minuten Spitzenwerte. Nach 5 Minuten kehrten sie auf die Ausgangswerte vor der Laryngoskopie zurück. Der Anstieg des systolischen Blutdrucks betrug durchschnittlich mehr als 53 mmHg, der des diastolischen 34 mmHg. Die Pulsfrequenz erhöhte sich durchschnittlich um 23 Schläge/min. Die Laryngoskopie allein führte zu unterschiedlichen Reaktionen des Pulsverhaltens, wobei nur in der Hälfte aller Fälle ein Anstieg des Pulses beobachtet wurde. EKG-Veränderungen traten ebenfalls nicht auf. Allerdings wurden bei einer kleinen Anzahl von Patienten auch Extrasystolen und vorzeitige Kammerkontraktionen festgestellt. Diese typischen Beobachtungen sind von vielen Autoren bestätigt worden (Abb. 2.1).

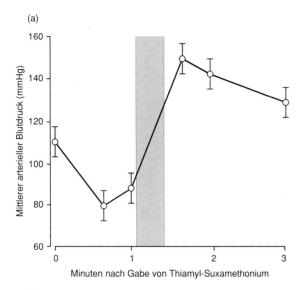

(a)

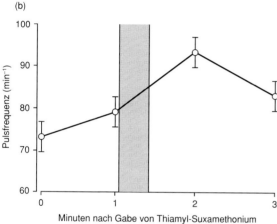

(b)

Abb. 2.1 Die Änderungen des Blutdrucks (a) und der Herzfrequenz (b) während der Laryngoskopie und trachealen Intubation. Die dunklen Flächen entsprechen der Dauer der Laryngoskopie und trachealen Intubation. Nach *Stoelting* (55), mit freundlicher Genehmigung der Internationalen Gesellschaft für Forschung in der Anästhesie (International Anesthesia Research Society).

Klinische Bedeutung

Vorübergehender Hochdruck und Tachykardien haben für gesunde Personen wahrscheinlich keine oder nur eine geringe klinische Bedeutung.

Patienten mit arteriellem Hochdruck

Patienten mit einem arteriellen Hochdruck reagieren häufig mit einem außerordentlich starken Blutdruck-anstieg auf Streßreize. Dies gilt auch für die Laryngoskopie und Intubation. Dabei kann eine vorbestehende Therapie Blutdruckanstiege vermindern. Sie treten aber auch dann auf, wenn der Patient unter antihypertensiver Therapie steht, und sein Blutdruck gut eingestellt zu sein scheint (13–15). Es sind bei solchen Patienten Erhöhungen des mittleren arteriellen Blutdrucks um mehr als 100 mmHg beschrieben worden (13).

Dennoch gibt es nur wenige Berichte über ernste Kreislaufkomplikationen nach endotrachealer Intubation, obwohl das chirurgische Krankengut eine große Anzahl Patienten mit arteriellem Hochdruck enthält. Es ist gut denkbar, daß solche Blutdruckänderungen in den meisten Fällen wegen ihrer kurzen Dauer unbemerkt bleiben, und anhaltende kardiovaskuläre Folgen anderen Ursachen zugeschrieben werden. Eine Reihe von Untersuchern hat über Ischämiezeichen im EKG bei Intubation von Patienten mit einer Hypertonie berichtet (16). Allerdings sind in der Literatur nur zwei Fälle mit schwerwiegenden Kreislaufkomplikationen im Zusammenhang mit einer hypertensiven Krise nach Laryngoskopie und Intubation bekannt. Bei einem Patienten trat schlagartig ein Lungenödem auf, bei einer Patientin mit einer Präeklampsie rupturierte ein zerebrales Aneurysma. Beide Patienten hatten schon vor Beginn der Anästhesie einen stark erhöhten Blutdruck (17).

Patienten mit koronarer Herzerkrankung

Bei Patienten mit koronarer Herzerkrankung muß der Sauerstoffbedarf im Gleichgewicht mit der Sauerstoffversorgung des Myokards stehen. Erhöhter Blutdruck und erhöhte Pulsfrequenz lassen den myokardialen Sauerstoffbedarf derart ansteigen, daß die Änderungen der Kreislaufparameter während einer Intubation zu Myokardischämie und Infarkt (18, 19) sowie zu verminderter linksventrikulärer Funktion führen können (20). In einer großen, ausführlichen Studie an Patienten mit vorbestehendem Myokardinfarkt konnte gezeigt werden, daß ein postoperativer Reinfarkt bei solchen Patienten signifikant häufiger auftrat, die intraoperativ eine Hypertonie und Tachykardien entwickelten (oder auch eine Hypotonie). Es zeigte sich, daß eine rasche Therapie der hämodynamischen Abweichungen die Morbidität und Letalität zu senken vermag (21).

Zur Abschätzung des myokardialen Sauerstoffbedarfs wird häufig das Produkt aus Herzfrequenz und systolischem Blutdruck (Rate-Pressure-Produkt) berechnet. Während einmütig empfohlen wird, Blutdruck und Puls bei solchen Patienten engmaschig zu überwachen, gibt es keine einheitliche Meinung zu der Frage, auf welcher Höhe diese Parameter gehalten werden sollten. Die empfohlenen Maximalwerte für das Rate-Pressure-Produkt reichen von 12000 (22) bis 23000 (23). In jedem Fall sollten die präoperativen Ausgangswerte des Patienten als Anhaltspunkte dienen.

Auch über plötzliche Todesfälle als Folge einer Intubation wurde berichtet (11).

Pathophysiologie

Sensorische Fasern des N. vagus leiten die Impulse vom Zungengrund, der Epiglottis und Trachea zum ZNS. Wie sich die Impulse auswirken, blieb lange Zeit unklar. Früher war man der Ansicht, daß Änderungen der Herz-Kreislaufparameter nach Intubation Folge eines plötzlich ansteigenden Vagotonus sein könnten (1). Dies konnte aber durch andere Untersucher nicht bestätigt werden. Sie fanden, daß die Gabe von Atropin (3 mg) die Blutdruckreaktion nicht verhindern konnte, obwohl diese Dosis eine Vagusblockade bewirkt (7). Spätere Autoren nahmen an, daß die Verbindung zwischen Intubationsreiz und Druckerhöhung in einer reflexartigen Stimulation der kardialen Nn. accelerantes besteht (3, 4). Allerdings ist dieser Mechanismus unwahrscheinlich, da die Druckerhöhung nicht – wie üblich – mit einer Pulserniedrigung einhergeht. Weiter wurde vermutet, daß die kardiovaskulären Änderungen Folge eines generellen Übergewichts des Sympathikotonus auf Grund einer erhöhten sympathischen und sympathoadrenalen Aktivität sein könnten (5).

Auf Grund der Messungen des Katecholaminspiegels im Plasma herrscht heute die Meinung vor, daß die Stimulation von Kehlkopf und Trachea bei der Laryngoskopie und Intubation einen reflexartigen Anstieg sowohl der sympathischen als auch sympathoadrenalen Aktivität verursacht (24). Man fand signifikante Anstiege des Noradrenalinspiegels im Plasma parallel zum Blutdruckanstieg bei Intubation (25). Studien einer anderen Forschungsgruppe bestätigten diese Befunde und zeigten, daß die Plasmaspiegel von Adrenalin bei Intubation stark anstiegen. Die Blutdruckreaktion war besonders ausgeprägt, wenn bei der Anästhesieeinleitung mit Suxamethonium relaxiert wurde. Kam Pancuronium zur Anwendung, waren die Blutdruckanstiege bei Intubation geringer, ebenso auch die Adrenalinspiegel (24). Die Autoren stellten die Vermutung auf, daß erhöhte Adrenalinspiegel immer dann auftreten würden, wenn eine Intubation in flacher Allgemeinanästhesie – gleich welcher Art – durchgeführt würde.

Diese Befunde werden durch Studien gestützt, in denen eine Intubation in tiefer Halothannarkose ausgeführt wurde. Hier ließen sich keine Blutdruckanstiege feststellen. Ebenso blieben die Katecholaminplasmaspiegel unverändert (26, 27).

Allerdings wurde in einer anderen Arbeit beschrieben, daß bei Intubation nach einer üblichen intravenösen Einleitung trotz deutlicher Blutdruckanstiege keine Erhöhungen der Katecholaminspiegel im Plasma gefunden werden konnten (28).

Bei der Auswahl der Medikamente zur Verhütung kardiovaskulärer Komplikationen bei einer Intubation sind diese Untersuchungsergebnisse hilfreich. Betablocker allein können schon Tachykardien und Rhythmusstörungen verhindern. Zur Unterdrückung der Blutdruckreaktion allerdings bedarf es zusätzlich eines Alphablockers.

Verhinderung kardiovaskulärer Reaktionen bei Intubation

Zur Verhinderung unerwünschter Herz-Kreislaufstörungen bei Intubation sind zahlreiche Methoden vorgeschlagen worden (Tab.2.2).

Tab. 2.2 Methoden zu Verhinderung oder Abschwächung kardiovaskulärer Reaktionen bei Intubation

Tiefe Allgemeinanästhesie
    Inhalationsanästhesie
    Fentanyl
    Alfentanil

Örtliche Betäubung
    Einsprühen von Kehlkopf und Trachea
    Transtracheales Einsprühen des Kehlkopfs
    Mundspülungen und Gurgeln mit Lidocain
    Inhalation von vernebeltem Lidocain

Lidocain intravenös

Medikamente zur Unterdrückung einer sympathoadrenalen Reaktion
    Atropin
    Vasodilatatoren
    Alpha-adrenerge Blocker
    Beta-adrenerge Blocker
    Präcurarisierung vor Einsatz von Suxamethonium

Vermeidung von mechanischer Kehlkopffreizung
    Intubation bei wachem Patienten
    Blindnasale Intubation
    Fiberoptische nasotracheale Intubation

Die Wirksamkeit einer tiefen Allgemeinanästhesie war schon früh bekannt. Dabei wurden die Inhalationsanästhetika zunehmend durch intravenöse Anästhetika ersetzt, insbesondere durch Fentanyl. Die Lokalanästhesie an Kehlkopf und Trachea zur Vermeidung schädlicher Reize – allein oder in Kombination mit anderen Techniken – ist eine weit verbreitete Methode, die auf verschiedene Weise durchgeführt werden kann. Blind-nasale und fiberoptische Intubationstechniken werden genutzt, um das Ausmaß der mechanischen Reizung zu reduzieren, das bei einer üblichen Laryngoskopie auftritt. Schließlich ist die intravenöse Anwendung vagolytisch und sympatholytisch wirksamer Medikamente zur Unterdrückung autonomer Reaktionen auf den Intubationsreiz eine gängige Praxis. Die Vielzahl verschiedenster empfohlener Methoden spricht für sich. Es gibt kein Verfahren, das nicht auch ernsthafte Nachteile hat und in jedem Fall anwendbar ist.

Tiefe Allgemeinnarkose

(a) Inhalationsanästhesie. Durch eine tiefe Allgemeinanästhesie lassen sich Änderungen der Kreislaufparameter auf ein Minimum reduzieren (3, 5, 13). Allerdings kann ein solches Vorgehen beim Patienten mit schwerer kardiovaskulärer Erkrankung problematisch sein. Es wurde beschrieben, daß eine mäßig tiefe Narkose – Inhalation von 1 Vol% Halothan über 5–10 min – nicht ausreichte, um einen Blutdruckanstieg gänzlich auszuschließen (14).

(b) Fentanyl in üblicher Dosierung. Beim gesunden Erwachsenen kann Fentanyl in mittlerer Dosierung als Ergänzung zu einer Einleitung mit Thiopental helfen, kardiovaskuläre Auswirkungen einer Intubation auf ein Mindestmaß zu reduzieren (29, 30). In einer Studie an kreislaufgesunden Patienten (30) genügte die Gabe von 6 μg/kg Fentanyl, sowohl Druck- als auch Pulserhöhungen zu vermeiden. Es trat sogar ein allmählicher Blutdruckabfall von 18% unter die Ausgangswerte ein. Auch bei 2 μg/kg Fentanyl traten keine signifikante Pulsanstiege auf, und der systolische Blutdruck stieg um nicht mehr als 20 mmHg.

Der Blutdruckabfall nach Gabe von 6 μg/kg Fentanyl hatte bei kreislaufgesunden Patienten keine klinische Bedeutung. Es ist aber möglich, daß er bei Patienten mit einem labilen Hypertonus ein weitaus stärkeres Ausmaß annehmen könnte.

Für die Verminderung des Blutdruckanstiegs durch Fentanyl bei Intubation könnten mehrere Mechanismen ein Rolle spielen. Es kommen die Blockade der nozizeptiven Reize durch die analgetische Wirkung bei der Intubation, eine zentral vermittelte Dämpfung des Sympathikotonus (31) und eine Vagusaktivierung in Betracht. Die Pulsstabilität nach Gabe selbst geringer Dosen läßt Fentanyl im Vergleich zu anderen Anästhesietechniken vorteilhafter erscheinen, bei denen Änderungen der Pulsfrequenz schwieriger in den Griff zu bekommen sind als Blutdruckschwankungen. Dieser Effekt hängt möglicherweise mit der analgetischen Wirkung des Fentanyls zusammen, schließt aber auch eine parasympathische Aktivierung bei gleichzeitiger sympathoadrenaler Stimulation durch Laryngoskopie und

Intubation mit ein (32). Schließlich weiß man vom Fentanyl, daß es Bradykardien verursachen kann (33–35).

Ein wesentlicher Nachteil von Fentanyl liegt im erhöhten Risiko einer postoperativen Atemdepression, besonders nach kurzen operativen Eingriffen. Unter Berücksichtigung dieser Gefahr stellt die Anwendung von Fentanyl bei Patienten mit eindeutigen kardiovaskulären Erkrankungen eine brauchbare Methode dar. Ähnlich günstige Ergebnisse wurden in einer anderen Untersuchung (30) vorgelegt, in der Patienten mit einer geringgradigen Herz- Kreislauferkrankung vor der Intubation 4 μg/kg Fentanyl in Kombination mit Lachgas erhielten. Unter dieser Anästhesie sanken Pulsfrequenz, mittlerer und systolischer arterieller Blutdruck und Herzzeitvolumen bei gleichbleibendem peripheren Widerstand signifikant ab. Auch die endotracheale Intubation nach Gabe von Suxamethonium führte zu keiner weiteren Änderung dieser Parameter.

(c) Fentanyl in hoher Dosierung. Fentanyl in niedriger Dosis nach konventioneller Einleitung mit Thiopental oder zusammen mit Lachgas schwächt die Puls- und Blutdruckreaktionen auf eine endotracheale Intubation in der Gruppe herz-kreislaufgesunder sowie geringgradig erkrankter Patienten in befriedigendem Ausmaß ab. Unklar blieb, ob dieses Vorgehen auch bei Patienten mit ernsthaften Herz-Kreislauferkrankungen ähnlich wirksam war. Bei einer Gruppe von Patienten, die sich einer Operation zum Mitralklappenersatz unterziehen mußten, wurde Fentanyl in hoher Dosierung angewandt (36). Vor Relaxation mit Suxamethonium und Intubation wurde Fentanyl in einer Dosis (8–15 μg/kg) gegeben, die ausreichte, um Reaktionen auf verbale Aufforderungen und Nadelstichstimulation zu unterdrücken. Im Mittel waren dazu 660 μg Fentanyl (das entspricht 11 μg/kg) erforderlich. Mit Ausnahme von Diazepam wurden keine weiteren Medikamente eingesetzt. Es kam bei allen Patienten ausnahmslos zu einer Atemdepression, die eine manuelle Unterstützung der Atmung notwendig machte. Die Gabe von Suxamethonium, Laryngoskopie und Intubation verursachten keine Änderungen der kardiovaskulären Parameter. Ähnliche Ergebnisse brachte auch eine Studie an Risikopatienten, die sich einem koronarchirurgischen Eingriff unterziehen mußten (37). Um eine Bewußtlosigkeit herbeizuführen, waren im Mittel 18 μg/kg Fentanyl nötig. Es schloß sich eine Fentanylinfusion bis zu einer Gesamtdosis von 50 μg/kg an, bevor mit Suxamethonium relaxiert und die Intubation durchgeführt wurde. Weder der arterielle Blutdruck noch die Herzfrequenz wiesen signifikante Änderungen auf. Diese Untersuchungsbefunde stehen in deutlichem Gegensatz zu der Beobachtung, daß Morphin Änderungen der Kreislaufparameter bei Intubation nicht unterdrücken kann. Die Anwendung von Morphin als der wesentlichen anästhetischen Substanz

war früher bei Patienten in der Herzchirurgie allgemein üblich. Die Dosierung lag zwischen 1 bis 3 mg/kg, was im Vergleich mit den oben genannten Fentanylmengen als äquipotent betrachtet wurde. Bei diesem Anästhesieregime kam es grundsätzlich zu Erhöhungen von Puls und Blutdruck, selbst dann, wenn zusätzlich noch andere Anästhetika gegeben wurden (38, 39, 40). Trotz Äquipotenz hinsichtlich der Analgesie mußte man feststellen, daß Fentanyl 100-mal wirksamer laryngeo-tracheale Reflexe unterdrücken konnte (29).

Der wesentlichste Nachteil dieser hohen Fentanyldosierung ist der signifikante Anstieg postoperativer Atemdepressionen, die bis zu einer Dauer von 2 bis 8 h (37) und 8 bis 12 h (38) anhalten können. Außerdem nimmt die Spontanatmung des Patienten nach Injektion des Fentanyls rasch ab, so daß eine assistierte Maskenbeatmung notwendig ist. Dabei kann es wegen der möglichen Thoraxwandrigidität zu Schwierigkeiten kommen. Denkbar ist auch eine Gasinsufflation des Magens, so daß diese Methode für nicht nüchterne Patienten wenig geeignet zu sein scheint.

(d) Alfentanil. Es hat sich gezeigt, daß Alfentanil Änderungen der Kreislaufparameter bei einer Intubation wirkungsvoll reduzieren kann. Dabei ist seine im Vergleich zu Fentanyl kürzere Wirksamkeit von großem Vorteil, weil dadurch die übermäßig lange postoperative Atemdepression vermieden werden kann (40).

In einer Dosierung von 15 μg/kg (entsprechend 4–5 μg/kg Fentanyl) kann Alfentanil einen Blutdruckanstieg verhindern. Man braucht aber 30 μg/kg, um auch einer Pulsbeschleunigung vorzubeugen. Herzrhythmusstörungen wurden nach Alfentanil nicht beobachtet.

Lokale Anästhesie

(a) Einsprühen mit Lokalanästhetikum. Das Einsprühen von Kehlkopf und Trachea mit Lidocain 4% ist eine allgemein angewandte Methode, um Husten und Kreislaufreaktionen bei der Intubation zu vermeiden. Allerdings wird ihre Wirksamkeit sehr unterschiedlich beurteilt. Die erste Untersuchung wurde an herzchirurgischen Patienten mit normalen Blutdruckverhältnissen durchgeführt. Lidocain 4% (3 ml/70 kg) wurde unter Sicht bei der Laryngoskopie aufgesprüht. Der systolische Blutdruck stieg nach Einsprühen signifikant an, überschritt den Ausgangswert aber auch nach Intubation um nicht mehr als 20 mmHg (im Mittel 13 mmHg). In der Kontrollgruppe wurden Blutdruckanstiege bis zu 78 mmHg gefunden. Die Methode war allerdings zur Begrenzung von Pulserhöhungen weniger effektiv (41).

Andere Untersucher konnten keinen positiven Einfluß auf die Höhe der Blutdruck- und Pulsanstiege feststellen. Allerdings normalisierten sich die Werte rascher, wenn ein Lokalanästhetikumspray zur Anwendung kam (42). Das Auftreten unerwünschter Nebenwirkungen einer Laryngoskopie trotz örtlicher Betäubung stellt ihren Wert weitgehend in Frage (9, 43, 44).

Die Absorption von Lidocain über die Schleimhaut dürfte kaum zu Plasmakonzentrationen führen, die ventrikuläre Herzrhythmusstörungen unterdrücken könnten (45).

Besondere Vorsicht ist bei der Anwendung von Lokalanästhetikumsprays am kindlichen Kehlkopf geboten. In der Altersgruppe der 6–7jährigen gesunden Kinder kam es in vielen Fällen zu schweren Bradykardien. Diese traten auch dann auf, wenn Atropin oder Glykopyrrolat routinemäßig intramuskulär zur Prämedikation verabreicht wurden, obwohl beide Medikamente zur Therapie bradykarder Herzrhythmusstörungen geeignet sind. Bei vergleichbaren erwachsenen Patienten sind Bradykardien nicht beobachtet worden (46).

(b) Transtracheale Applikation. Auch die transtracheale Injektion von Lidocain wurde angewandt, um Reaktionen des Kreislaufs auf den Intubationsreiz zu unterdrücken (47). Dabei wurden 2 ml Lidocain 4% 3 min nach einer Narkoseeinleitung mit Thiopental und Fluothane transtracheal injiziert. Die Relaxation zur Intubation erfolgte mit Suxamethonium. Diese Methode schützte die Patienten weitgehend vor Blutdruckanstiegen als Reaktion auf die Intubation, die in der Kontrollgruppe bei 72% der Patienten eintraten. Der mittlere arterielle Druck nahm um durchschnittlich 65 mmHg zu. Eine Normalisierung trat nach 1–5 min ein. Die Herzfrequenz blieb in beiden Gruppen unverändert. Herzrhythmusstörungen wurden nicht registriert.

Bei den Patienten der Gruppe mit transtrachealer Lokalanästhetikumapplikation ließ sich immer unmittelbar nach der Injektion ein kurzfristiger Blutdruckanstieg feststellen (durchschnittlich um 78 mmHg für die Dauer von 10 – 60 sec). Bei einem Hypertoniker erreichte der systolische Druck 280 mmHg bei einem Ausgangswert von 185 mmHg.

Da der Vorteil der verminderten Reaktion des Blutdrucks auf die Intubation mit einem Blutdruckanstieg als Reaktion auf die transtracheale Injektion erkauft werden muß, erscheint diese Form der Lokalanästhesie wenig sinnvoll.

(c) Mundspülung und Gurgeln mit visköser Lidocainlösung. Um die starke Reizung durch die Laryngoskopie zu vermeiden, versuchte man, eine örtliche Betäubung des Kehlkopfes durch Spülung der Mundhöhle und Gurgeln mit visköser Lidocain 2% zu erreichen. Diese Methode wurde bei kreislaufgesunden (44) als auch bei koronarchirurgischen Patienten angewandt (43). Die Patienten erhielten 10 min vor der Narkoseeinleitung zweimal 12,5 ml des Lokalanästheti-

kums in sitzender Position. Nach der Mundspülung spuckten sie den Rest der Lösung aus. Beide Studien kamen zu dem Ergebnis, daß die Blutdruckreaktion abgeschwächt wurde, ein Einfluß auf die Pulsbeschleunigung aber nicht festgestellt werden konnte. In einer neuen Untersuchung zeigte sich, daß die hämodynamischen Veränderungen, die durch Gurgeln mit viskösem Lidocain verursacht werden, solche bei Sprühanwendung noch deutlich übertreffen (44).

(d) Inhalation von vernebeltem Lidocain. Auch diese Methode hat zum Ziel, die kardiovaskuläre Reaktion auf die Manipulationen im Larynxbereich während der Intubation zu unterdrücken (48). In sitzender Position inhaliert der Patient zwischen 6–8 ml einer Mischung aus viskösem Lidocain 2% und Lidocain 4% in wässriger Lösung im Verhältnis 1 zu 2. Die visköse Lösung wird zugesetzt, um mit Hilfe größerer Tröpfchen mehr Lokalanästhetikumbenetzung der oberen Luftwege zu erreichen. Zu diesem Zweck wird die Lösung über einen modifizierten BIRD- Vernebler (TM) appliziert, der eine großtropfige Verneblung ermöglicht. Im Vergleich zur Kontrollgruppe wiesen die Patienten nach Verneblertherapie signifikant geringere Kreislaufveränderungen beim Laryngoskopieren auf, sie ließen sich aber nicht ganz vermeiden. So stieg der Blutdruck nur um 10% an, verglichen mit 56% in der Kontrollgruppe, die Herzfrequenz um 16% statt 36%. In der Inhalationsgruppe gab es auch keine Herzrhythmusstörungen, in der Kontrollgruppe in 40% der Fälle. Die Intubationsfolgen ließen sich aber nicht ganz unterdrücken, was wahrscheinlich darauf zurückzuführen ist, daß durch die Verneblung keine vollständige Anästhesie der Trachea zu erreichen ist.

Das Fehlen jeglicher Herzrhythmusstörungen ist sicher zum Teil Folge der systemischen Absorption des Lidocains über die Schleimhaut. Bei einigen Patienten wurden Plasmakonzentrationen von mehr als 2 μg/ml gefunden. 2–5 μg/ml sind ausreichend, um früheinfallende ventrikuläre Extrasystolen zu behandeln (49). Systemisch absorbiertes Lidocain dürfte auch zur Dämpfung des Reflexverhaltens auf die Laryngoskopie beitragen, da man von Lidocain weiß, daß es bei intravenöser Gabe den Hustenreflex blockieren kann (50).

Obwohl diese Methode effektiv erscheint, gibt es Einschränkungen. Sie ist nur bei kooperativen und nüchternen Patienten anwendbar. Kontraindiziert ist sie bei Patienten mit einer Sensibilisierung gegen Lokalanästhetika.

Im Pharmahandel sind Lidocainsprays erhältlich, die bei jedem Hub eine eindeutig definierte Dosis des Lokalanästhetikums versprühen. Sie wurden in einer Studie eingesetzt, um bei Patienten eine örtliche Anästhesie per inhalationem vorzunehmen (44). Beim liegenden Patienten wurden Zunge und Pharynx mit 10 Hüben Lidocain 10% (Xylocain® pro Dosis jeweils 10 mg), und anschließend – während der Patient tief inspirieren mußte – die offene Mundhöhle mit weiteren 10 Hüben eingesprüht. Zwar beklagten sich einige Patienten über den bitteren Geschmack, akzeptierten aber im allgemeinen das Vorgehen.

Die Anwendung des Lidocainärosols führte zwar zu einer mäßigen Abschwächung der Blutdruckreaktion auf die Laryngoskopie und Intubation, konnte aber eine Tachykardie nicht unterdrücken.

Lidocain intravenös

Die intravenöse Gabe von Lidocain zur Verminderung kardiovaskulärer Reaktionen auf die Intubation wurde von mehreren Untersuchern als wirksam beschrieben (41, 51, 52). Bei einer Dosis von 1.5 mg/kg vor Narkoseeinleitung und Laryngoskopie traten nur unwesentliche Erhöhungen von Blutdruck und Puls auf, Arrhythmien überhaupt nicht. Niedrigere Dosen – in der Größenordnung von 0.7 mg/kg – sind unwirksam. Einige Studien legen die Vermutung nahe, daß die Wirkung von intravenös appliziertem Lidocain weniger zuverlässig ist als die Inhalation von vernebeltem Lidocain (48).

Es wird kontrovers diskutiert, ob die Wirkung von Lidocain bei örtlicher Anwendung nicht auf dessen systemischer Absorption mit entsprechendem kreislaufdepressiven Effekt beruht. In den meisten Fällen war es allerdings unwahrscheinlich, daß die Plasmakonzentrationen therapeutisch wirksame Spiegel erreichten. Auch bei intravenöser Applikation ließen sich Blutdruck- und Pulsanstiege bei Intubation nicht vollständig unterdrücken, obwohl dadurch annähernd solche Plasmaspiegel, wie sie zur Arrhythmieunterdrückung nötig sind, erreicht wurden (172). Wahrscheinlich wird Lidocain auch nach i.v.-Gabe wenigstens teilweise direkt an den Schleimhautmembranen der Luftwege wirksam.

Wenn man 2 min vor einer Extubation Lidocain in einer Dosis von 1 mg/kg intravenös verabreicht, lassen sich Husten, Puls- und Blutdruckanstiege während und nach Entfernung des Tubus unterdrücken. Ein solches Vorgehen wurde für Patienten mit koronarer Herzerkrankung empfohlen (53). Andere Autoren berichteten allerdings, daß zur Hustenreizunterdrückung höhere Dosen (2 mg/kg) nötig waren.

Wenn auch die intravenöse Gabe von Lidocain eine recht zuverlässige Unterdrückung der kardiovaskulären Reaktionen auf den Intubationsvorgang verspricht, sollte man sich doch davor hüten, durch hohe Lidocaindosen bei Patienten mit schwerer Herzkreislauferkrankung einen exzessiven Druckabfall zu verursachen.

*Medikamente zur Unterdrückung der
sympathoadrenalen Reaktion*

(a) Atropin. Unter der Vorstellung, daß die Kreislaufreaktionen als Antwort auf den Intubationsreiz über
„vasovagale" Wege ausgelöst werden könnten, wurde
in einer Studie die Wirkung einer Vagusblockade mit
hohen Dosen Atropin untersucht (7).

Patienten, die keine wesentlichen Vorerkrankungen hatten, bekamen vor Intubation Atropin (3mg)
intravenös verabreicht. Der üblicherweise zu beob-
achtende Blutdruckanstieg trat nicht auf. Es kam
auch nicht zu einem weiteren Ansteigen der Pulsfrequenz, die aber nach Injektion von Atropin bereits
deutlich über dem Ausgangswert lag. Bei einigen Patienten zeigte sich vorübergehend eine Herzrhyth-
musstörung. Nach den Ergebnissen einer neueren
Studie wirkt sich Atropin in üblicher Dosierung unter
Umständen sogar nachteilig aus (54). Herz-kreislauf-
gesunden Patienten wurde Atropin (0.6 mg) entweder 30 min vor Narkosebeginn intramuskulär oder 5
min vorher intravenös appliziert. Im Vergleich zu einer Patientengruppe, die lediglich Kochsalz erhalten
hatte, kam es bei den Patienten mit Atropinprämedi-
kation zu signifikant stärkeren Pulserhöhungen und
Herzrhythmusstörungen. Diese Veränderungen waren in der Gruppe am ausgeprägtesten, der Atropin
intravenös injiziert worden war. Den typischerweise
bei Intubation auftretenden hohen Blutdruck beein-
flußte Atropin – unabhängig von der Dosierung –
nicht. Zur Unterdrückung kardiovaskulärer Reaktionen bei Intubation ist Atropin daher nicht geeignet.
Bei Risikopatienten kann Atropin wegen der Herz-
frequenzsteigerung eine zusätzliche Gefährdung bei
Intubation bedeuten.

(b) Vasodilatatoren. Die rasche, intravenöse Gabe
von Nitroprussidnatrium in einer Dosis von 1–2 μg/kg
15 s vor Intubation kann den Blutdruckanstieg zwar abschwächen, aber nicht ganz verhindern (55). Dabei
muß die Injektion zeitlich so erfolgen, daß das Medikament seine maximale Wirkung in dem Moment entfaltet, in dem der Intubationsreiz am stärksten wirksam
wird. Dieses Vorgehen kann aber Pulsanstiege nicht
verhüten.

(c) Alpharezeptorenblocker. Es wurde beschrieben,
daß sowohl Puls- als auch Blutdruckanstiege durch intravenöse Applikation von 5 mg Phentolamin erfolgreich blockiert werden konnten (7). Für die Autoren
unerwartet, wurde bei nicht vorgeschädigten, in
Rückenlage anästhesierten Patienten kein Blutdruckabfall beobachtet, obwohl Phentolamin mit 5 mg eher
hoch dosiert wurde und gewöhnlich sehr schnell den
Blutdruck zu senken vermag. Daher ist das Medikament bei Patienten mit instabilen Herz- Kreislaufver-
hältnissen mit Vorsicht anzuwenden.

(d) Betarezeptorenblocker. Von vielen Autoren werden beta-adrenolytische Medikamente zur Blockade
sympatho-adrenerger Reflexe nach Intubation empfohlen (15, 56, 57). Einstimmig wird die Ansicht vertre-
ten, daß Patienten, die präoperativ wegen ihrer Herz-
Kreislauferkrankung bereits mit Betablockern behandelt wurden, diese Therapie bis zum Op-Tag fortsetzen
sollten (58–62). Patienten mit koronarer Herzerkrankung, die präoperativ die Einnahme von Betablockern
nicht unterbrechen, werden in einem gewissen Ausmaß
vor Kreislaufreaktionen bei Intubation geschützt, im
Gegensatz zu denen, die diese Therapie absetzen.
Ebenso bemerkenswert ist die Beobachtung der Autoren, daß bei Fortsetzung der Betablockade keine ver-
schlechterte Kreislauffunktion während einer Anästhesie bei Koronarkranken befürchtet werden muß.
Die Behandlung mit Betablockern sollte daher weitergeführt werden, da Medikamente mit einem nachprüf-
bar abschwächenden Effekt auf unerwünschte Intubationsfolgen bei Patienten mit koronarer Herzerkrankung grundsätzlich angezeigt sind (63).

Der Nutzen der intravenösen Applikation von Betablockern vor Narkoseeinleitung bei Patienten, die
nicht unter einer solchen Therapie stehen, wird unterschiedlich beurteilt. Ihre Anwendung muß auf sorgfäl-
tiger Abwägung aller wesentlichen Gesichtspunkte beruhen, die den Zustand des Patienten betreffen. In einem Fallbericht wurde dargestellt, wie die Gabe eines
Betablockers zur Abschwächung der intubationsbedingten Blutdruckreaktion bei einem 80 kg schweren
Patienten, bei dem vermutlich eine Hypovolämie bestand, zum Kreislaufzusammenbruch und Herzstillstand führte (64). Der Patient hatte zuerst 0.9 mg Atropin, dann über 4 min 12 mg Practolol intravenös erhalten. Auf Atropin war die Pulsfrequenz zunächst von 88
auf 157 Schläge/min angestiegen, nach Injektion von
Practolol auf 112 Schläge/min abgefallen.

Durch Gabe von Betablockern kann man erwiese-
nermaßen die Pulsfrequenz und Häufigkeit von Herzrhythmusstörungen reduzieren, nicht jedoch die intubationsbedingte Blutdruckreaktion bei rascher Narkoseeinleitung und Intubation („Crush-Einleitung" mit
i.v.-Hypnotikum und Suxamethonium, gefolgt von einer sofortigen Intubation). Acebutolol (0.5 mg/kg) und
Propranolol (0.04 mg/kg) erwiesen sich in dieser Hinsicht als wirksam (65), wobei die genannten Dosierungen im subklinischen Bereich lagen.

(e) Präcurarisierung. Die Präcurarisierung mit nicht-
depolarisierenden Muskelrelaxantien vor Suxamethoniumgabe ist ein allgemein übliches Verfahren, um unerwünschte Nebenwirkungen von Suxamethonium wie
z.B. Muskelfaszikulationen zu verhindern. Zusätzlich
konnte aber auch ein gewisser rhythmusstabilisieren-
der Effekt während der Intubation nachgewiesen werden (66).

In die Untersuchung wurden nur Patienten ohne kardiorespiratorische Erkrankungen eingeschlossen. Sie wurden mit Pethidin und Atropin prämediziert. Die Narkoseeinleitung erfolgte mit Thiopental. Ziel der Untersuchung war der Vergleich der durch Intubation hervorgerufenen Kreislaufveränderungen zwischen Gruppen, die entweder d-Tubocurarin (0.05 mg/kg), Alcuronium (0.03 mg/kg), Pancuronium (0.008 mg/kg) oder keine Präcurarisierung erhalten hatten.

Der systolische und diastolische Blutdruck stieg bei allen Patienten als Folge der Intubation an. Allerdings wurden in der Tubocuraringruppe die geringsten Veränderungen registriert. Sie lagen bis auf einen Fall unter 45 mmHg. Nach Pancuronium war nur eine unbedeutende Abschwächung im Vergleich zur Kontrollgruppe zu beobachten, in der sich der Blutdruck um mehr als 50 mmHg erhöhte. Die Ergebnisse in der Alcuroniumgruppe lagen in der Mitte. Die Pulsfrequenz steigerte sich in allen Gruppen und erreichte ihr Maximum unmittelbar nach der Intubation mit Ausnahme der Alcuroniumgruppe, in der die höchsten Werte eher etwas später auftreten. Unterschiede zwischen den Gruppen waren nicht feststellbar. Die mittleren Erhöhungen betrugen 20 bis 30 Pulsschläge/min. Die Pulsfrequenzveränderungen in der Kontollgruppe waren nur bedingt verwertbar, weil die Patienten bereits zu Beginn sehr hohe Pulsschlagzahlen aufwiesen. Bei Laryngoskopie und Intubation konnten in einigen Fällen Herzrhythmusänderungen festgestellt werden, die am häufigsten nach Pancuronium, am seltensten nach Alcuronium auftraten.

Die günstige Wirkung von d-Tubocurarin sowie in geringerem Ausmaß auch von Alcuronium, was die Verminderung der Blutdruckänderungen betrifft, spiegelt sich auch in ihrem Vermögen wider, die Muskelfaszikulationen nach Suxamethonium zu unterdrücken. Pancuronium konnte nur in weniger als der Hälfte aller Fälle die Faszikulationen verhindern und entsprechend auch weniger wirksam gegen Blutdruckerhöhungen schützen.

Wenn man Suxamethonium zur Intubation einsetzt, sollte man wissen, daß dabei d-Tubocurarin und Alcuronium Blutdruckänderungen in Grenzen halten können. Man sollte aber auch daran denken, daß es weiterer unterstützender therapeutischer Maßnahmen bedarf, wenn man den Blutdruck bei Risikopatienten mit Sicherheit unter Kontrolle behalten will.

Vermeidung mechanischer Kehlkopfstimulation

(a) Intubation beim wachen Patienten

Diese Intubationstechnik scheint keine Vorteile gegenüber einer Intubation in Allgemeinanästhesie zu haben. Andererseits verursacht sie auch keine zusätzlichen ungünstigen Kreislaufreaktionen, wenn sie bei Patienten ohne besondere Vorerkrankungen mit geschickter Hand vorgenommen wird (69). In der zitierten Studie hatte man den Patienten Diazepam, Fentanyl und Lidocain (1.5 mg/kg) im Verlauf von 20 min intravenös appliziert und zusätzlich eine örtliche Betäubung vorgenommen. Die Patienten waren bei Bewußtsein, aber nicht im eigentlichen Sinn wach. Unter dieser Medikation hatte man die Intubation sowohl oral als auch blind-nasal durchgeführt.

(b) Die blind nasale Intubation

Ein anderer Ansatz, eine Intubation ohne Dehnungen und Zerrungen im Kehlkopfbereich durch ein rigides Laryngoskop vorzunehmen, ist die blind nasale Intubationstechnik. An vier Patienten, die sich einem zahnchirurgischen Eingriff unterziehen mußten, stellte man fest, daß durch diese Methode der intubationsbedingte Hochdruck und die Tachykardie erfolgreich vermieden werden konnten, obwohl bei zwei dieser Patienten durch eine vorherige Laryngoskopie eine sehr deutliche Blutdruckreaktion ausgelöst worden war (14). Zusätzlich waren die Patienten mit Lachgas und 10% Kohlendioxid anästhesiert worden. Die Intubation gelang im ersten Versuch. Das Fehlen jeglicher Kreislaufreaktionen ist im Hinblick auf die Anwendung von Kohlendioxid bemerkenswert.

(c) Fiberoptische nasotracheale Intubation am wachen Patienten

Kardiovaskuläre Reflexe werden durch Druck auf die den Kehlkopf bildenden Gewebe ausgelöst. Bei einer routinemäßigen Laryngoskopie wurden Drücke bis zu 2,5 kg/cm^2 registriert, bei schwierigen Bedingungen sogar bis zu 4 kg/cm^2 (70). In einer Studie wurde untersucht, ob bei Verzicht auf die Laryngoskopie mit dem starren Laryngoskop und Gabe von Suxamethonium zur Intubation Herz-Kreislaufreaktionen vermieden werden könnten (72). Nach Prämedikation mit Diazepam, Opiaten und Atropin wurden die Patienten mit Diazepam und Fentanyl soweit sediert, daß sie noch ansprechbar waren und Aufforderungen befolgen konnten. Vor Beginn der fiberoptischen Laryngoskopie wurde zusätzlich eine örtliche Betäubung der Nasengänge durch Tamponade mit in 1–1.5 ml Kocain 6% getränkten spitzen Tupfern durchgeführt. Kehlkopf und Trachea wurden durch die transtracheale Injektion von 3 ml 4% Lidocain anästhesiert. Damit waren bis auf den Oropharynx und den Zungengrund alle Bereiche örtlich betäubt. Der mit reichlich Gleitmittel versehene nasale Tubus wurde über die in die Trachea eingeführte Optik des flexiblen Bronchoskops geschoben und endotracheal plaziert. Die Ergebnisse dieser an 200 Patienten angewandten Intubationstechnik waren sehr befriedigend. Bei Durchführung der örtlichen Betäubung kam es – wenn überhaupt – zu keinen signifikanten Änderungen des mittleren arteriellen Drucks. Er nahm am meisten zu, während der Tubus die Nase passierte, stieg aber auch jetzt nur um durchschnittlich 10 mmHg gegenüber den Ausgangswerten an. Obwohl die Herzfrequenz sich während der gesamten Prozedur stetig beschleunigte, hielten sich die Änderungen in Grenzen und erreichten ihr Maximum mit durchschnittlich 14 Pulsschlägen/min über den Ausgangswerten in dem Augenblick, als der Tubus in die Trachea eintrat. Allerdings stieg dabei der mittlere Druck bei 32% der Fälle um mehr als 20 mmHg und bei 11% um mehr als 30 mmHg an. Die Pulsfrequenzsteigerungen betrugen bei 30% der Patienten mehr als 20 Schläge/min, bei 12% sogar mehr als 30 Schläge/min. Über die Hälfte der Patienten mußte während der transtrachealen Punktion zum Teil heftig husten. 50% aller Patienten hatten den Intubationsvorgang bewußt mitbekommen, aber nur wenige fanden ihn sehr unangenehm.

Die fiberoptische nasotracheale Intubation ist demnach ein Verfahren, das dem Ziel einer Intubation ohne allzu ausgeprägte Kreislaufveränderungen sehr nahe kommt. Diese Befunde bestätigen die oben erwähnten Ergebnisse für die blind nasale Intubation, bei der keine signifikante Anstiege von Herzfrequenz und Blutdruck beobachtet wurden (14). Übung im Umgang mit einem flexiblen Bronchoskop ist eine notwendige Voraussetzung für die fiberoptische Intubation. Die Intubation im Wachzustand ist aber nicht geeignet für Risikopatienten mit schweren Herz-Kreislauferkrankungen, weil die intubationsbedingten Kreislaufreaktionen nicht vollständig und zuverlässig unterdrückt werden können.

(d) Die Form des Laryngoskops

Die traditionelle Lehrmeinung geht davon aus, daß Laryngoskope mit geradem Spatel (nach *Magill* oder *Forreger*) größere Änderungen im Pulsfrequenz- und Herzrhythmusverhalten verursachen als solche mit gekrümmtem (nach *Macintosh*). Der gerade Spatel wird tiefer eingeführt und kommt hinter der Epiglottis in einem Gebiet zu liegen, das vom N. laryngeus superior, einem Ast des N. vagus, innerviert wird. Der gekrümmte Spatel wird nur bis vor die Epiglottis geschoben und liegt damit im Innervationsgebiet des N. glossopharyngeus. In einigen Untersuchungen fand man aber, daß bei Laryngoskopie mit dem *Macintosh*-Spatel größere Pulsanstiege zu beobachten waren als nach

Anwendung gerader Spatel (8, 9). Allerdings war das Patientengut dieser Studien nur bedingt vergleichbar. Nicht alle Patienten hatten eine Vollnarkose erhalten, zum Teil handelte es sich um Patienten mit einer Lungentuberkulose.

In einer Untersuchung an Patienten, die keine wesentlichen Vorerkrankungen aufwiesen und vor der Intubation eine Allgemeinanästhesie erhalten hatten, konnten unterschiedliche Kreislaufreaktionen zwischen solchen, die mit geradem Spatel und denen, die mit gekrümmtem Spatel intubiert worden waren, nicht gefunden werden (72).

Das respiratorische System

Hypoxie und Hyperkapnie

Es gibt zwei Möglichkeiten, wie unerwünschte Beeinträchtigungen der Atmung eine tracheale Intubation erschweren können. Einerseits kommt es unabhängig von der angewandten Intubationstechnik durch Hypoventilation, Apnoe, Atemwegsobstruktion oder Spasmen der exspiratorischen Muskulatur zu Störungen des Gasaustausches. Andererseits tritt zwangsläufig eine Hypoventilationsphase mit nachfolgender Apnoe ein, wenn man zur Erleichterung der Intubation Muskelrelaxantien verabreicht. Wird zwischenzeitlich keine künstliche Beatmung durchgeführt, bleibt die Apnoe bestehen, bis die Intubation vollendet, der Patient an ein Beatmungssystem angeschlossen und seine Lungen belüftet werden. Das Zeitintervall vom Beginn der Narkoseeinleitung bis zur Laryngoskopie beträgt nach Literaturangaben 124 ± 10 s, der Zeitraum zwischen Laryngoskopie und Intubation 43 ± 6 s (73). Eine Untersuchung über die Zeitdauer zwischen Intubation und Beginn der Beatmung liegt nicht vor. Sämtliche Zeiten können bedenklich verlängert sein, wenn bei der Intubation Schwierigkeiten auftreten, oder der Ausführende nur geringe Erfahrung besitzt.

Abfall der arteriellen Sauerstoffsättigung

Wenn vor Narkoseeinleitung und Relaxation mit Suxamethonium nicht reiner Sauerstoff verabreicht wird, fällt die arterielle Sauerstoffsättigung innerhalb von 1 min sehr rasch auf mittlere Werte um 75% ab (74, 75). Diese Ergebnisse konnten in einer neueren Studie bestätigt werden (76). Die Gefahr einer Hypoxämie während der Laryngoskopie ist schon lange bekannt. Viele Autoren haben daher die Notwendigkeit betont, den arteriellen Sauerstoffgehalt durch Stickstoffauswaschung vor Narkoseeinleitung zu erhöhen (74, 75, 77–82, 86).

In der klinischen Praxis gibt es unterschiedliche Vorgehensweisen. Manche Anästhesisten verzichten auf eine routinemäßige Sauerstoffgabe vor Intubation, andere wenden eine der folgenden Techniken an:

1. Präoxygenation über eine Maske bei Spontanatmung mit normalen Zugvolumina für die Dauer von 2 bis 10 min.
2. Präoxygenation über eine Maske mit 3 bis 4 maximal tiefen Atemzügen innerhalb von 30 s.
3. Kombination aus 1 und 2.
4. Manuelle Beatmung mit Sauerstoff am Beginn der Hypoventilation oder Apnoe nach Narkoseeinleitung.
5. Kombination von Präoxygenation und manueller Sauerstoffbeatmung nach Narkoseeinleitung.

(1) Präoxygenation unter Spontanatmung (Abb. 2.2). Es gibt mehrere Empfehlungen über die notwendige Dauer der Präoxygenation. Sie variieren von 2 bis 10 min (83). Die Gründe für diese unterschiedlichen Angaben sind nicht einsichtig. Gesunde Personen erreichen bei Atmung von reinem Sauerstoff nach 7 min eine Stickstoffauswaschung von 98% (84). Die verschiedenen Zeitangaben hängen von dem jeweilig empfohlenen Grad der Stickstoffauswaschung ab. Es ist allerdings völlig ausreichend, wenn die alveoläre Stickstoffkonzentration auf 4% reduziert wird. Dies erlaubt eine Apnoe für die Dauer von 5 – 6 min, ohne daß eine Hypoxämie eintritt (83). Die Sauerstoffspeicherkapa-

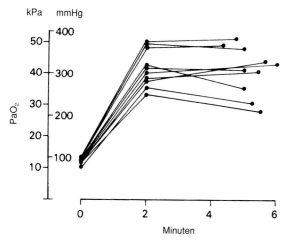

Abb. 2.2 Die Veränderungen des PaO$_2$ während der Präoxygenation bei Spontanatmung, Anästhesieeinleitung und Intubation. Zum Zeitpunkt 0 min wurde mit der Präoxygenation begonnen, bei 2 min Thiopental verabreicht. Das Ende des Intubationsvorgangs wird vom jeweils letzten Punkt jeder Kurve repräsentiert. Nach *Gabrielsen* und *Valentin* (91), mit freundlicher Genehmigung des Herausgebers der Acta Anästhesiologica Scandinavica.

zitäten der Lungen bei vollständiger Stickstoffauswaschung oder einer Restkonzentration von 4% unterscheiden sich mit 2.65 l bzw. 2.53 l nur geringfügig.

Ein weiterer Grund für die verschiedenen Zeitempfehlungen ist darin zu sehen, daß in den Studien unterschiedliche Beatmungsysteme angewandt wurden. Bei Kreissystemen mit niedrigem Gasfluß dauert die vollständige Denitrogenation der Lungen länger. In den meisten Studien zeigte es sich, daß bei Verwendung von Nicht-Rückatmungssystemen eine rasche Stickstoffauswaschung erreicht wird (83).

Zur Präoxygenation wurde vorgeschlagen, den Patienten für die Dauer von 3 min über ein *Magill*-System (*Mapleson* A) bei einem Sauerstofffluß von 8 l/min spontan atmen zu lassen (83). Nach anderer Quelle genügten 1 min reiner Sauerstoffatmung über ein *Magill*-System mit 10 l/min Flow, um zu erreichen, daß während einer Apnoe die arterielle Sauerstoffsättigung erst nach 3 min um mehr als 6 % abfiel (76). Bei Anwendung eines Kreissystems mit einem Frischgasfluß von 5 l/min Sauerstoff erreichte man nach 5 min das erwünschte Ausmaß an Stickstoffauswaschung (73). Diese Zeiten verstehen sich allerdings auf die Sauerstoffgabe über eine dichte Gesichtsmaske. In der klinischen Praxis wird ein Dichthalten der Maske wegen mangelnder Übung oder anatomisch ungünstiger Gesichtszüge nicht immer gelingen. Wenn durch unvollständigen Maskenschluß Nebenluft in das Beatmungssystem gelangt, bleibt die Präoxygenation weit hinter den Erwartungen zurück. Während einer Intubation kann es dann sehr schnell zu einem Abfall der Sauerstoffsättigung von mehr als 10% kommen (76). Aber auch bei korrektem Maskensitz können die vorgeschlagenen Präoxygenationstechniken bei bestimmten Patienten ungeeignet sein (siehe unten).

(2) Präoxygenation bei maximal tiefer Atmung (Abb. 2.3).
Erst in neuerer Zeit wurde eine Alternative zur klassischen Methode der Präoxygenation vorgestellt (73). Die Autoren konnten zeigen, daß 4 spontane, maximal tiefe Atemzüge – der Vitalkapazität entsprechend – von 100% Sauerstoff innerhalb von 30 s eine ähnlich hohe Oxygenation wie eine 5minütige Spontanatmung mit reinem Sauerstoff bewirken. Diese tiefen Atemzüge führten zu einer rascheren Denitrogenation des inspiratorischen Reservevolumens und der funktionellen Residualkapazität als die flache, spontane Atmung. Dabei schien diese Technik ein Nicht-Rückatmungssystem mit einem großen Atemreservoir und hohem Frischgasflow vorauszusetzen. Tatsächlich werden befriedigende Ergebnisse auch mit üblichem Kreissystem und einem Sauerstofffluß von 5 l/min erreicht. Eine ähnlich gute Präoxygenation kann man bei Anwendung eines *Magill*-Systems (*Mapleson* A) bewirken,

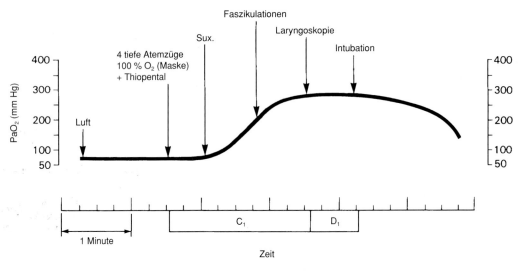

Abb. 2.3 Die Veränderungen des PaO_2 während Präoxygenation mit maximal tiefen Atemzügen, Anästhesieeinleitung und Intubation. C_1 = Zeit zwischen Anästhesieeinleitung und Ende der Laryngoskopie; D_1 = Zeit zwischen Laryngoskopie und Ende des Intubationsvorgangs. Nach *Gold* und *Muravchick* (73), mit freundlicher Genehmigung der Internationalen Gesellschaft für Forschung in der Anästhesie (International Anesthesia Research Society).

wenn man 8 l/min Sauerstoff zuführt und die Patienten zur tiefen und langsamen Einatmung auffordert, so daß der Atembeutel nicht vollständig kollabiert (76).

(3) Oxygenation nach Anästhesieeinleitung.
Diese Technik wird in der klinischen Routine – auch bei bereits präoxygenierten Patienten – bei Intubation üblicherweise in der Phase angewandt, in der man auf den Eintritt der Muskelrelaxation und günstiger Intubationsbedingungen wartet. Bei Anwendung nicht- depolarisierender Muskelrelaxantien, bei denen die komplette Relaxation erst nach 2 min einsetzt, muß in jedem Fall zwischenzeitlich oxygeniert werden. Wenn eine ausreichende Präoxygenation vorgenommen wurde, ist eine Hyperventilation und Oxygenation nach Einleitung der Anästhesie bei den meisten Patienten verzichtbar. In diesen Fällen verlangsamt reiner Sauerstoff in den Atemwegen den Abfall der arteriellen Sauerstoffsättigung auch dann, wenn keine Ventilation erfolgt (75). Dadurch ergibt sich ein zusätzlicher Sicherheitsspielraum für den Fall, daß sich die Intubation unerwartet in die Länge zieht. Die meisten Anästhesisten führen daher auch bei elektiven Patienten nach Narkoseeinleitung eine Oxygenation durch, selbst wenn sie eine leichte Intubation erwarten.

Die Sauerstoffgabe nach Anästhesieeinleitung erwies sich eindeutig als weniger wirksam als eine Präoxygenation, weil das Volumen bei der manuellen Beatmung durch die Größe des Atembeutels begrenzt wird. Die funktionale Residualkapazität nimmt unter Anästhesie ab. Es steht nur das inspiratorische Reser-

vevolumen zur Verfügung (84). Andererseits wurde berichtet, daß sich unabhängig davon, ob eine Oxygenation bereits vor oder erst nach Narkoseeinleitung vorgenommen wurde, die Sauerstoffpartialdrücke 3 min nach Narkoseeinleitung nicht voneinander unterschieden (73). In einer weiteren Arbeit liest man, daß eine Präoxygenation mit 4 maximal tiefen, spontanen Atemzügen effektiver als eine Beatmung mit reinem Sauerstoff nach Einleitung war. Wenn auch bei beiden Gruppen keine Hypoxämie auftrat, war doch der Sauerstoffpartialdruck zum Zeitpunkt der Laryngoskopie bei der präoxygenierten Gruppe höher (73). Eine Oxygenation erst nach Narkoseeinleitung reicht dann aus, wenn die Intubation ohne allzu große Verzögerung gelingt.

(4) Kombination von Sauerstoffapplikation vor und nach Anästhesieeinleitung.
Bei ausreichender Präoxygenation durch spontane oder forcierte Atmung ist durch Sauerstoffgabe nach Narkoseeinleitung keine weitere, wesentliche Oxygenierung zu erreichen. Sie bietet allerdings eine zusätzliche Sauerstoffreserve im Fall ungenügender Präoxygenierung und ist von besonderem Wert für Risikopatienten. Bei nicht nüchternen Patienten mit möglicherweise vollem Magen ist es besonders wichtig, eine ausreichende Präoxygenierung sicherzustellen, da die Sauerstoffinsufflation nach Narkoseeinleitung kontraindiziert ist.

Die oben beschriebenen Vorgehensweisen sind in den meisten Fällen völlig ausreichend. Besondere Aufmerksamkeit erfordern adipöse oder schwangere Patienten. Weitere Risikopatienten sind solche mit eingeschränkter Sauerstofftransportkapazität, schlechter Lungenfunktion, mit vollem Magen und solche, bei denen eine schwierige Intubation vorauszusehen ist.

Adipöse Patienten. Bei adipösen Patienten in Narkose ist das Lungenvolumen in Rückenlage vermindert (85). Während der Apnoephasen nimmt die Sauerstoffsättigung rascher ab. Daher ist eine sorgfältige Präoxygenierung unbedingt erforderlich.

Schwangere Frauen. Auch bei dieser Patientengruppe sind die Lungenvolumina vermindert und der Sauerstoffverbrauch bei Wehentätigkeit erhöht, so daß der Sauerstoffpartialdruck während einer Apnoe rascher als bei nicht-schwangeren Frauen abfällt (86). Während schwieriger Intubationen wurde beobachtet, daß der mütterliche PaO_2 auf Werte unter 100 mmHg abfiel (87). Das Risiko eines notfallmäßigen operativen Eingriffs zur Geburtsbeendigung ist für die kreißende Frau besonders groß. Um die Gefahr einer Regurgitation zu vermindern, wird gewöhnlich eine zusätzliche Sauerstoffapplikation durch manuelle Beatmung nach Narkoseeinleitung vermieden. Um eine genügende mütterliche wie auch fetale Oxygenation zur Sectio caesarea zu erhalten, wurden beide Methoden – Präoxygenation durch Spontanatmung mit reinem Sauerstoff für die Dauer von 3 min oder 4 maximal tiefe, spontane Atemzüge innerhalb 30 s – mit Erfolg angewandt (88). Jedoch ist wohl in jedem Fall eine über diese Mindestempfehlungen hinausgehende Präoxygenierung auch bei Routineeingriffen von Vorteil (76).

Schlechte Lungenfunktion. Bei Patienten mit eingeschränkter Lungenfunktion dauert die Stickstoffauswaschung länger, weil sie eine erhöhte funktionale Residualkapazität, eine verminderte Vitalkapazität und einen schlechten alveolären Gasaustausch haben, wodurch sich die Sauerstoffaufnahme verringert. In einer Untersuchung wurde die Zeit bis zur vollständigen Stickstoffauswaschung bei Patienten mit normaler, mäßig und erheblich eingeschränkter Lungenfunktion verglichen. Bei gesunder Lunge war nach 3 min, bei vorgeschädigter entsprechend der Beeinträchtigung nach 4 min bzw. erst nach 7 min eine vollständige Denitrogenation erreicht worden. Um eine Stickstoffauswaschung von 90% zu bewirken, brauchte man allerdings nur unwesentlich mehr Zeit: 1.5 min bei vorerkrankten statt 1 min bei lungengesunden Patienten (89).

Wenn eine Präoxygenation in üblicher Weise vorgenommen wird, erreicht man auch beim vorgeschädigten Patienten eine ausreichende Sauerstoffsättigung in den Lungen. Falls aber die Lungenvolumina krankheitsbedingt vermindert sind, ist der absolute Sauerstoffgehalt kleiner. Dadurch verkürzt sich der Zeitraum, in dem die Sauerstoffsättigung während eines Intubationsvorgangs noch ausreichend hoch bleibt. Daher sollte man in der klinischen Praxis bei Patienten

mit schwerem Lungenleiden eine deutlich längere Zeit präoxygenieren, um eine möglichst vollständige Stickstoffauswaschung zu erreichen, und nach Narkoseeinleitung durch weitere Oxygenation den Sicherheitsspielraum für die Intubation vergrößern.

Patienten mit vollem Magen und Patienten, bei denen eine schwierige Intubation zu erwarten ist. Bei Patienten beider Kategorien ist eine sorgfältige Präoxygenation besonders wichtig, weil eine Maskenbeatmung nach Narkoseeinleitung bei vollem Magen und bei anatomischen Besonderheiten nicht ohne Risiko ist. Im letztgenannten Fall muß auch mit verlängerten Intubationszeiten gerechnet werden.

Erhöhung des arteriellen Kohlendioxidpartialdrucks ($PaCO_2$) (Abb. 2.4)

Zahlreiche Studien haben sich mit der Frage befaßt, in welchem Ausmaß der $PaCO_2$ während einer Apnoephase ansteigt. Die Ergebnisse sind in einer Übersicht zusammengefaßt worden (90). In seiner eigenen Arbeit hatte der Autor bei 8 leichtanästhesierten Probanden eine apnoische Oxygenation durchgeführt. Bei 6 Probanden stieg der $PaCO_2$ bis auf Werte von 130–160 mmHg an, im Mittel um 3 mmHg/min (Variationsbreite: 2.7–4.9 mmHg). Bei den beiden restlichen Probanden mußte der Apnoeversuch wegen beginnender ventrikulärer Extrasystolie abgebrochen werden. In neueren Studien wurden auch ältere Patienten mit schweren Herzerkrankungen miteinbezogen. In der Altersgrup-

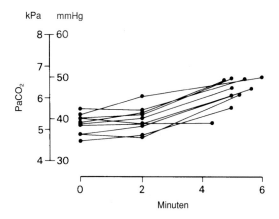

Abb. 2.4 Die Veränderungen des $PaCO_2$ während der Anästhesie und Intubation. Bei 2 min wurde Thiopental verabreicht; das Ende des Intubationsvorgangs wird vom jeweils letzten Punkt jeder Kurve repräsentiert. Nach *Gabrielsen* und *Valentin* (91), mit freundlicher Genehmigung des Herausgebers der Acta Anästhesiologica Scandinavica.

pe unter 60 Jahre betrug der mittlere $PaCO_2$-Anstieg 2.2, in der Gruppe über 60 Jahre 3.5 mmHg/min. Die Meßperiode umfaßte die Zeit von der Einleitung einschließlich der Gabe der Muskelrelaxantien bis zur Intubation. Obwohl die Spontanatmung nach Narkoseeinleitung sehr rasch abnahm, kam es während des gesamten Meßzeitraums in keinem Fall zu einer echten Apnoe (91).

Bemerkenswert war das Ergebnis einer Studie, in der die Anästhesie durch Inhalation von Cyclopropan oder Äther langsam eingeleitet und bis zu einer für Intubationszwecke ausreichenden Relaxation fortgesetzt wurde. Der $PaCO_2$ stieg dabei mit Beginn der Anästhesie bis zur Intubation rasch erheblich – im Durchschnitt um 15 mmHg (Variationsbreite: 7–35 mmHg) – an. Für die Atemdepression wurde das zur Einleitung verwandte Inhalationsanästhetikum verantwortlich gemacht. Die Maskeneinleitung, die gelegentlich bei Risikopatienten durchgeführt wird, ist offenbar weniger günstig, als man bisher dachte (79).

In den meisten Fällen hat der geringe $PaCO_2$-Anstieg keine klinische Bedeutung , wenn man die Patienten in der üblichen Weise intravenös einleitet und zur Intubation relaxiert. Hyperventilation während der Präoxygenationsphase kann das potentielle Risiko für solche Patienten verringern, die bereits präoperativ einen erhöhten $PaCO_2$ aufweisen. Wenn keine Kontraindikationen für eine Maskenbeatmung wie z. B. ein voller Magen vorliegen, kann man sie in der Zeit nach Einleitung bis zum Eintritt optimaler Intubationsbedingungen durchführen. Damit erreicht man einen zusätzlichen Sicherheitsspielraum für Patienten, bei denen mit einer schwierigen, längeren Intubationsprozedur zu rechnen ist.

Atemwegswiderstand

Durch die tracheale Intubation werden die oberen Atemwege umgangen, die gewöhnlich bei Spontanatmung durch den Mund mit einem Drittel am gesamten Atemwegswiderstand beteiligt sind. Der Tubus jedoch stellt seinerseits ein mechanisches Hindernis für die Atmung dar.

In einer neuen Untersuchung wurde der Verdacht geäußert, daß es bei endotrachealen Intubationen auch distal vom Tubus zu Erhöhungen des Atemwegswiderstands kommen kann (92). Bei den wachen, im wesentlichen gesunden Patienten, die in lokaler Betäubung intubiert worden waren, fand man Widerstandssteigerungen bis zu 210%. Als Ursache nahm man eine Bronchokonstriktion als Reaktion auf die Atemwegsirritationen durch den trachealen Tubus an. Aus diesen Ergebnissen könnte man folgern, daß eine verstärkte Bronchokonstriktion auftritt, wenn die Vollnarkose

nicht tief genug ist, oder wenn die Trachea nicht mit Lokalanästhetika unempfindlich gemacht wird.

Patienten mit chronisch obstruktiven Lungenerkrankungen zeigen gesteigerte Reaktionen auf die tracheale Reizung, was sich an noch größeren Atemwegswiderstandserhöhungen beobachten läßt.

Beeinträchtigung der Atemgasbefeuchtung

Anwärmung und Befeuchtung der Atemgase in der Nase fallen weg, wenn die oberen Atemwege durch den Trachealtubus umgangen werden. Die Befeuchtung der trockenen, medizinischen Gase findet nur noch im unteren Atemtrakt statt. In älteren Arbeiten wurde schon berichtet, daß durch Inhalation trockener Gase die normale Funktion der Atemwegsschleimhäute beeinträchtigt wird (93). Dies bestätigte sich auch in neueren Studien. Die Schleimhaut trocknet aus. Das Flimmerepithel wird geschädigt, so daß die Zilien im gesamten Tracheobronchialbaum bis hin zu den Alveolen praktisch ihre Beweglichkeit verlieren (94, 95). Diese Veränderungen korrelieren mit einem Anstieg postoperativer, pulmonaler Komplikationen. Dieser Zusammenhang war besonders auffallend, wenn die Patienten länger als 1 h mit trockenen Gasen beatmet worden waren. Umgekehrt ließen sich postoperative Komplikationen durch ausreichende Atemgasbefeuchtung reduzieren (95).

Langzeitinhalation trockener Gase über den Trachealtubus führt zu fibröser Exsudation und Krustenbildung auf der Tracheal- und Bronchialschleimhaut. Sämtliche pathologischen Veränderungen lassen sich vermeiden, wenn die Atemgase genügend befeuchtet werden.

Intrakranielle Veränderungen

Hypoxie, Hyperkapnie und Atemwegsobstruktionen können zusammen mit einem erhöhten zentralvenösen Druck zu einer Zunahme des Hirnvolumens führen. Gelegentlich läßt sich dieser Effekt bei intrakraniellen Eingriffen beobachten, wenn es intraoperativ zur Stauung und Schwellung im Gehirn kommt. Solche Veränderungen gehen mit einer Liquordruckerhöhung einher, die den intrakraniellen Druck wiederspiegelt. Man stellte fest, daß zum Zeitpunkt der Laryngoskopie und Intubation der Liquordruck ansteigt (96), was auch in anderen Untersuchungen bestätigt wurde (Abb. 2.5). Er erhöhte sich um bis zu 10 mmHg (97), wobei die Druckanstiege nach den Ergebnissen der meisten anderen Studien eher ein geringeres Ausmaß hatten (98–102). Intrakranielle Druckanstiege sind mit einer Reihe von Faktoren in Verbindung gebracht worden, die

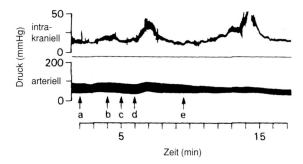

Abb. 2.5 Die Veränderungen des intrakraniellen Drucks bei Anästhesieeinleitung, Laryngoskopie und Intubation bei Patienten mit präexistent erhöhtem intrakraniellem Druck. a, b = zusätzliche Gaben von Thiopental; c = Gabe von Suxamethonium; d = Laryngoskopie und Intubation; e = Gabe von Halothan. Nach *Shapiro* et al. (98), mit freundlicher Genehmigung des Herausgebers und der J.B. Lippincott Co., dem Verleger der Zeitschrift Anesthesiology.

mit der endotrachealen Intubation in Zusammenhang stehen: Anwendung von Suxamethonium (103), Anstieg des arteriellen Blutdrucks (96, 102) und des zentralvenösen Drucks (102, 104) (Abb. 2.5).

Die Änderungen des intrakraniellen Drucks zum Zeitpunkt der Intubation sind von ähnlicher Bedeutung wie die Änderungen des zerebralen Blutflusses, die sich daraus ergeben können. Der zerebrale Perfusionsdruck ist die Differenz zwischen mittlerem arteriellem Blutdruck und intrakraniellem Druck. Arterielle Blutdruckanstiege können die Auswirkung einer intrakraniellen Druckerhöhung abschwächen. Umgekehrt kann ein Blutdruckabfall bei erhöhtem Hirndruck zu einer Abnahme der zerebralen Perfusion führen. Es sind aber noch weitere Komplikationen denkbar. Wenn bei einem Patienten mit zerebrovaskulärer Erkrankung und grenzwertiger Hirndurchblutung der Venendruck ansteigt, kann es zur zerebralen Insuffizienz kommen. Diese Gefahr ist besonders groß, wenn gleichzeitig auch der arterielle Blutdruck abfällt. In bestimmten Situationen kann ein intrazerebrales „Steal-Phänomen" auftreten. Wenn eine maximale Vasodilatation als Folge einer örtlich begrenzten Hirnschädigung mit lokaler Azidose bereits vorliegt, kann eine wie auch immer bedingte zerebrale Vasodilatation zu einer Zunahme der Durchblutung der gesunden auf Kosten der geschädigten Hirnareale führen.

Begrenzte und vorübergehende intrakranielle Druckanstiege und Änderungen der Hirndurchblutung haben bei Patienten ohne Vorerkrankungen keine klinische Relevanz. Bei erhöhtem Hirndruck, der durch einen Tumor oder andere raumfordernde Prozesse verursacht wird, können sie von entscheidender Be-

deutung sein, da die Druckänderungen bei diesen Patienten ausgeprägter sind (98, 101). Druckanstiege können zwischen verschiedenen Hirnabschnitten Druckgradienten bewirken, die gefährliche Hirnverlagerungen zur Folge haben (98), Hirnödeme verursachen oder eine bereits ungenügende zerebrale Durchblutung weiter verschlechtern.

Hirndruckänderungen lassen sich auf zahlreiche Ursachen zurückführen. Der Intubationsvorgang selbst, die zur Vorbereitung angewandten Medikamente und die begleitenden physiologischen Veränderungen sind dafür immer wieder verantwortlich gemacht worden. Die folgenden Punkte werden im einzelnen behandelt:

1. Laryngoskopie und Intubation;
2. Suxamethonium;
3. Hyperkapnie und Hypoxie;
4. Erhöhung des zentralen Venendrucks durch Husten oder Pressen;
5. Inhalationsanästhetika und Ketamin.

(1) Laryngoskopie und Intubation

Bei fehlerloser Durchführung der Laryngoskopie und Intubation sind die Hirndruckveränderungen eher geringfügig. Dies traf auch für Patienten mit primär erhöhtem Hirndruck bei Papillenödem zu. Sogar das Austamponieren des Pharynx hatte keine Änderungen zur Folge (102).

Allerdings kommt es bei Laryngoskopie und Intubation zum Anstieg des arteriellen Blutdrucks. Bei gesunden Patienten verändert sich aber der zerebrale Blutfluß über einen weiten Hirndruckbereich bei Änderungen des systolischen Blutdrucks zwischen 60 und 150 mmHg kaum, wenn alle anderen wesentlichen Parameter im Normbereich bleiben (99). Es wurde jedoch vermutet, daß ein akuter Bluthochdruck, wie er bei Laryngoskopie beobachtet wird, bei Patienten mit Hirntumoren oder akuten zerebrovaskulären Erkrankungen zur Hirnschwellung führen kann (105). Es ist denkbar, daß bei Patienten mit primär erhöhtem intrakraniellem Druck dieser als Folge der arteriellen Blutdruckerhöhung erheblich ansteigt. Zwar kann dieser hohe Blutdruck die zerebrale Perfusion begünstigen, der erhöhte Hirndruck jedoch unerwünschte Lageverschiebungen des Gehirns bewirken. Daher sollte der arterielle Blutdruck einerseits in Grenzen gehalten, ein deutlicher Abfall andererseits vermieden werden, um die zerebrale Perfusion nicht zu gefährden (98, 99).

(2) Suxamethonium

In vielen Studien, die sich mit Patienten befaßten, die intrakranielle Druckerhöhungen aufwiesen, gehörte

Suxamethonium zu den angewandten Substanzen (98, 101). Tatsächlich wurden die größten Hirndruckänderungen mit Anstiegen bis zu 100 mmHg in den Fällen gefunden, bei denen Suxamethonium bei Intubation zur Anwendung kam (97, 100). Bei Applikation nicht-depolarisierender Muskelrelaxantien waren die Hirndruckerhöhungen viel weniger ausgeprägt. So verursachten Pancuroniumbromid und Tubocurarin im Vergleich mit Suxamethonium geringere Änderungen (99, 102). Die Anästhesietechniken waren aber im Einzelfall nicht immer miteinander vergleichbar. Auch Patienten, die nicht-depolarisierende Muskelrelaxantien erhielten, zeigten noch deutliche Hirndruckanstiege (102). Es ist nicht völlig geklärt, warum im Zusammenhang mit Suxamethonium erhöhte intrakranielle Drücke zu beobachten sind. So kam es bei Suxamethoniumgabe ohne nachfolgende Intubation zu erhöhtem Liquordruck, der auf eine gesteigerte zerebrale Perfusion zurückgeführt wurde (103). Andere Autoren stellten die Vermutung auf, daß der Hirndruckanstieg durch die Muskelfaszikulationen – eine direkte Medikamentenwirkung – verursacht wird. Es wurde auch angenommen, daß die Hyperventilationsphase vor Intubation nach Suxamethonium kürzer ist, weil die Relaxation sehr viel schneller als nach nicht-depolarisierenden Muskelrelaxantien eintritt. Bei Anwendung der letztgenannten Medikamente kommt es durch die längere Hyperventilation zu einem Abfall des $PaCO_2$, was zur Erholung der beeinträchtigten Autoregulation der zerebralen Durchblutung führen kann (106).

(3) Hyperkapnie und Hypoxie

Atemdepression und Apnoe in Zusammenhang mit der Narkoseeinleitung und Applikation von Muskelrelaxantien vor Intubation führen zum Abfall des Sauerstoff- und Anstieg des CO_2-Partialdrucks. Dies wird dann problematisch, wenn die Intubation nicht unverzüglich durchgeführt wird. Eine Hypoxie kann durch Präoxygenation zuverlässig vermieden werden. Der CO_2-Partialdruck steigt aber solange an, bis wieder eine Ventilation erfolgt. Hyperkapnie führt zu einer Steigerung der zerebralen Perfusion. Sie nimmt dabei um 1ml/min · 100 g Hirngewebe zu, wenn der arterielle CO_2-Partialdruck um 1 mmHg im Bereich von 20–60 mmHg ansteigt (107). Der normale zerebrale Blutfluß beträgt 44 ml/min · 100 g Hirngewebe. Es ist unwahrscheinlich, daß jeder kleine CO_2-Anstieg bei einer gut durchgeführten Intubation zu einer deutlichen Steigerung des Hirndrucks führt (101). Andererseits kann durch eine Verzögerung während der Intubation eine signifikante Hirndruckzunahme verursacht werden (99). In einem Fallbericht wurde ein Hirndruckanstieg auf 27 mmHg beschrieben, als sich der arterielle PCO_2

um 8.25 mmHg auf insgesamt nur 39 mmHg zum Zeitpunkt der Intubation erhöhte (102).

Unmittelbar nach Narkoseeinleitung wird sehr häufig eine Hyperventilation des Patienten vorgenommen, um nicht nur einer Hyperkapnie vorzubeugen, sondern um den PCO_2 bewußt als protektive Maßnahme zu senken. Einen maximalen Abfall der zerebralen Perfusion kann man durch Senkung des arteriellen PCO_2 auf Werte zwischen 10 bis 20 mmHg verursachen (108). Dadurch kommt es aber zu einer extremen Vasokonstriktion der Hirngefäße und möglicherweise zur zerebralen Hypoxie. Deshalb sollten CO_2-Partialdrucke zwischen 30 und 35 mmHg angestrebt werden (99). Ein Vorteil der Hyperventilation vor Intubation ist darin zu sehen, daß ein niedriger PCO_2 das Gehirn vor einem gesteigerten zerebralen Blutfluß als Folge des akuten Blutdruckanstiegs während Laryngoskopie und Intubation schützen kann. Möglicherweise kann sich die gestörte Autoregulation der Hirndurchblutung nach einer längeren Hypokapniephase erholen (106).

Eine Hypoxie hat einen erheblichen Einfluß auf die zerebrale Perfusion. Ein Abfall der inspiratorischen Sauerstoffkonzentration um 10% läßt die Hirndurchblutung um 30 % ansteigen (109). Eine schwerwiegende Komplikation der Hypoxie stellt das Hirnödem dar.

(4) Erhöhung des zentralen Venendrucks durch Husten oder Pressen

Husten und Pressen lassen den intrakraniellen Druck beträchtlich ansteigen. In einer Studie an Patienten mit zerebralen Erkrankungen, bei denen Narkoseeinleitung und Intubation mit größter Sorgfalt durchgeführt wurden, kam es nur in einem Fall zu einem deutlichen Hirndruckanstieg um 13 mmHg, als der Patient bei Intubation preßte (102).

Ein plötzlicher Anstieg des zentralen Venendrucks kann, besonders zusammen mit einem Abfall des arteriellen Blutdrucks, die zerebrale Durchblutung zusätzlich beeinträchtigen.

(5) Inhalationsanästhetika und Ketamin

Eine genügend tiefe Anästhesie ist vor einem Intubationsversuch erwünscht, da sie zur Verhinderung des Blutdruckanstiegs als Folge der Intubation beiträgt. Die meisten halogenierten, volatilen Anästhetika führen zu einer zerebralen Vasodilatation, was einen Hirndruckanstieg bewirken kann. Bei primär erhöhtem intrakraniellem Druck kann der Anstieg sehr ausgeprägt sein (110, 111). Auch Ketamin ist ein zerebraler Vasodilatator und für Patienten mit entsprechenden Risiken nicht ungefährlich (109). Enflurane und Isoflurane bilden Ausnahmen, da sie den intrakraniellen Druck nicht erhöhen. Bei Inhalation von Enflurane in einer Konzentration zwischen 0.85 und 3.2 Vol% konnte man keinen Einfluß auf die Hirndurchblutung feststellen (99).

Für die Anästhesieeinleitung bis zur Intubation von Risikopatienten empfiehlt sich der Einsatz solcher Medikamente, die potentiell eine Vasokonstriktion bewirken. Dazu gehören Thiopental (112) und die Kombination von Fentanyl mit Droperidol.

Wenn man bei der Intubation vorsichtig zu Werke geht, lassen sich Hirndruckerhöhungen bei Risikopatienten auf ein Minimum reduzieren (99, 102). Zu den hilfreichen Maßnahmen zählen großzügige Dosierung der intravenösen Einleitungsmedikamente, die Gabe nicht-depolarisierender Muskelrelaxantien und Vermeidung von Suxamethonium sowie Abwarten der kompletten Muskelrelaxation vor Laryngoskopie und Intubation.

Das Auge – erhöhter Augeninnendruck

Die endotracheale Intubation kann in mehrfacher Weise unerwünschte Anstiege des Augeninnendrucks bewirken (Tab. 2.3). Allein das Einführen des Tubus kann ihn unabhängig von der angewandten Anästhesietechnik erhöhen. Auch die Gabe von Suxamethonium zur Erleichterung der Intubation ist eine oftmals bewiesene Ursache für eine Zunahme des Augeninnendrucks. Dies gilt ganz besonders auch für Husten, Pressen oder Behinderungen des venösen Rückflusses während des Intubationsvorgangs. Weitere Ursachen sind darüber hinaus jede Hypoxie und Hyperkapnie.

Tabelle 2.3 Ursachen für Erhöhungen des Augeninnendrucks während der Intubation

Erhöhung des zentralen Venendrucks
    Husten
    Pressen
    Atemwegsobstruktion
Suxamethonium
Hypoxie
Hyperkapnie

Laryngoskopie und Intubation

In der Literatur finden sich keine Arbeiten, die den Einfluß der Laryngoskopie auf den Augeninnendruck beschreiben. Ein Anstieg kann reflexartig beim Einführen des Tubus in den Larynx auftreten, auch wenn der Patient dabei nicht hustet oder preßt, oder die Intubation nach Applikation von Lokalanästhetika in die Atemwege durchgeführt wird.

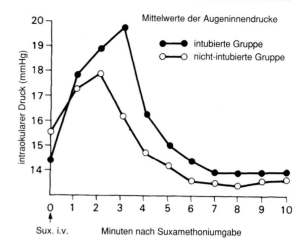

Abb. 2.6 Die Kurven zeigen die Messungen des mittleren Augeninnendrucks vor und nach intravenöser Gabe von Suxamethonium bei intubierten und nicht-intubierten Patienten. Der Pfeil kennzeichnet den Zeitpunkt, zu dem Suxamethonium verabreicht wurde. Nach *Pandey* et al. (124).

Suxamethonium (s. Abb. 2.6)

Seit der Veröffentlichung der ersten Untersuchung über die Erhöhung des Augeninnendrucks nach Suxamethonium an wachen Versuchspersonen wie auch an anästhesierten Patienten (116) haben sich eine große Anzahl von Forschern mit dem Einfluß von Suxamethonium auf den Augeninnendruck beschäftigt. Die Ergebnisse dieser ersten Studie wurden sehr bald bestätigt (117) und nachfolgend von vielen Autoren gesehen (113, 118, 119). Der normale Augeninnendruck beträgt 15 bis 20 mmHg (120). In einer der vielen Studien stieg er nach Suxamethoniumgabe um durchschnittlich 7.8 mmHg, in einigen Fällen sogar bis zu 15 mmHg an (117). In einer anderen Studie betrugen die Druckerhöhungen bis zu 30 mmHg, im Mittel 19 mmHg. Ähnliche Werte wurden auch bei den Untersuchungen in den Jahren zwischen 1960 und 1970 (114, 121) und in jüngster Zeit gefunden (115, 122). Auch bei intravenöser Applikation von Suxamethonium als Infusion traten Erhöhungen des Augeninnendrucks bei der Hälfte der Patienten auf. Druckanstiege fand man außerdem bei Säuglingen und Kleinkindern, denen Suxamethonium zusammen mit Hyaluronidase intramuskulär verabreicht worden war (121). Dagegen blieben Augeninnendruckanstiege aus, wenn die Patienten bei der Injektion von Suxamethonium mäßig tief anästhesiert waren (117, 123). Die Anwendung von Suxamethonium bedeutet für Patienten mit einem Glaukom offenbar keine größere Gefährdung als für solche mit normalen Druckverhältnissen im Auge (119).

Der Einfluß von Suxamethonium und anschließender Intubation

Ein großer Teil der Veröffentlichungen über Suxamethonium und seine Wirkung auf den Augeninnendruck befaßt sich mit dem alleinigen Effekt des Medikaments, d. h. die Druckmessungen wurden vor der Intubation vorgenommen. In einigen Untersuchungen konnte aber gezeigt werden, daß der durch Suxamethoniumgabe erhöhte Augeninnendruck beim anschließenden Intubationsvorgang noch weiter zunahm (113). Der zeitliche Verlauf des intraokularen Drucks nach Suxamethonium wurde an Patienten untersucht, die weder systemische noch ophthalmologische Erkrankungen aufwiesen (124). Kehlkopf und Trachea wurden vor Intubation zunächst mit Lidocain 4% örtlich betäubt. Zwischen 2 und 4 min nach Applikation von Suxamethonium war die Wirkung am ausgeprägtesten und klang nach 6 min ab. Die Intubation selbst verursachte eine weitere, signifikante Augeninnendruckerhöhung, die innerhalb 1 min wieder verschwand (Abb. 2.6). Der Druckanstieg lag in der Regel unter 10 mmHg bis auf einen Fall, in dem er 13 mmHg betrug. Bei keinem Patienten überschritt er allerdings die obere Normgrenze.

Auch nach neueren Untersuchungen nehmen die Augeninnendruckveränderungen einen ähnlichen Verlauf (115, 122). In der einen Studie verursachte die Intubation nach Suxamethonium bei der Hälfte aller Patienten zusätzliche, signifikante Druckanstiege, in der anderen sogar in 80% der Fälle. Allerdings betrugen sie in keinem Fall mehr als 10 mmHg. Auch in diesen Studien war bei allen Patienten vor der Intubation eine Lokalanästhesie vorgenommen worden.

Der zusätzliche Einfluß der Intubation ließ sich allerdings nicht in allen Studien nachweisen. So konnte man in einer Untersuchung an Patienten, die Suxamethonium erhalten hatten, während des Intubationsvorgangs keinen weiteren Anstieg des Augeninnendrucks registrieren (114).

Es ist noch nicht bekannt, auf welche Weise Suxamethonium zum Anstieg des Augeninnendrucks führt. Faszikulationen und Kontraktionen der äußeren Augenmuskeln spielen dabei eine wesentliche Rolle (117, 118), aber es kommt offenbar auch dann zu Druckerhöhungen, wenn diese Muskeln durchtrennt werden (121). Ein anderer Mechanismus könnte eine vorübergehende Dilatation der choroidalen Blutgefäße sein (125).

Zur Verminderung oder Vermeidung der durch Suxamethonium verursachten Augeninnendruckerhöhungen wurden mehrere gezielte Maßnahmen empfohlen.

Präcurarisierung mit nicht-depolarisierenden Muskelrelaxantien

Man sollte annehmen, daß Medikamente, die Faszikulationen nach Suxamethonium unterdrücken, wenigstens teilweise auch Erhöhungen des intraokularen Drucks verhindern könnten. Die Untersuchungen darüber ergeben leider ein widersprüchliches Bild.

Einerseits bestätigen viele Studien die Wirksamkeit solcher Arzneimittel. So wurde Hexafluorenium mit Erfolg angewandt (126). Gallamin (20 mg) oder d-Tubocurarin (3 mg) 3 min vor Suxamethonium waren bei Patienten mit und ohne Glaukomerkrankung ebenfalls wirksam (127, 128). Der eigentliche Intubationsvorgang fand in diesen Studien aber nicht statt.

Andererseits berichteten andere Autoren über völlig gegensätzliche Ergebnisse. In einer Studie stieg der Augeninnendruck trotz Gabe von d-Tubocurarin an (129), in einer anderen war der Effekt der Präcurarisierung uneinheitlich, wenn auch die Erhöhungen des intraokularen Drucks sehr gering ausfielen (130).

Aus neuerer Zeit stammen Untersuchungen (115, 122) über die Wirkung verschiedener Medikamente auf den intraokularen Druck, in denen Patientengruppen, die entweder Gallamin (20 mg), d-Tubocurarin (3 mg) oder Pancuronium (1 mg) erhalten hatten, mit Kontrollgruppen verglichen wurden. Wenn man die Häufigkeit oder den Schweregrad der Augeninnendruckanstiege betrachtet, so lassen sich keine signifikanten Unterschiede zwischen den Gruppen finden.

Suxamethonium in kleiner Dosierung

Durch Vorgabe kleiner, unterhalb der Relaxationsschwelle liegender Suxamethoniumdosen lassen sich die nach Applikation der eigentlichen Hauptdosis auftretenden Muskelfaszikulationen reduzieren. Allerdings verursachen diese kleinen Mengen selbst Anstiege des Augeninnendrucks und verhindern auch nicht die nach der vollen Dosis Suxamethonium üblicherweise zu beobachtenden Erhöhungen. Daher ist dieses Vorgehen bei der Behandlung von Patienten mit vorliegenden oder drohenden Augenerkrankungen wenig hilfreich (131).

Örtliche Betäubung von Larynx und Trachea

Diese Form der Oberflächenanästhesie vermag zu bewirken, daß der nach Applikation von Suxamethonium bereits erhöhte Augeninnendruck nicht durch die eigentliche Intubation noch weiter ansteigt (113, 114, 136).

Acetazolamid (Diamox)

Die Gabe dieses Carboanhydrasehemmers wurde empfohlen, um Erhöhungen des Augeninnendrucks zu verhindern (132). Weitere Untersuchungen sind noch nötig (125).

Propranolol

Dieser β-Rezeptorenblocker wurde ebenfalls als brauchbar beschrieben (133), was bisher aber unbestätigt blieb.

Hämodynamische Veränderungen

Der arterielle Blutdruck

Die endotracheale Intubation führt sehr oft zu einem erheblichen arteriellen Blutdruckanstieg. Glücklicherweise spielen diese Änderungen keine große Rolle, da jeder Blutdruckanstieg eine Verdrängung von Kammerwasser aus der vorderen Augenkammer und von Blut aus den Aderhautgefäßen zur Folge hat (134). Es konnte gezeigt werden, daß der Augeninnendruck in einem gesunden Auge trotz innerhalb normaler Grenzen schwankenden Blutdrucks konstant gehalten werden kann. Wenn der arterielle Mitteldruck aber unter 90 mmHg abfällt, sinkt auch der intraokulare Druck ab (125).

Der zentrale Venendruck (ZVD)

Wenn es beim Intubationsvorgang durch Auslösung von Husten, Pressen oder Atemwegsverlegungen zum Anstieg des ZVD kommt, dann überträgt sich dieser Druck unmittelbar auf den Augapfel (117). Die Aderhautkapillaren weiten sich. Es entsteht ein Rückstau in den Augenkammervenen, die die *Schlemm*-Kanäle drainieren. Die größten Augendruckerhöhungen fand man bei durch Husten hervorgerufenen, venösen Abflußbehinderungen (136). Allerdings normalisierte sich der Augendruck sehr rasch, wenn der venöse Abfluß wieder frei war. Eine behinderte Atmung kann den ZVD um bis zu 60% ansteigen lassen, schon ein leichter Hustenstoß erhöht den Druck.

Der Einfluß von Hypoxie und Hyperkapnie

Während einer Intubation können Hypoxie und Hyperkapnie besonders leicht dann auftreten, wenn durch Gabe von Muskelrelaxantien eine Apnoe entsteht. Bei einem Versuch an Hunden stieg der Augeninnendruck bei Hypoventilation an, und inspiratorische CO_2-Konzentrationen von 5% führten zu ganz erheblichen Erhöhungen. Umgekehrt konnte der Augendruck durch Hyperventilation gesenkt werden (134). Ähnliche Verhältnisse fand man beim Menschen (125). Auch unter Hypoxiebedingungen neigt der Augeninnendruck dazu anzusteigen (134).

Schlußfolgerungen

Suxamethonium erleichtert die endotracheale Intubation erheblich. Man sollte daher auch bei augenchirurgischen Eingriffen nicht auf seinen Einsatz verzichten, nur weil es mäßige Augeninnendruckerhöhungen bewirkt. Der intraokulare Druck normalisiert sich innerhalb von Minuten wieder, wozu normalerweise das Zeitintervall zwischen Narkoseeinleitung und Operationsbeginn völlig ausreicht.

Allerdings sollte Suxamethonium allein keinesfalls in dem Moment angewandt werden, während das Auge eröffnet wird. Bei perforierenden Augenverletzungen ist es zweifellos kontraindiziert. Gerade in diesen Fällen wäre Suxamethonium eigentlich angebracht, um bei den meist nicht nüchternen Patienten die Intubation zu erleichtern. Die Präcurarisierung mit nicht-depolarisierenden Muskelrelaxantien erwies sich als unzuverlässige Maßnahme, um ein Ansteigen des Augeninnendruckes zu verhüten. In der Literatur ist aber kein einziger Fall eines Patienten mit perforierender Augenverletzung bekannt, bei dem es nach Präcurarisierung mit d-Tubocurarin oder Gallamin, Narkoseeinleitung mit einer adäquaten Barbituratdosis und Gabe von Suxamethonium vor Intubation zum Austritt von Augeninhalt aus der Wunde gekommen wäre. In der klinischen Praxis erwies sich diese Art von Narkoseeinleitung zur notfallmäßigen Versorgung perforierender Augenverletzungen als sichere Methode, über deren Anwendung reichlich Erfahrungen vorliegen (135). Als Alternative zu Suxamethonium wurden das rasch wirksame, nicht-depolarisierende Muskelrelaxans Fazadinium[1] vorgestellt. Die bisherigen Erfahrungen mit diesem Medikament zeigen, daß das Ziel einer schnellen, kompletten Relaxation nicht voll erreicht wird.

Statt Suxamethonium kann beim nicht nüchternen Patienten mit perforierender Augenverletzung Pancuronium in hoher Dosierung (0.15 mg/kg) zur Intubation gegeben werden (137). In einer Untersuchung an Kindern ohne Augenerkrankungen im Alter von 2 Monaten bis 10 Jahren führte man die Relaxation in leichter Allgemeinanästhesie entsprechend durch. Bei der

---

[1] Fazadinium ist in Deutschland nicht eingeführt.

Messung der intraokularen Drucke fand man, daß sie bei Intubation genauso wie nach Injektion von Suxamethonium anstiegen, so daß man den praktischen Nutzen dieses Vorgehens in Zweifel ziehen muß (138).

Die Aspiration von Mageninhalt in die Lunge

Die Gefahr einer Aspiration von Mageninhalt ist bei geblocktem, endotracheal liegenden Tubus minimal. Während des eigentlichen Intubationsvorgangs jedoch besteht dieses Risiko, bis der Tubus sicher endotracheal eingeführt ist und geblockt werden kann. In dieser kritischen Zeitspanne kommt es zur Aspiration, wenn regurgitierter Mageninhalt in die Atemwege gelangt, während die Schutzreflexe durch Narkose abgeschwächt oder aufgehoben bzw. durch Muskelrelaxantien ausgeschaltet sind. Aspirationen und daraus resultierende Pneumonitiden gehören zu den hauptsächlichen Ursachen für die Letalität und Morbidität infolge anästhesiologischer Maßnahmen bei geburtshilflichen oder chirurgischen Eingriffen (139–142).

Der Verlust der Schutzreflexe

Der normale Hustenreflex, der für freie Atemwege sorgt, kann sowohl durch örtliche Betäubung und Allgemeinanästhesie als auch durch Muskelrelaxation abgeschwächt oder ausgeschaltet werden. Diese drei Maßnahmen erleichtern einerseits die Durchführung der endotrachealen Intubation, andererseits stellen sie für den nicht nüchternen Patienten mit vollem Magen ein eindeutiges Risiko dar, bis der Tubus sicher in der Trachea liegt. Dieser Gefahr könnte man durch Intubation am wachen Patienten ohne jede Anästhesie aus dem Weg gehen, was aber unzumutbar und bei erwachsenen Patienten unter Umständen gar nicht durchführbar ist.

Die Regurgitation

Suxamethonium

Die nach intravenöser Applikation von Suxamethonium beobachtbaren Faszikulationen gehen in manchen Fällen mit erheblichen intragastralen Druckanstiegen einher (143–147). Zwischen dem Ausmaß der abdominellen Muskelzuckungen (elektromyographisch gemessen) und dem akut ansteigenden Druck im Magen nach Suxamethoniuminjektion konnte ein direkter Zusammenhang nachgewiesen werden (148).

Man vermutete, daß dieser Druckanstieg eine Regurgitation von Mageninhalt begünstigen kann (146). Heute weiß man, daß die Kräfte, die eine Regurgitation bewirken, nicht vom intragastralen Druck, sondern von der Differenz zwischen unterem Ösophagussphinktertonus und intragastralem Druck abhängen (149). Dieser Gradient wird als Verschlußdruck (*barrier pressure*) bezeichnet. Es kommt zur Regurgitation, wenn er vermindert ist. Im Vergleich zum *barrier pressure* spielen andere, vom unteren Ösophagussphinkter unabhängige Verschlußmechanismen bei der Prävention des gastrischen Refluxes eine untergeordnete Rolle. Zu ihnen gehören die Kompression des unteren Ösophagus durch die Muskelschenkel des Zwerchfells im Hiatus oesophageus (*pinchcock action*), der Klappenventilmechanismus, der durch den Eintrittswinkel des Ösophagus in die Pars cardiaca des Magens gebildet wird, und die Muskelrosette am ösophagogastralen Übergang (150). In einigen Studien wurde nachgewiesen, daß Suxamethonium, obwohl es durchweg den intragastralen Druck erhöht, immer auch in größerem Ausmaß den Ösophagussphinktertonus erhöht, so daß sich eine kleine, aber signifikante Zunahme des Verschlußdrucks *(barrier pressure)* ergibt. Dies wurde bei Patienten mit und ohne Erkrankungen des Gastroduodenaltrakts gefunden. Man kam zu dem Schluß, daß keine verstärkte Neigung zu Regurgitationen besteht, wenn als Folge der Muskelzuckungen nach Suxamethoniumgabe der Druck im Magen ansteigt. Diese Feststellung trifft allerdings für Patienten mit Mißbildungen in der ösophagogastralen Region, z. B. einer Hiatushernie, nicht zu (151). Ähnliche Vorbehalte gelten auch bei schwangeren Patientinnen, bei denen der Magen kopfwärts verschoben und der Ösophagus weniger spitzwinklig in den Magen mündet, und für Patienten mit extremer Überblähung des Magens, was zur Beeinträchtigung des Kardiaverschlusses führt (148). Es gibt auch Veröffentlichungen, in denen die Verminderung des *barrier pressure* nach suxamethoniumbedingten Faszikulationen bei den genannten Bedingungen nicht gesehen wurden (152). Aber selbst wenn der intragastrale Druck nach Applikation von Suxamethonium ansteigt, ist dies nur vorübergehend. Der Gefahr einer möglichen Regurgitation sollte durch Druck auf den Ringknorpel (*Sellick*-Handgriff) begegnet werden können.

Eine Vorgabe von nicht-depolarisierenden Muskelrelaxantien wird unterschiedlich beurteilt (153). Wenn sie vorweg appliziert werden, ist die Wirksamkeit von Suxamethonium herabgesetzt. Dies könnte zu verminderter Relaxation und damit zur Verschlechterung der Intubationsbedingungen führen. Es kommt hinzu, daß der *barrier pressure* erst während der Phase der absoluten Muskelerschlaffung, die den Faszikulationen folgt, am niedrigsten ist (154). Eine Vorgabe nicht-depolarisierender Muskelrelaxantien wirkt antagonistisch, was das Ausmaß der Relaxation nach Suxamethonium betrifft, und verzögert den Eintritt der Muskelerschlaffung (155). Die dadurch verschlechterten Intubationsbedingungen können vermehrt Husten begünstigen (156). Es ist bewiesen worden, daß Husten während der Intubation bei Patienten mit vollem Magen den intragastralen Druck ganz erheblich ansteigen läßt (145, 157, 158), und in Folge davon auch die Aspirationsrate erhöht ist (159). Die Applikation von nicht-depolarisierenden Muskelrelaxantien vor Suxamethonium scheint daher nicht notwendig und beim notfallmäßigem Vorgehen nicht ohne Risiko zu sein.

Die Anwendung von Suxamethonium bei Kindern

Man hat bei Säuglingen und Kleinkindern untersucht, wie sich die intragastralen Drücke nach Suxamethonium ändern. Anders als bei Erwachsenen konnte man weder bei Säuglingen noch bei Kindern bis zu einem Alter von 12 Jahren Druckanstiege im Magen feststellen. Bei den meisten Kindern fiel er sogar ab. Es traten auch keine oder nur minimale Faszikulationen bei Säuglingen und kleinen Kindern auf. Bei Kindern älter als 5 Jahren waren sie zwar deutlich bemerkbar, aber zu unkoordiniert, um den intragastralen Druck zu erhöhen. Allerdings führten Pressen und Husten bei Intubation zu plötzlichen, deutlichen Druckanstiegen im Magen (158).

Die Anwendung anderer, vor Intubation verabreichter Medikamente

Viele der zur Anästhesie verwandten Medikamente beeinflussen die ösophago-gastrale Sphinkterfunktion.

Atropin und Scopolamin

Früher war man der Ansicht, daß Atropin zur Einleitung und Intubation die Gefahr eines gastrischen Refluxes bei Risikopatienten vermindert und empfahl seine Applikation (160, 161). Damit zog man die Schlußfolgerung aus der Beobachtung, daß die intravenöse Injektion von Atropin (0.6 mg) den Tonus des unteren Ösophagussphinkters deutlich erhöhte (162). Im Gegensatz dazu fand man in mehreren neueren Studien, daß Atropin diesen sogar signifikant erniedrigte (150, 152, 163, 164), weshalb die Atropingabe eher ungünstig zu sein scheint. Weitere Untersuchungen bestätigten dies auch für Scopolamin und Morphin (166).

Metoclopramid

Metoclopramid erhöht den Muskeltonus des unteren Ösophagussphinkters (150, 152), wobei der Wirkmechanismus noch immer unklar ist. Es hat außerdem den Vorteil, ein wirksames Antiemetikum zu sein, und beschleunigt die Magenentleerung (167). Daher wurde die Anwendung von Metoclopramid bei Risikopatienten empfohlen (150, 152). Wenn zugleich Atropin verabreicht wird, sollte dies nach Gabe von Metoclopramid geschehen, da sonst der atropinbedingt erniedrigte Tonus des unteren Ösophagussphinkters auf Metoclopramid nicht mehr mit einem Anstieg reagiert (152).

Apomorphin

Dieses Medikament wurde eingesetzt, um bei nicht nüchternen Patienten vor Narkoseeinleitung Erbrechen zu verursachen (168) und so eine rasche Intubation zu ermöglichen. Dieses Vorgehen fand aber nie weite Verbreitung.

Antazida

Um die schädlichen Folgen einer pulmonalen Aspiration so gering wie möglich zu halten, wurde die Vorbehandlung der Patienten mit Antazida empfohlen. Üblicherweise werden Aluminium-Magnesiumsilicate angewandt. Die orale Gabe von Cimetidin erwies sich als wenig wirksam, es sei denn, sie erfolgte bereits einige Zeit präoperativ (169, 170).

Verschiedenes

Eine Vielzahl weiterer, unerwünschter pathophysiologischer Effekte sind indirekt Folgen einer endotrachealen Intubation. So sind mit der Anwendung von Suxamethonium eine Reihe von Nebenwirkungen verknüpft wie z.B. postoperativer Muskelkater, Erhöhung des Serumkaliumspiegels und Auslösung einer malignen Hyperthermie. Detaillierte Untersuchungen dieser Themen werden anderswo behandelt.

Über ungewöhnliche physiologische Auswirkungen endotrachealer Intubationen wird fortgesetzt berichtet. Eine Studie aus neuerer Zeit ergab Hinweise dafür, daß es durch eine Intubation zur Erhöhung der Betaendorphinspiegel im Plasma kommt. Man ist der Ansicht, daß die Freisetzung von Endorphinen bei der endokrinen Antwort auf den chirurgischen Streß eine Rolle spielt. Da die Endorphinfreisetzung durch lokale Anästhesie der Atemwege oder eine tiefe Allgemeinanästhesie verhindert werden kann, wird sie vermutlich durch aufsteigende nervale Bahnen vermittelt, wie es analog auch für die kardiovaskulären Reaktion auf den Intubationsreiz angenommen wird (171).

Literatur

1 *Reid, L.C., Brace, D.E.:* Irritation of the respiratory tract and its reflex effect on the heart. Surg. Gynecol. Obstet. 70 (1940) 157

2 *Katz, R.L., Bigger, J.T.:* Cardiac arrhythmias during anesthesia and operation. Anesthesiology 33 (1970) 193

3 *Burstein, C.L., LoPinto, F.J., Newman, W.:* Electrocardiographic studies during endotracheal intubation. 1. Effects during usual routine technics. Anesthesiology 11 (1950) 224

4 *Burstein, C.L., Woloshin, G., Newman, W.:* Electrocardiographic studies during endotracheal intubation. II. Effects during general anaesthesia and intravenous procaine. Anesthesiology 11 (1950) 229

5 *King, B.D., Harris, L.C., Greifenstein, F.E., Elder, J.D., Dripps, R.D.:* Reflex circulatory responses to direct laryngoscopy and tracheal intubation performed during general anesthesia. Anesthesiology 12 (1951) 556

6 *Noble, M.J., Derrick, W.S.:* Changes in electrocardiogram during endotracheal intubation and induction of anaesthesia. Can. Anaesth. Soc. J. 6 (1959) 276

7 *DeVault, M., Greifenstein, F.E., Harris, L.C.:* Circulatory responses to endotracheal intubation in light general anesthesia – the effect of atropine and phentolamine. Anesthesiology 21 (1960) 360

8 *Wycoff, C.C.:* Endotracheal intubation: effects on blood pressure and pulse rate. Anesthesiology 21 (1960) 153

9 *Takeshima, K., Noda, K., Higaki, M.:* Cardiovascular response to rapid anesthesia induction and endotracheal intubation. Anesth. Analg. 43 (1964) 201

10 *Sagarminaga, J., Wynands, J.E.:* Atropine and electrical activity of the heart during induction of anaesthesia in children. Can. Anaesth. Soc. J. 10 (1963) 328

11 *Gibbs, J.M.:* The effects of endotracheal intubation on cardiac rate and rhythm. N.Z. Med. J. 66 (1967) 465

12 *Dottori, O., Lof, B., Axelson, Ygge, H.:* Heart rate and arterial blood pressure during different forms of induction of anaesthesia in patients with mitral stenosis and constrictive pericarditis. Br. J. Anaesth. 42 (1970) 849

13 *Forbes, A.M., Dally, F.G.:* Acute hypertension during induction of anaesthesia and endotracheal intubation in normotensive man. Br. J. Anaesth. 42 (1970) 618

14 *Prys-Roberts, C., Greene, L.T., Meloche, R., Foex, P.:* Studies of anaesthesia in relation to hypertension. II. Haemodynamic consequences of induction and endotracheal intubation. Br. J. Anaesth. 43 (1971) 531

15 *Prys-Roberts, C., Foex, P., Biro, G.P., Roberts, J.G.:* Studies of anaesthesia in relation to hypertension. V.: Adrenergic beta-receptor blockade. Br. J. Anaesth. 45 (1973) 671

16 *Bedford, R.F., Feinstein, B.:* Hospital admission blood pressure: a predictor of hypertension following endotracheal intubation. Anesth. Analg. 59 (1980) 367

17 *Fox, E.J., Sklar, G.S., Hill, C.H., Villanueva, R., King, B.D.:* Complications related to the pressor response to endotracheal intubation. Anesthesiology 47 (1977) 524

18 *Roy, L.W., Edelist, G., Gilbert, B.:* Myocardial ischemia during non-cardiac surgical procedures in patients with coronary artery disease. Anesthesiology 51 (1979) 393

19 *Prys-Roberts, C., Meloch, R.:* Management of anesthesia in patients with hypertension or ischemic heart disease. Int. Anesthesiol. Clin. 18 (1980) 181

20 *Barash, P.G., Kopriva, C.J., Giles, R.W.* et al.: Global ventricular function and intubation: Radionuclear profiles. Anesthesiology 53 (1980) S-109

21 *Rao, T.L.K., Jacobs, K.H., El-Etr, A.A.:* Reinfarction following anesthesia in patients with myocardial infarction. Anesthesiology 59 (1983) 499

22 *Kaplan, J.A.:* Hemodynamic Monitoring in Cardiac Anesthesia, p. 109. Grune and Stratton, New York 1979

23 *Cokkinos, D.V., Voridis, E.M.:* Constancy of rate-pressure product in pacing induced angina pectoris. Br. J. Heart J. 38 (1975) 39

24 *Derbyshire, D.R., Chmielewski, A., Fell, D., Vater, M., Achola, K., Smith, G.:* Plasma catecholamine response to tracheal intubation. Br. J. Anaesth. 55 (1983) 855

25 *Russell, W.J., Morris, R.G., Frewin, D.B., Drew, S.E.:* Changes in plasma catecholamine concentrations during endotracheal intubation. Br. J. Anaesth. 53 (1981) 837

26 *Stanley, T.H., Berman, L., Green, O., Robertson, D.:* Plasma catecholamine and cortisol responses to fentanyl-oxygen anesthesia for coronary artery operations. Anesthesiology 53 (1980) 250

27 *Hoar, P.F., Nelson, N.T., Mangano, D.I., Bainton, C.R., Hickey, R.F.:* Adrenergic responses to morphine diazepam anesthesia for myocardial revascularization. Anesth. Analg. 60 (1981) 406

28 *Zsigmond, E.K., Kumar, S.M.:* Endotracheal intubation and catecholamines after anesthesiainduction. Proceedings of the 7th World Congress of Anaesthesiologists, p. 447. Excerpta Medica, Amsterdam 1980

29 *Bennett, G.M., Stanley, T.H.:* Human cardiovascular responses to endotracheal intubation during morphine-N_2O and fentanyl-N_2O anesthesia. Anesthesiology 52 (1980) 520

30 *Kautto, U.-M.:* Attenuation of the circulatory response to laryngoscopy and intubation by fentanyl. Acta Anaesthesiol. Scand. 26 (1982) 217

31 *Laubie, M., Schmitt, H., Canellas, J., Roquebert, J., Demichel, P.:* Centrally mediated bradycardia and hypotension induced by narcotic analgesics: dextromoramide and fentanyl. Eur. J. Pharmacol. 21 (1974) 66

32 *Tomori, Z., Widdicombe, J.G.:* Muscular bronchomotor and cardiovascular reflexes elicited by mechanical stimulation of the respiratory tract. J. Physiol. 200 (1969) 25

33 *Tammisto, T., Takki, S., Toikka, P.:* A comparison of the circulatory effects in man of the analgesics fentanyl, pentazocine and pethidine. Br. J. Anaesth. 42 (1970) 317

34 *Graves, C.L., Downs, N.H., Browne, A.B.:* Cardiovascular effects of minimal quantities of Innovar, fentanyl and droperidol in man. Anesth. Analg. 54 (1975) 15

35 *Reitan, J.A., Stengert, K.B., Wymore, M.L., Martucci, B.W.:* Central vagal control of fentanyl-induced bradycardia during halothane anaesthesia. Anesth. Analg. 57 (1978) 31

36 *Stanley, T.H., Webster, L.R.:* Anesthetic requirements and cardiovascular effects of fentanyl-oxygen and fentanyl-diazepam-oxygen anesthesia in man. Anesth. Analg. 57 (1978) 411

37 *Lunn, J.K., Stanley, T.H., Eisele, J., Webster, L., Woodward, A.:* High dose fentanyl anesthesia for coronary artery surgery: plasma fentanyl concentrations and influence of nitrous oxide on cardiovascular responses. Anesth. Analg. 58 (1979) 390

38 *Arens, J.F., Benbow, B.P., Ochsner, J.L.:* Morphine anesthesia for aorto-coronary bypass procedures. Anesth. Analg. 51 (1972) 901

39 *Kistner, J.R., Miller, E.D., Lake, C.L.* et al.: Indices of myocardial oxygenation during coronary revascularization in man with morphine versus halothane anesthesia. Anesthesiology 50 (1979) 324

40 *Black, T.E., Kay, B., Healy, T.E.J.:* Reducing the haemodynamic responses to laryngoscopy and intubation. A comparison of alfentanil with fentanyl. Anaesthesia 39 (1984) 883

41 *Denlinger, J.K., Ellison, N., Ominsky, A.J.:* Effects of intratracheal lidocaine on circulatory responses to tracheal intubation. Anesthesiology 41 (1974) 409

42 *Stoelting, R.K., Peterson, C.:* Circulatory changes during anesthetic induction: impact of d-tubocurarine pretreatment, thiamylal, succinylcholine, laryngoscopy and tracheal lidocaine. Anesth. Analg. 55 (1976) 77

43 *Stoelting, R.K.:* Circulatory changes during direct laryngoscopy and tracheal intubation: Influence of duration of laryngoscopy with or without prior lidocaine. Anesthesiology 47 (1977) 381

44 *Kautto, U.-M., Heinonen, J.:* Attenuation of circulatory response laryngoscopy and tracheal intubation: a comparison of two methods of topical anaesthesia. Acta Anaesthesiol. Scand. 26 (1982) 599

45 *Rosenberg, P.H., Heinonen, J., Takasari, M.:* Lidocaine concentration in blood after topical anesthesia of the upper respiratory tract. Acta Anaesthesiol. Scand. 24 (1980) 125

46 *Mirakhur, R.K.:* Bradycardia with laryngeal spraying in children. Acta Anaesthesiol. Scand. 26 (1982) 130

47 *Ward, R.J., Allen, G.D., Denveny, L.J., Green, H.D.:* Halothane and the cardiovascular response to endotracheal intubation. Anesth. Analg. 44 (1965) 248

48 *Abou-Madi, M., Keszler, H., Yacoub, O.:* A method for prevention of cardiovascular reactions to laryngoscopy and intubation. Can. Anaesth. Soc. J. 22 (1975) 316

49 *Gianelly, R., von der Groeben, J.O., Spivack, A.P.* et al.: Effects of lidocaine on ventricular arrhythmias in patients with coronary artery disease. N. Engl. J. Med. 277 (1967) 1215

50 *Bromage, R., Robson, J.:* Concentrations of lignocaine in the blood after intravenous, intramuscular, epidural and endotracheal administration. Anaesthesia 16 (1961) 461

51 *Abou-Madi, M.N., Keszler, H., Yacoub, J.M.:* Cardiovascular reactions to laryngoscopy and tracheal intubation following small and large intravenous doses of lidocaine. Can. Anaesth. Soc. J. 24 (1977) 12

52 *Hamill, J.F., Bedford, R.F., Weaver, D.C., Colohan, A.R.:* Lidocaine before endotracheal intubation: intravenous or laryngotracheal. Anesthesiology 55 (1981) 578

53 *Bidwai, A.V., Bidwai, V.A., Rogers, C.R., Stanley, T.H.:* Blood pressure and pulse-rate responses to endotracheal extubation with and without prior injection of lidocaine. Anesthesiology 51 (1979) 171

54 *Fassoulaki, A., Kaniaris, P.:* Does atropine premedication affect the cardiovascular response to laryngoscopy and intubation? Br. J. Anaesth. 54 (1982) 1065

55 *Stoelting, R.K.:* Attenuation of blood pressure response to laryngoscopy and tracheal intubation with sodium nitroprusside. Anesth. Analg. 58 (1979) 116

56 *Siedlecki, J.:* Disturbances in the function of cardiovascular system in patients following endotracheal intubation and attempts of their prevention by pharmacological blockade of sympathetic system. Anaesth. Intensive Care 3 (1975) 107

57 *Greenbaum, R., Cooper, R., Hulme, A., Mackintosh, J.P.:* The effect of induction of anaesthesia on intracranial pressure. In: Recent Advances in Anesthesiology and Resuscitation, p. 794. Excerpta Medica, Amsterdam 1975

58 *Kaplan, J.A., Dunbar, R.W., Bland, J.W., Sumpter, R., Jones, E.L.:* Propranolol and cardiac surgery: a problem for the anesthesiologist? Anesth. Analg. 54 (1975) 571

59 *Kaplan, J.A., Dunbar, R.W.:* Propranolol and surgical anesthesia. Anesth. Analg. 55 (1976) 1

60 *Kopriva, C.J., Brown, A.C.D., Pappas, G.:* Hemodynamics during general anesthesia in patients receiving propranolol. Anesthesiology 48 (1978) 28

61 *Slogoff, S., Keats, A.S., Ott, E.:* Preoperative propranolol therapy and aortocoronary bypass operation. JAMA 240 (1978) 1487

62 *Prys-Roberts, C.:* Beta-receptor blockade and tracheal intubation. Anaesthesia 36 (1981) 803

63 *McCammon, R.L., Hilgenberg, J.C., Stoelting, R.K.:* Effect of propranolol on circulatory responses to induction of diazepam-nitrous oxide anesthesia and to endotracheal intubation. Anesth. Analg. 60 (1981) 579

64 *Farnon, D., Curran, J.:* Beta-receptor blockade and tracheal intubation. Anaesthesia 36 (1981) 803

65 *Takahashi, T., Sakai, T., Nakajo, N.* et al.: Clinical use of acebutolol (beta blocking agent) during induction of anesthesia accompanied with crash intubation technique. Jap. J. Anesthesiol. 27 (1978) 37

66 *Karhunen, U., Heinonen, J., Tammisto, T.:* The effects of tubocurarine and alcuronium on suxamethonium induced changes in cardiac rate and rhythm. Acta Anaesthesiol. Scand. 16 (1972) 3

67 *Mathias, J.A., Evans-Prosser, C.D.G., Churchill-Davidson, H.C.:* The role of the non-depolarizing drugs in the prevention of suxamethonium bradycardia. Br. J. Anaesth. 42 (1970) 609

68 *Kautto, U.-M.:* Effects of precurarization on the blood pressure and heart rate changes induced by suxamethonium facilitated laryngoscopy and intubation. Acta Anaesthesiol. Scand. 25 (1981) 391

69 *Long, U.S., Zebrowski, M.E., Graney, W.F.:* Awake vs. anesthetized intubation: a comparison of hemodynamic responses. Anesthesiology 57 (1982) A30

70 *Scheck, P.A.E.:* Measurements of the pressure of the laryngoscope during tracheal intubation. Anaesthesia 37 (1982) 370

71 Ovassapian, A., Yelich, S.J., Dykes, M.H.M., Brunner, E.E.: Blood pressure and heart rate changes during awake fibreoptic nasotracheal intubation. Anesth. Analg. 62 (1983) 951

72 Cozanitis, D.A., Nuuttila, K., Merrett, J.D., Kala, R.: Influence of laryngoscope design on heart rate and rhythm changes during intubation. Can. Anaesth. Soc. J. 31 (1984) 155

73 Gold, M.I., Muravchick, S.: Arterial oxygenation during laryngoscopy and intubation. Anesth. Analg. 60 (1981) 316

74 Weitzner, S.W., King, B.D., Ikezono, E.: The rate of arterial oxygen desaturation during apnea. Anesthesiology 20 (1959) 624

75 Heller, M.L., Watson, T.R.: Polarographic study of arterial oxygenation during apnea in man. N. Engl. J. Med. 264 (1961) 326

76 Drummond, G.B., Park, G.R.: Arterial oxygen saturation before intubation of the trachea. Br. J. Anaesth. 56 (1984) 987

77 Hamilton, W.K., Eastwood, D.W.: A study of denitrogenation with some inhalation anesthetic systems. Anesthesiology 16 (1955) 861

78 Dillon, J.B., Darsi, M.L.: Oxygen for acute respiratory depression due to administration of thiopental sodium. JAMA 159 (1955) 1114

79 Lachman, R.J., Long, J.H., Krumperman, L.W.: The changes in blood gases associated with various methods of induction for endotracheal anesthesia. Anesthesiology 16 (1955) 29

80 Bartlett, R.G.Jr., Brubach, H.F., Specht, H.: Demonstration of a ventilatory mass flow during ventilation and apnoea in man. J. Appl. Physiol. 14 (1959) 97

81 Downes, J.I., Wilson, J.F., Goodson, D.: Apnea, suction and hyperventilation: effect on arterial oxygen saturation. Anesthesiology 22 (1961) 29

82 Heller, M.L., Watson, T.R., Imredy, D.S.: Apneic oxygenation in man: polarographic arterial oxygen tension study. Anesthesiology 22 (1964) 25

83 Berthoud, M., Read, D.H., Norman, J.: Preoxygenation – how long? Anaesthesia 38 (1982) 96

84 Fowler, W.S., Comroe, J.H.: Lung function studies. I. The rate of increase of arterial oxygen saturation during the inhalation of 100% O_2. J. Clin. Invest. 27 (1948) 327

85 Don, H.F., Wahba, W.M., Craig, D.B.: Airway closure, gas trapping and the functional residual capacity during anesthesia. Anesthesiology 36 (1972) 533

86 Archer, G.W.Jr., Marx, G.F.: Arterial oxygen tension during apnoea in parturient women. Br. J. Anaesth. 46 (1974) 358

87 Marx, G.F., Mateo, C.V.: Effects of different oxygen concentrations during general anaesthesia for elective caesarean section. Can. Anaesth. Soc. J. 18 (1971) 587

88 Norris, M.C., Dewan, D.M.: Preoxygenation for caesarean section: a comparison of two techniques. Anesthesiology 61 (1984) A400

89 Braun, U., Hudjetz, W.: The duration of preoxygenation in patients with normal and impaired pulmonary function. Anaesthetist 29 (1980) 125

90 Frumin, M.J., Epstein, R.M., Cohen, G.: Apneic oxygenation in man. Anesthesiology 20 (1959) 789

91 Gabrielsen, J., Valentin, N.: Routine induction of anaesthesia with thiopental and suxamethonium: apnoea without ventilation? Acta Anaesthesiol. Scand. 26 (1982) 59

92 Gal, T.J., Suratt, P.M.: Resistance to breathing in healthy subjects following endotracheal intubation under topical anesthesia. Anesth. Analg. 59 (1980) 270

93 Burton, J.D.K.: Effects of dry anesthetic gases on the respiratory mucous membrane. Lancet I (1962) 235

94 Marfia, S., Donahoe, P.K., Hendren, W.H.: Effect of dry and humidified gases on the respiratory epithelium in rabbits. J. Pediatr. Surg. 10 (1975) 583

95 Chalon, J., Patel, C., Mahgul, A. et al.: Humidity and the anesthetized patient. Anesthesiology 50 (1979) 195

96 Stephen, C.R., Woodhall, B., Golden, J.B., Martin, R., Nowill, W.K.: The influence of anesthetic drugs and techniques on intracranial tension. Anesthesiology 15 (1954) 365

97 Greenbaum, R., Cooper, R., Hulme, A., Mackintosh, I.P.: The effect of induction of anaesthesia on intracranial pressure. In: Recent Advances in Anaesthesiology and Resuscitation (ed.: A. Arias), p. 794. Excerpta Medica, Amsterdam 1975

98 Shapiro, H.M., Wyte, S.R., Harris, A.B., Galindo, A.: Acute intraoperative intracranial hypertension in neurosurgical patients. Anesthesiology 37 (1972) 399

99 McLeskey, C.H., Cullen, B.F., Kennedy, R.D., Galindo, A.: Control of cerebral perfusion pressure during induction of anesthesia in high risk neurosurgical patients. Anesth. Analg. 53 (1974) 985

100 Misfeldt, B.B., Jorgensen, P.B., Rishoy, J.: The effect of nitrous oxide and halothane upon the intracranial pressure in hypocapnic patients with intracranial disorders. Br. J. Anaesth. 46 (1974) 853

101 Burney, R.G., Winn, R.: Increased cerebrospinal fluid pressure during laryngoscopy and intubation for induction of anesthesia. Anesth. Analg. 54 (1975) 687

102 Moss, E., Powell, D., Gibson, R.M., McDowall, D.G.: Effects of tracheal intubation on intracranial pressure following induction of anaesthesia with thiopentone or althesin in patients undergoing neurosurgery. Br. J. Anaesth. 50 (1978) 353

103 Halldin, M., Wahlin, A.: Effect of succinylcholine on the intraspinal fluid pressure. Acta Anaesthesiol. Scand. 3 (1959) 155

104 Hunter, A.R.: Present position of anaesthesia for neurosurgery. Proc. R. Soc. med. 45 (1952) 427

105 Alexander, S.C., Lassen, N.A.: Cerebral circulatory response to acute brain disease. Anesthesiology 32 (1970) 60

106 Paulson, O.B., Olesen, J., Christensen, M.S.: Restoration of autoregulation of cerebral blood flow by hypocapnia. Neurology 22 (1972) 286

107 Kety, S.S., Shenkin, H., Schmidt, C.F.: The effects of increased intracranial pressure on cerebral circulatory function in man. J. Clin. Invest. 27 (1948) 493

108 Wollman, H., Alexander, S.C., Cohen, P.J. et al.: Cerebral circulation during general anesthesia and hyperventilation in man. Anesthesiology 26 (1965) 329

109 Atkinson, R.S., Rushman, G.B., Lee, J.A.: A Synopsis of anaesthesia, 9th edn, P. 420. John Wright, Bristol 1982

110 Christensen, M.S., Hoedt-Rasmussen, K., Lassen, N.A.: Cerebral vasodilatation by halothane anaesthesia in man and its potentiation by hypotension and hypercarbia. Br. J. Anaesth. 39 (1967) 927

111 *McDowall, D.G., Jennett, W.B., Barker, J.:* The effect of halothane anaesthesia on cerebral perfusion and metabolism and on intracranial pressure. Prog. Brain Res. 28 (1968) 83

112 *Pierce, E.C., Lambertsen, C.J., Deutsch, S., Chase, P.E., Linde, H.W., Dripps, R.D.* et al.: Cerebral circulation and metabolism during thiopental anesthesia and hyperventilation in man. J. Clin. Invest. 41 (1962) 1664

113 *Wynands, J.E., Crowell, D.E.:* Intraocular tension in association with succinylcholine and endotracheal intubation: a preliminary report. Can. Anaesth. Soc. J. 7 (1960) 39

114 *Goldsmith, E.:* Succinylcholine and gallamine as muscle relaxants in relation to intraocular tension. Anesth. Analg. 46 (1967) 557

115 *Bowen, D.J., McGrand, J.C., Hamilton, A.G.:* Intraocular pressures after suxamethonium and endotrachal intubation. Anaesthesia 33 (1978) 518

116 *Hofmann, H., Holzer, H., Bock, J., Spath, F.:* Die Wirkung von Muskelrelaxantien auf den intraokularen Druck. Klin. Monatsbl. Augenheilkd. 123 (1953) 1

117 *Lincoff, H.A., Breinin, G.M., DeVoe, A.G.:* Effect of succinylcholine on extraocular muscles. Am. J. Ophthalmol. 43 (1957) 440

118 *Dillon, J.B., Sabawala, P., Taylor, D.B., Gunter, R.:* Action of succinylcholine on extraocular muscles and intraocular pressure. Anesthesiology 18 (1957) 44

119 *Taylor, T.H., Mulcahy, M., Nightingale, D.A.:* Suxamethonium chloride in intraocular surgery. Br. J. Anaesth. 40 (1968) 113

120 *Duke-Elder, S.:* Glaucoma, a Symposium. 1st. edn., P. 309. Blackwell Scientific Publications, Oxford 1955

121 *Craythorne, N.W.B., Rottenstein, H.S., Dripps, R.D.:* The effects of succinylcholine on intraocular pressure in adults, infants and children during general anaesthesia. Anesthesiology 58 (1960) 63

122 *Bowen, D.J., McGrand, J.C., Palmer, R.J.:* Intraocular pressures after suxamethonium and endotracheal intubation in patients pretreated with pancuronium. Br. J. Anaesth. 48 (1976) 1201

123 *Macri, F.J., Grimes, P.A.:* The effects of succinylcholine on intraocular pressure. Am. J. Ophthalmol. 44 (1957) 221

124 *Pandey, K., Badola, R.P., Kumar, S.:* Time course of intraocular hypertension produced by suxamethonium. Br. J. Anaesth. 44 (1972) 191

125 *Adams, A.K., Barnett, K.C.:* Anaesthesia and intraocular pressure. Anaesthesia 21 (1966) 202

126 *Sobel, A.M.:* Hexafluorenium, succinylcholine and intraocular tension. Anesth. Analg. 41 (1962) 399

127 *Miller, R.D., Way, W.L., Hickey, R.F.:* Inhibition of succinylcholine-induced increased intraocular pressure by nondepolarising muscle relaxants. Anesthesiology 29 (1968) 123

128 *Dickman, P., Goecke, M., Wiemers, K.:* Beeinflussung der intraocularen Drucksteigerung nach Succinylcholin durch depolarisationshemmende Relaxantien. Anaesthesist 18 (1969) 370

129 *Wahlin, A.:* Clinical and experimental studies on effects of succinylcholine. Acta Anaesthesiol. Scand. (Suppl.) 5 (1960) 1

130 *Smith, R.B., Leano, N.:* Intraocular pressure following pancuronium. Can. Anaesth. Soc. J. 20 (1973) 742

131 *Meyers, E.F., Singer, P., Otto, A.:* A controlled study of the effect of succinylcholine self-taming on intraocular pressure. Anesthesiology 53 (1980) 72

132 *Carballo, A.S.:* Succinylcholine and acetazolamide (Diamox) in anaesthesia for ocular surgery. Can. Anaesth. Soc. J. 12 (1965) 486

133 *Kaufman, L.:* General anaesthesia in ophthalmology. Proc. R. Soc. Med. 60 (1967) 1280

134 *Duncalf, D., Weitzner, S.W.:* The influence of ventilation and hypercapnia on intraocular pressure during anesthesia. Anesth. Analg. 42 (1963) 232

135 *Libonati, M.M., Leahy, J.J., Ellison, N.:* The use of succinylcholine in open eye surgery. Anesthesiology 62 (1985) 637

136 *Bain, W.E.S., Maurice, D.M.:* Physiological variations in the intraocular pressure. Trans. Ophthalmol. Soc. U.K. 79 (1959) 249

137 *Brown, E.M., Krishnaprasad, D., Smiler, B.G.:* Pancuronium for rapid induction technique for tracheal intubation. Can. Anaesth. Soc. J. 26 (1979) 489

138 *Lerman, J.:* Effects of high-dose pancuronium and endotracheal intubation on intraocular pressure in children. Anesthesiology 61 (1984) 434

139 *Harrison, G.G.:* Anaesthetic contributory death – its incidence and causes. S. Afr. Med. J. 42 (1968) 514

140 *Scott, D.B.:* Mendelson's syndrome (editorial). Br. J. Anaesth. 50 (1978) 977

141 *Department of Health and Social Security: Report of Confidential Enquiry into Maternal Deaths in England and Wales, 1970–1972. HMSO, London 1975*

142 *Lunn, J.N., Mushin, W.W.:* Mortality Associated with Anaesthesia. Nuffield Provincial Hospital Trust, London 1982

143 *Andersen, N.:* Changes in intragastric pressure following the administration of suxamethonium. Br. J. Anaesth. 34 (1962) 363

144 *Roe, R.B.:* The effect of suxamethonium on intragastric pressure. Anaesthesia 17 (1962) 179

145 *Spence, A.A., Moir, D.D., Finlay, W.E.:* Observations on intragastric pressure. Anaesthesis 22 (1967) 249

146 *La Cour, D.:* Rise in intragastric pressure caused by suxamethonium fasciculations. Acta Anaesthesiol. Scand. 13 (1969) 255

147 *Miller, R.D., Way, W.L.:* Inhibition of succinylcholine-induced increased intragastric pressure by nondepolarizing muscle relaxants and lidocaine. Anesthesiology 34 (1971) 185

148 *Muravchick, S., Burkett, L., Gold, M.I.:* Succinylcholine-induced fasciculations and intragastric pressure during induction of anesthesia. Anesthesiology 55 (1981) 180

149 *Cohen, S., Harris, L.D.:* Does hiatus hernia affect competence of the gastroesophageal sphincter? N. Engl. J. Med. 284 (1971) 1053

150 *Brock-Utne, J.G., Rubin, J., Downing, J.W., Dimopoulos, G.E., Moshal, M.G., Naicker, M.:* The administration of metoclopramide with atropine (a drug interaction effect on the gastro-oesophageal sphincter in man). Anaesthesia 31 (1976) 1186

151 *Smith, G., Dalling, R., Williams, T.I.R.:* Gastro-oesophageal pressure gradient changes produced by induction of anaesthesia and suxamethonium. Br. J. Anaesth. 50 (1978) 1137

152 *Laitinen, S., Mokka, R.E.M., Valanne, J.V.I., Larmi, T.K.I.:* Anaesthesia induction and lower oesophageal sphincter pressure. Acta Anaesthesiol. Scand. 22 (1978) 16

153 *Smith, G.:* Pretreatment with non-depolarizing muscle relaxant does not decrease gastric regurgitation following succinylcholine. Anesthesiology 56 (1982) 408

154 *Smith, G., Dalling, R., Williams, T.I.R.:* Gastro-oesophageal pressure gradient changes produced by induction of anaesthesia and suxamethonium. Br. J. Anaesth. 50 (1978) 1137

155 *Cullen, D.J.:* The effect of pretreatment with non-depolarizing muscle relaxants on the neuro-muscular blocking action of succinylcholine. Anesthesiology 35 (1971) 572

156 *Takki, S., Kauste, A., Kjellberg, M.:* Prevention of suxamethonium induced fasciculations by prior dose of d-tubocurarine. Acta Anaesthesiol. Scand. 16 (1972) 230

157 *La Cour, D.:* Prevention of rise in intragastric pressure due to suxamethonium fasciculations by prior dose of d-tubocurarine. Acta Anaesthesiol. Scand. 14 (1970) 5

158 *Salem, M.R., Wong, A.Y., Lin, Y.H.:* The effect of suxamethonium on the intragastric pressure in infants and children. Br. J. Anaesth. 44 (1972) 166

159 *Snow, R.G., Nunn, J.F.:* Induction of anaesthesia in the foot-down position for patients with a full stomach. Br. J. Anaesth. 31 (1959) 493

160 *Lee, J.A., Atkinson, R.S.:* A Synopsis of Anaesthesia, 7th edn., P. 125. John Wright, Bristol 1973

161 *McCleavi, D.J., Blakemore, W.B.:* Anaesthesia for electroconvulsive therapy. Anaesth. Intensive Care 3 (1975) 250

162 *Clark, C.G., Riddoch, M.E.:* Observations on the human cardia at operation. Br. J. Anaesth. 34 (1962) 875

163 *Skinner, D.B., Camp, T.F.:* Relation of oesophageal reflux to lower oesophageal sphincter pressures decreased by atropine. Gastroenterology 54 (1968) 543

164 *Lind, J.F., Crispin, J.S., McIver, D.K.:* The effect of atropine on the gastroesophageal sphincter. Can. J. Physiol. Pharmacol. 46 (1968) 233

165 *Brock-Utne, J.G., Rubin, J., McAravey, R* et al.: The effect of hyoscine on the lower oesophageal sphincter in man (a comparison with atropine). Anesth. Intensive Care 5 (1977) 233

166 *Hall, A.W., Moossa, A.R., Clark, J., Cooley, G.R., Skinner, D.B.:* The effects of premedication drugs on the lower oesophageal high pressure zone and reflux status of Rhesus monkeys and man. Gut 16 (1975) 347

167 *Howard, F.A., Sharp, D.S.:* Effects of metoclopropamide on gastric emptying during labour. Br. Med. J. 1 (1973) 446

168 *Burns, T.H.S.:* Apomorphine and obstetric anaesthesia. Anaesthesia 37 (1982) 346

169 *Crawford, J.S.:* Cimetidine in elective Caesarean section. Anaesthesia 36 (1981) 641

170 *Farquharson, S.:* Cimetidine in elective Caesarean section ineffective again. Anaesthesia 37 (1982) 346

171 *Lehtinen, A.-M., Hovorka, J., Leppaluoto, J., Vuolteenaho, O., Widholm, O.:* Effect of intratracheal lignocaine, halothane and thiopentone on changes in plasma beta-endorphin immunoreactivity in response to tracheal intubation. Br. J. Anaesth. 56 (1984) 247

172 *Thomas, D.V.:* Intratracheal lidocaine – local anesthesia or direct cardiac effect? Anesthesiology 42 (1975) 517

3 Komplikationen der endotrachealen Intubation

Einleitung

Die endotracheale Intubation hat für den Patienten, Anästhesisten und Chirurgen viele Vorteile. Bei den meisten Patienten läßt sie sich leicht durchführen. Ernste Komplikationen sind eher selten. Allerdings können eine Laryngoskopie und Intubation sowohl leichtere, in seltenen Fällen aber auch sehr schwere Komplikationen zur Folge haben. Sie sind ebenso schwerwiegend wie unerwünschte Konsequenzen, die sich aus der Anwendung von Medikamenten und Maßnahmen ergeben können, wie sie zur Intubation notwendig sind, z. B. den Nebenwirkungen von depolarisierenden Muskelrelaxantien. Obwohl die Häufigkeit von Komplikationen – wie bei sehr vielen anderen medizinischen Verfahren – von Erfahrung und Geschick des Arztes abhängt, ist es auch für einen Geübten ratsam, die endotracheale Intubation auf solche Fälle zu beschränken, in denen eine eindeutige Indikation vorliegt.

Unerwünschte Komplikationen einer Intubation kann man nach verschiedenen Gesichtspunkten einteilen : nach dem Ort einer Verletzung, z. B. Lippen, Zähnen, Kehlkopf; nach den Ursachen einer Komplikation, z. B. Traumatisierung, Reflexe, chemische Reaktionen. Die für den praktisch tätigen Anästhesisten günstigste Gliederung berücksichtigt den zeitlichen Ablauf der Intubation. Sie teilt die Komplikationen in solche ein, die während der Laryngoskopie, beim eigentlichen Intubationsvorgang, während des Zeitraums der Intubation, der Extubation und in der Phase nach Extubation auftreten können.

Während es im Verlauf der Laryngoskopie und Intubation zu Verletzungen und zu akuten, vorübergehenden Änderungen physiologischer Parameter kommen kann, ist die Gefahr respiratorischer Obstruktionen und das Auftreten anderer respiratorischer Zwischenfälle oder Störungen groß, solange ein Patient intubiert ist.

Solche Komplikationen sind in der Regel auf Probleme mit der apparativen Ausrüstung oder deren fehlerhafte Funktion zurückzuführen.

Bei der Extubation lassen sich ähnliche Veränderungen physiologischer Parameter wie bei der Intubation beobachten. Die Verletzungsgefahr ist in dieser Phase sehr klein. Die Extubation kann aber von erheblichen Atembehinderungen begleitet sein, die den Anästhesisten noch einmal vor schwierige Probleme stellen.

Frühkomplikationen nach Extubation sind entweder unmittelbar auftretende, bedrohliche Störungen der Atmung oder des Gasaustauschs oder verzögert eintretende Beschwerden wie Hals- oder Muskelschmerzen, die eher Unannehmlichkeiten als Gefährdungen bedeuten. Spätfolgen resultieren aus fortschreitenden pathologischen Veränderungen und sind besonders nach Langzeitintubationen zu erwarten. In Tabelle 3.1 sind Komplikationen und Folgeerscheinungen einer Intubation aufgelistet.

Prädispositionsfaktoren

Der Patient

(a) Alter. Kinder haben engere und empfindlichere Atemwege als Erwachsene. Damit wird die Gefahr möglicher Verletzungen besonders bei mangelnder Intubationsübung größer. Tubusfehllagen sind öfter zu beobachten. Die Häufigkeit eines Glottisödems und subglottischer Stenosen als Intubationsfolge ist ebenfalls erhöht (1).

Erwachsene neigen dagegen eher zu granulomatösen Veränderungen als Reaktion auf eine Intubation (1).

Alte Patienten haben eine verletzlichere Trachea. Sie ist weniger elastisch, wodurch sich die Gefahr einer Perforation erhöht.

(b) Geschlecht. Bei Frauen findet man als Intubationsfolgen Halsschmerzen (2), Granulome (3) und Muskelschmerzen nach Gabe von Suxamethonium häufiger als bei Männern.

(c) Ungünstige anatomische Verhältnisse. Gesichts- und Halsanomalien wie z. B. ein kurzer Hals, fliehendes Kinn oder Adipositas erschweren eine Intubation und erhöhen die Gefahr von Verletzungen (1). Angeborene oder erworbene Kehlkopfmißbildungen – z. B. anteriore subglottische Membranen (4), Bänder, Zysten oder Tumoren – können eine Intubation außerordentlich erschweren und laryngotracheale Schädigungen begünstigen.

(d) Ungünstige pathophysiologische Verhältnisse. Infektionen der oberen Luftwege können sich durch eine Intubation verschlimmern und Ursache für daraus resultierende Spätfolgen sein.

Tabelle 3.1 Einteilung der Komplikationen, die bei einer Intubation auftreten können.

Während des Intubationsvorgangs
Verletzungen der Zähne, Lippen, Zunge, Rachen, Kehlkopf oder Nase
Fraktur oder Luxation im Bereich der Halswirbelsäule
Blutungen
Augenläsionen
Mediastinalemphysem nach Tracheaperforation
Retropharyngeale Dissektion und Abszedierung nach Perforation
Aspiration von Mageninhalt oder Fremdkörpern
Versehentliche Intubation des Ösophagus
Aufblähung des Magens nach ösophagealer Intubation
Tubusfehllagen

Während der Dauer der Intubation
Obstruktion der Atemwege
    durch Einwirkungen auf den Tubus von außen:
        Biß auf den Tubus
        Anliegen der inneren, schräg angeschliffenen Tubusöffnung an der Trachealwand
    durch den Tubus selbst:
        Abknicken des Tubus
        Hernie der Blockungsmanschette
    durch Verlegung des Tubuslumens:
        Verlegung durch Blutkoagel, Sekrete etc.
        innere Hernie der Blockungsmanschette
Ruptur der Trachea- oder Bronchuswand
Aspiration von Mageninhalt
Tubusdislokation
Infektionen durch den Tubus

Bei Extubation
schwierige oder undurchführbare Extubation
Luftröhrenkollaps
Atemwegsobstruktion
Aspiration von Mageninhalt und Fremdkörpern

Nach Extubation
Frühkomplikationen (0–24 h)
    Schädigung des N. lingualis
    Halsschmerzen
    Glottisödem
Stimmbandlähmung

mittelfristige Komplikationen (24–72h)
    Infektionen

Spätkomplikationen (72 h)
    Ulzera und Granulome im Kehlkopfbereich
    Synechie der Stimmlippen
    Bildung von Membranen oder Segeln im laryngotrachealen Bereich
    Kehlkopffibrose
    Trachealfibrose
    Verengung der Nasenlöcher

Der operative Eingriff

(a) Halschirurgie. Bei den meisten Patienten mit einer Schädigung des Kehlkopfnerven findet sich als Ursache ein operativer Eingriff im Halsbereich. Die Folge davon sind Heiserkeit oder Atemwegsobstruktionen (5).

(b) Zeitdauer der Intubation. Zwischen der gesamten Liegedauer eines Tubus und dem Ausmaß laryngotrachealer Komplikationen besteht ein direkter Zusammenhang. Es herrscht Uneinigkeit in der Frage, wie lange ein Patient ohne Schaden intubiert bleiben kann. Dabei spielen eine Vielzahl von Faktoren wie Alter, Tubusgröße und -beschaffenheit und zugrundeliegende Erkrankung eine Rolle. In der Literatur schwanken die Angaben über die zulässige Intubationsdauer zwischen 8 h und 1 Woche für den Erwachsenen und zwischen 48 h und 3 Wochen für Kinder. Dabei umfaßt der längste Zeitraum, den ein Patient unbeschadet intubiert sein kann, die Dauer bis zu dem Zeitpunkt, ab dem ein signifikanter Anstieg in der Häufigkeit von Komplikationen zu beobachten ist. Dies ist von Klinik zu Klinik unterschiedlich.

(c) Der Intubationsweg. Bei nasaler Intubation ist die Verletzungsgefahr größer als bei oraler. Blutungen aus der Nase bereiten die meisten Probleme. Akute Luftwegsverlegungen können durch losgerissene Adenoide oder Nasenpolypen verursacht werden. Bei 13% aller nasal intubierten Neugeborenen tritt eine akute Otitis media ein (6).

Der Tubus

(a) Die Tubusgröße. Wenn zur Intubation ein Tubus mit extrem großem Außendurchmesser verwendet wird, kommt es häufiger zu postoperativen Halsschmerzen, Kehlkopfläsionen und Trachealstenosen (1).

(b) Der Cuffdruck. Ein hoher Druck in der Blockungsmanschette ist der bedeutsamste Faktor bei der Entstehung von trachealen Wandschäden. Andererseits muß der Cuffdruck groß genug sein, um eine Aspiration sicher zu verhindern. Kapitel 4 enthält weitergehende Überlegungen zu Beschaffenheit und Auswirkungen der Tubusblockung.

(c) Tubusbewegungen. Wenn der tracheale Tubus zu heftig in der Trachea oder zwischen den Stimmlippen hin- und herbewegt wird, z.B. bei unruhigen Patienten, erhöht sich die Gefahr von Folgeschäden. Dies gilt sowohl bei Patienten mit Spontanatmung wie auch bei kontrollierter Beatmung.

(d) Das Tubusmaterial. Plastiktuben sind bei Langzeitintubation roten Gummituben vorzuziehen. Zur Herstellung der Plastiktuben eingesetzte Additive können allerdings als Reizstoff wirken und Gewebeschäden verursachen (7). Bei Verwendung von Tuben, die mit Äthylenoxid sterilisiert wurden, wurden Stimmbandlähmungen beobachtet (8).

(e) Einführungsdraht (Mandrin). Ein Einführungsdraht kann ein wertvolles Hilfsmittel sein. Bei Benutzung eines Mandrins mit starrer Spitze muß darauf geachtet werden, daß er bei der Intubation keinesfalls über die Tubusspitze hinausragt. Es besteht sonst die große Gefahr, Kehlkopf oder Trachea ernsthaft zu verletzen.

Die Bedeutung der praktischen Übung des intubierenden Arztes

Selbst bei Anwendung allgemein anerkannter Intubationstechniken ist eine traumatische Intubation nicht auszuschließen, wenn der ausführende Arzt keine ausreichende Erfahrung besitzt.

Komplikationen während der Intubation

Verletzungen

Laryngoskopie und Intubation sind Maßnahmen, bei denen unvermeidbar die Gefahr von Verletzungen besteht. Dieses Risiko ist vom Geschick des Arztes und den Schwierigkeiten abhängig, auf die er beim Intubieren stößt. Die Traumatisierungen schließen Quetschung und Risse der Lippen und Zunge ein, ebenso Bruch und versehentliche Extraktion von Zähnen, Einrisse der Pharynxwand, submuköse Blutungen und Stimmlippenabriß. Bei nasaler Intubation ist es noch schwieriger, Verletzungen zu vermeiden. Sehr leicht kommt es zu Nasenbluten, wenn man nicht vorher durch Tamponade der Nasengänge mit Tupfern, die in Pantocain mit Adrenalinzusatz getränkt werden, oder Gabe von Nasentropfen ein Abschwellen der Schleimhaut bewirkt. Es gibt auch Berichte über losgerissene Nasenpolypen (9). Neben diesen eher häufigen Komplikationen sind Fälle beschrieben worden, bei denen es nach Intubation zu einem Hautemphysem oder einem Pneumothorax kam. Sie sind gewöhnlich Folge kleiner Schleimhauteinrisse (10).

Kambic und *Radsel* haben Häufigkeit und Art von Kehlkopfverletzungen als Folge einer Intubation untersucht (11). Dazu führten sie unmittelbar nach Extubation eine Laryngoskopie durch. Bei 6.2% der Patienten stellten sie eine Läsion fest. An erster Stelle standen Stimmlippenhämatome (4.5%). Blutungen im Bereich oberhalb der Stimmlippen fanden sie bei 0.7% der Fälle. Die linke Stimmlippe war bevorzugt betroffen. Bei Patienten, die an einer allergischen Laryngitis mit lokalem Ödem litten, traten solche Blutungen eher auf. Gleiches galt bei unvollständiger Stimmlippenrelaxation während des Intubierens und bei unvorsichtiger Ausführung der Intubation. Bei 0.8% der Patienten kam es zu oberflächlichen Rissen der Stimmlippenschleimhaut, in je einem Fall (0.1%) zu einer tiefergehenden Verletzung der Stimmlippe einschließlich eines Muskelrisses und zu einer Subluxation des Aryknorpels. Die weitaus meisten Patienten erlitten keine dauernde Beeinträchtigung. Sie erholten sich in der Regel rasch ohne besondere therapeutische Maßnahmen. In einer neueren Studie konnten Komplikationshäufigkeit und Verletzungsmuster bestätigt werden (12).

In der Literatur sind auch Verletzungen der Kehlkopfmuskulatur und des Bandapparates beschrieben worden (13). Sie traten nach starker Retroflexion des Kopfes während der Intubation auf, wobei der gesamte Kehlkopf verdreht wurde. Wenn die Beweglichkeit des M. cricothyreoideus in Mitleidenschaft gezogen wird, kann sich die Gesangsstimme erheblich verschlechtern.

Für die Patienten sind Zahnschäden eine ärgerliche Komplikation. Sie sind häufig Anlaß für einen Rechtsstreit wegen Schadensersatzforderungen. Die Mitarbeiter einer medizinischen Rechtsschutzvereinigung, *Wright* und *Mansfield,* stellten fest, daß Zahnschäden am häufigsten bei der Laryngoskopie zur endotrachealen Intubation vorkamen, obwohl auch andere Maßnahmen wie die Anwendung oropharyngealer Tuben, fehlerhafter Einsatz von Mundsperrern, Spateln und Kieferstützen dazu führen können (14). Das Risiko einer Zahnverletzung ist erheblich höher, wenn Patienten an Zahnerkrankungen leiden, Brücken, Kronen oder ein aufwendig saniertes Gebiß aufweisen, ebenso bei Kindern und alten Menschen. Im Kindesalter sind sowohl Milchzähne als auch die bleibenden Zähne zunächst nur schwach im Alveolarfortsatz verwurzelt. Besonders wichtig ist es, Schäden an den bleibenden Schneidezähnen 5–9jähriger Kinder zu vermeiden. In höherem Alter werden die Zähne brüchig und sind deshalb mehr gefährdet. Hartnäckiges Fortsetzen der Intubationsprozedur trotz großer Schwierigkeiten hat häufig Zahnläsionen zur Folge. Wenn es zur versehentlichen Extraktion gekommen ist, der Zahn jedoch nirgends aufzufinden ist, muß man seinen Verbleib nötigenfalls mit Hilfe einer Röntgenaufnahme feststellen. Er muß entfernt werden, falls er sich in den Atemwegen befindet.

Frakturen und Luxationen der Halswirbelsäule

Unkontrollierte Bewegungen des Kopfes des Patienten können sehr schwere Verletzungen wie Frakturen oder Luxationen in der Halswirbelsäule mit Rückenmarkskompression oder -durchtrennung zur Folge haben (1). Diese Gefahr ist beim relaxierten Patienten noch größer, weil dessen Muskeltonus durch Curarisierung aufgehoben ist. An die Möglichkeit von Rückenmarksläsionen im Halsbereich muß man besonders dann denken, wenn Patienten entsprechende Vorerkrankungen aufweisen. Dazu gehören alte Frakturen, angeborene Mißbildungen (z. B. *Morquio*-Syndrom) und alters- oder krankheitsbedingte Schwäche der Halswirbelsäule (z. B. Bindegewebserkrankungen, osteolytische Knochentumoren, Osteoporose). Ein besonderes Risiko besteht für Patienten mit akuten Halswirbelsäulenverletzungen, bei denen jede Bewegung im Zervikalbereich bei der Intubation vermieden werden muß. In solchen Fällen ist es ratsam, den Kopf von einen Chirurgen in der Position halten zu lassen, die weitere Läsionen ausschließt.

Blutungen

Kleine Blutungen sind nach nasaler Intubation nicht ungewöhnlich. Sie lassen sich durch vorherige Tamponade der Nasengänge mit in Vasokonstriktoren getränkten Tupfern oder durch lokale Anwendung von Nasenspray oder -tropfen verhindern oder zumindest abschwächen. Es wurden aber auch exzessive Blutungen als Folge eines Abrisses der mittleren Nasenmuschel mit Schleimhautlappen beschrieben, die mehrmalige Bluttransfusionen erforderlich machten (16). In einem anderen Fall verletzte die zwecks Abschirmung bei einem laserchirurgischen Eingriff um den Tubus herumgewickelte Silberfolie bei einer nasalen Intubation die Nasenschleimhaut und verursachte mehrere Einrisse (17).

Blutungen bei oraler Intubation werden gelegentlich bei Anwendung eines Einführungsdrahtes verursacht, dessen Spitze über die innere Tubusöffnung hinausragt und die Schleimhaut verletzt.

Augenläsionen

Augenläsionen können dadurch entstehen, daß der intubierende Arzt mit seinen Händen oder mit dem Tubusansatzstück versehentlich auf der Hornhaut scheuert. Während einer Operation im Kopf- oder Halsbereich sollten die Augen vorsichtig mit weichen Polstern oder Tupfern abgedeckt werden, um Hornhautschäden durch den Chirurgen oder sterile Abdecktücher vorzu-

beugen. Auch kleinere Hornhautabrasionen sind sehr schmerzhaft, heilen jedoch in der Regel gut ab.

Besondere Vorsicht ist bei Patienten mit einer perforierenden Augenverletzung geboten. Eine Verschlimmerung der Verletzungsfolgen durch eine traumatisierende Intubation oder Anwendung depolarisierender Muskelrelaxantien muß unbedingt vermieden werden. Die pathophysiologischen Einflüsse der Intubation auf das Auge werden in Kapitel 2 behandelt.

Das Mediastinalemphysem

Wenn die Schleimhaut am Recessus piriformis entlang einreißt, kann im Mediastinal- oder Halsbereich ein Luftemphysem entstehen, falls noch vor Intubation eine Maskenbeatmung durchgeführt werden muß. Dieses Problem stellt sich bei Patienten, die nur unter Schwierigkeiten nach mehreren vergeblichen Versuchen intubiert werden können. In der Regel verschwindet das Emphysem nach erfolgreicher Intubation von selbst, kann aber auch zur Ursache eines Pneumothorax werden.

Retropharyngeale Dissektion

Bei nasaler Intubation besteht die Gefahr, mit dem Tubus die nasopharyngeale Schleimhaut zu verletzen, zu perforieren und einen falschen Kanal zu bohren. Eine solche Verletzung kann nicht nur eine Blutung, sondern auch einen retropharyngealen Abszeß und eine Mediastinitis zur Folge haben. In einem Fallbericht wurde beschrieben, daß sich eine Woche nach einer schwierigen, orotrachealen Intubation, bei der mit einem Einführungsdraht eine Perforation gesetzt worden war, ein retropharyngealer Abszeß entwickelte (19).

Aspiration von Mageninhalt und Fremdkörpern

Das Risiko einer Aspiration von Mageninhalt ist besonders groß bei Patienten mit vollem Magen, mangelndem ösophago-kardialem Sphinkterschluß oder Verlust der Schutzreflexe. Mit dem Problem, eine Allgemeinanästhesie unter solchen Bedingungen durchführen zu müssen, wird man am häufigsten bei schwangeren Frauen konfrontiert. In den „Vertraulichen Mitteilungen über die Müttersterblichkeit" findet man eine konstante Anzahl Todesfälle, die auf Magensaftaspiration während einer Allgemeinanästhesie in der Geburtshilfe zurückzuführen sind. Sehr viele der beschriebenen Fälle hängen mit Schwierigkeiten bei der Intubation zusammen. Es ist daher sehr wichtig, daß jeder Anästhesist sich rechtzeitig darüber klar wird, wie er im Falle einer mißlungenen Intubation vorgehen will. Diese Problematik wird im Kap. 9 ausführlich behandelt.

Eine weitere Risikogruppe stellen die Patienten mit akutem Darmverschluß dar. Die wichtigsten Schritte zur Verhinderung einer Aspiration sind, sich dieses Risikos bewußt zu sein, präoperativ eine Entleerung des Magens über eine Sonde vorzunehmen, eine rasche und zugleich schonende Narkoseeinleitung durchzuführen und bei Intubation Druck auf den Ringknorpel (*Sellick*-Handgriff) auszuüben.

Neben der Aspiration von Mageninhalt sind auch Fremdkörperaspirationen bekannt, bei denen Zähne, Teile vom Laryngoskop oder von Gebissen in die Atemwege gelangten. Wenn der Verdacht auf eine Fremdkörperaspiration besteht, muß eine Röntgenaufnahme des Thorax vorgenommen, und der Gegenstand – wenn nötig – endoskopisch entfernt werden.

Die versehentliche Intubation des Ösophagus

Es kommt vor, daß ein Anästhesist den Trachealtubus unabsichtlich in den Ösophagus einführt. Dieser Fehler muß sofort erkannt und korrigiert werden. Allerdings wurden – sogar von erfahrenen Ärzten ausgeführte – ösophageale Fehlintubationen beschrieben, die irrtümlich nicht bemerkt wurden. Diese Komplikation wird in Kapitel 7 eingehend besprochen.

Die Magenblähung als Folge einer ösophagealen Fehlintubation

Obwohl die Auswirkungen einer ösophagealen Fehlintubation auf die Atmung des Patienten von ausschlaggebender Bedeutung sind, kann es zu weiteren Komplikationen kommen. Wenn man versucht, mit kräftiger manueller Beatmung die korrekte Tubuslage zu bestimmen, kann dadurch der Magen übermäßig gebläht werden; durch eine Sonde kann man allerdings für rasche Entlastung sorgen. Wenn sich der ösophago-kardiale Sphinkter während der Insufflation nicht öffnet, droht als mögliche Gefahr eine massive Überblähung des Ösophagus.

Tubusfehllagen

Die häufigste Tubusfehllage besteht darin, daß der Tubus in einem der beiden Hauptbronchien – bevorzugt im rechten – zu liegen kommt. Dies geschieht besonders leicht, wenn der Tubus vor Intubation nicht genügend gekürzt und in voller Länge weiter als nur über

die Stimmlippenebene hinaus vorgeschoben wird. Es sind aber auch ungewöhnliche Tubusfehllagen bekannt. So bahnte sich der Tubus bei einem Patienten mit schweren Mittelgesichts- und Schädelbasisfrakturen beim nasalen Intubationsversuch einen falschen Weg nach intrakraniell (20).

Komplikationen bei liegendem Trachealtubus

Obstruktion der Atemwege

Die Verlegung der Atemwege ist die häufigste gefährliche Komplikation nach einer endotrachealen Intubation. Es sind viele Ursachen denkbar. Sie lassen sich nach den Umständen unterscheiden, unter denen es zum Verschluß kommt. Der Tubus kann durch äußere Einflüsse verschlossen werden, er kann selbst das Atemwegshindernis sein, oder das Tubuslumen kann verlegt werden.

Atemwegsverschluß durch äußere Einwirkung auf den Tubus

Es ist nicht ungewöhnlich, daß der Patient in der Aufwachphase vor Extubation auf den Tubus beißt. Dies kann auch während einer – zu flach gesteuerten – Anästhesie vorkommen. Ein solcher Fall wurde beschrieben. Ein Patient biß auf einen Spiraltubus, der selbst dann zusammengequetscht blieb, als sich der Biß wieder gelockert hatte (21). Diesem Problem kann man vorbeugen, indem man entweder eine genügend tiefe Anästhesie durchführt oder einen zusätzlichen oropharyngealen Tubus (z. B. *Guedel*-Tubus) als Beißschutz nutzt.

Ein Verschluß des Tubus ist denkbar, wenn das Tubusende gegen die Trachealwand stößt und die Öffnung verlegt wird. Die Verwendung von Tuben, die kurz vor der Spitze eine zusätzliche seitliche Öffnung haben, kann dieses Problem beseitigen. Ein ungewöhnliches Beispiel für diese Komplikation wurde bei der Anwendung eines „Endotrol-Tubus" beobachtet, dessen Krümmung über einen Zugmechanismus verstärkt werden kann. Bei der nasalen Intubation blieb die Fingerschlaufe der Zugschnur im äußeren Nasenloch hängen, wodurch die Tubusspitze gegen die Tracheawand gezogen und verschlossen wurde. Diese Tubusblockade konnte beseitigt werden, indem man die Zugschnur durchschnitt, wodurch die übermäßige Krümmung der Tubusspitze aufgehoben wurde (22).

Der Tubus als Atemwegshindernis

Das früher häufig beobachtete Phänomen des abge-knickten Tubus („Tubuskinking") ist heute eher selten. Es trat besonders leicht bei alten, wiederverwendbaren Tuben auf, deren Wand im Lauf der Zeit dünn gewor-den war. Wird der Tubus so eingeführt, daß er einen ab-gewinkelten Verlauf nimmt, muß man mit einem Knick rechnen. Eine solche Situation entsteht zum Beispiel, wenn der im rechten Mundwinkel plazierte Tubus nach links verlagert wird, ohne darauf zu achten, daß er in ganzer Länge links von der Zunge zu liegen kommt. Mit einer Drahtspirale armierte Tuben versprechen ei-nen gewissen Schutz vor Abknickung. Es ist aber nicht ausgeschlossen, daß der Tubus genau am Übergang vom verstärkten Tubusschaft zum nicht verstärkten Konnektoransatz abgeknickt wird. Eine durchaus be-kannte Gefahr stellt die Blockungshernie dar, bei der sich die geblockte Manschette vor die distale Tubusöff-nung schiebt und eine Atemwegsobstruktion verur-sacht. Es kommen auch Manschettenhernien nach in-nen in das Tubuslumen vor, die bei Überprüfung des Tubus vor der Intubation übersehen worden sind (23).

Verlegungen des Tubuslumens

Verlegungen des Tubuslumens können mannigfache Ur-sachen haben. Es gibt Berichte über vollständige oder partielle Obstruktionen durch Blutkoagel, Gewebe-stückchen (24), eingetrocknete Sekrete (25), eingetrock-nete Tubusgleitmittel (26), losgelöste Bestandteile feh-lerhaft hergestellter Tuben (27) und Fremdkörper ein-schließlich so ungewöhnlicher Gegenstände wie Insek-ten und Zigarettenmundstück. Es wurde auch ein Tubus-verschluß durch losgerissene Aluminiumfolie beschrie-ben, die bei einem operativen Eingriff mit CO_2-Laser als Schutzmantel um den Tubus gewickelt worden war (28).

Ein Fallbericht aus jüngster Zeit beschäftigt sich mit der möglichen Gefährdung durch die orale Prämedika-tion. Der Patient hatte eine Tablette einnehmen sollen und diese aspiriert. Sie verursachte nach Intubation ei-ne Tubusblockade (29).

Die Atemwege können – oft unbemerkt – teilweise oder vollständig obstruiert sein. Die Zeichen einer Tu-busverlegung sind hohe Beatmungsdrücke, abge-schwächte oder fehlende Atemexkursionen des Tho-rax, deutlich vermehrte In- und Exspirationsbemühun-gen mit paradoxer Atmung beim spontanatmenden Pa-tienten, dazu eine Zyanose und vermehrte venöse Stauung. Obstruktionen geringeren Ausmasses kön-nen völlig unerkannt bleiben.

Wenn beim intubierten Patienten der Verdacht auf eine Atemwegsverlegung besteht, muß man die folgen-den Regeln beachten:

1. Ausschluß eines Tubusknicks durch direkte Inspek-tion und Palpation mit dem Finger.
2. Prüfung der Durchgängigkeit des Tubus mit einen Absaugkatheter.
3. Beim geringsten Zweifel sofortiger Austausch des Tubus.

Trachea- oder Bronchusruptur

Eine seltene, aber sehr ernste Komplikation stellt die Ruptur der Trachea oder eines Hauptbronchus dar. Rupturen sind gewöhnlich im hinteren, häutigen Teil, dem Paries membranaceus, lokalisiert, wo die Wand nicht durch Knorpelspangen verstärkt wird. Der Paries membranaceus ist bei kleinen Kindern, alten Men-schen und Patienten mit chronisch obstruktiver Lun-generkrankung schwächer ausgebildet und weniger elastisch (30).

Diese Komplikation läßt sich im allgemeinen auf ei-ne falsche Intubationstechnik oder unvorsichtiges Vor-gehen zurückführen. Folgende Umstände konnten da-mit in Zusammenhang gebracht werden:
1. Intubation mit einem Tubus, dessen tracheales En-de eine spitzwinklige Abschrägung aufweist, oder Verwendung eines Einführungsdrahtes, dessen har-te Spitze zu weit über das Tubusende hinausragt;
2. eine gewaltsame Intubation oder mehrere Intuba-tionsversuche (30);
3. die Überblähung der Blockungsmanschette (31, 32).

Erste Anzeichen dieser Komplikation machen sich manchmal erst nach Stunden bemerkbar, besonders wenn eine exzessive Wanddehnung durch eine zu stark geblockte Tubusmanschette Ursache der Ruptur ist. Bronchusrupturen sind dagegen auch ohne vorherige Traumatisierung oder Atemwegserkrankungen beob-achtet worden (33). Einer der wenigen Fallberichte handelte von einem Neugeborenen, bei dem das verzö-gerte Auftreten eines traumatisch bedingten Emphy-sems zu einer Fehldiagnose führte und dessen Tod ver-ursachte (34). Bei einem anderen Neugeborenen wur-de diese Komplikation sehr rasch erkannt und konnte mit Erfolg behandelt werden (35).

Die klinische Diagnose muß mit einer Röntgenauf-nahme des Thorax bestätigt werden. Unverzüglich soll-te eine Endoskopie durchgeführt und der tracheale oder bronchiale Einriß lokalisiert werden. Obwohl in der Regel eine konservative Therapie ausreicht, kön-nen sich Thoraxdrainagen oder ein thoraxchirurgischer Eingriff als notwendig erweisen (33).

Aspiration von Mageninhalt

Bei einer nennenswerten Anzahl intubierter Patienten – besonders bei Langzeitintubierten – kommt es zur stillen Regurgitation (36) und Durchsickern von Mageninhalt an der Tubusblockung vorbei. Die Aspiration wird in Kapitel 4 eingehender behandelt.

Tubusdislokation

Ein in der Trachea liegender Tubus kann in einen Hauptbronchus vor- oder in den Hypopharynx zurückrutschen. Mit einer Dislokation muß bei Bewegungen des Kopfes und des Halses gerechnet werden, z. B. bei der Lagerung des Patienten zum chirurgischen Eingriff. Daher sollte besonders in der Kopf- oder Halschirurgie auf eine sorgfältige Tubusfixation geachtet werden.

Tubusbrand

Seit 1970 wird der CO_2-Laser immer häufiger in der Kehlkopfchirurgie eingesetzt. Der chirurgische Laserstrahl kann einen Tubus in Brand setzen, unabhängig davon, ob es sich um einen Gummi- oder Plastiktubus handelt. Die Folgen sind schwere Verbrennungen im Bereich der Atemwege. Es gibt mehrere Veröffentlichungen über Tubusbrände, die auf diese Weise entstanden sind (37). Es ist darüber hinaus auch möglich, daß vom Laserstrahl entflammtes Gewebe einen Tubus in Brand setzt (38).

Verschiedene Methoden zur Vermeidung dieser besonderen Komplikation wurden vorgeschlagen. Man kann auf die Intubation verzichten und ein Laryngoskop verwenden, über das eine Ventilation möglich ist (39). Dieses Vorgehen ist nicht immer zufriedenstellend und nicht in allen Fällen durchführbar. Als weitere Möglichkeiten kommen in Frage, den Tubus mit einer Aluminiumfolie zu umwickeln (28), ihn mit feuchter Gaze abzudecken oder mit einer Schicht aus Acryl zu ummanteln (40). Diese Vorsichtsmaßnahmen können ihrerseits zu Komplikationen führen. Losgelöste Stüke der Aluminiumfolie können Atemwegsobstruktionen verursachen (28). Die scharfen Kanten der Folie können bei nasaler Intubation Verletzungen der Schleimhaut hervorrufen und schweres Nasenbluten auslösen (17). Ein flexibler, aus Metallgliedern zusammengesetzter Tubus wurde inzwischen vorgestellt, ist aber noch nicht auf dem Markt (41). Ein nicht entflammbarer Plastiktubus befindet sich noch in der Entwicklung (37).

Das Ausmaß der Schädigung, die ein durch Laserstrahlen entzündeter Tubus hinterläßt, hängt auch vom Tubusmaterial ab. PVC-Tuben verursachen schlimmere, rote Gummituben eher geringere Schäden (42).

Komplikationen bei der Extubation

Die schwierige oder unmögliche Extubation

Es ist eine seltene, aber sehr beeindruckende Erfahrung, wenn man am Ende einer Operation einen Tubus nur unter Schwierigkeiten oder gar nicht entfernen kann. Die Ursachen können darin liegen, daß die Tubusmanschette nicht entblockt wird oder sich nicht entblocken läßt, der Tubus an der Trachealwand wegen Mangel an befeuchtendem Gleitmittel haften bleibt (43) oder mit einer Naht durch die Trachealwand an ein benachbartes Organ fixiert wurde (44, 45). Als seltenes Extubationshindernis wurde ein Fall beschrieben, bei dem eine nasogastrale Sonde den kleinen Schlauch der Tubusmanschette abquetschte und ein Entblocken verhinderte (46).

In den meisten Fällen ist die vergessene Entblockung der Manschette Ursache der erschwerten Extubation. Diese kann versehentlich unterbleiben, wenn der Patient überraschend wach wird, seine Reflexe wiedergewinnt und kräftige Versuche unternimmt, sich den Tubus selbst zu ziehen. In anderen Fällen kann auch ein Fehler des Entblockungsmechanismus vorliegen. Man beobachtet gelegentlich bei verstärkten Latexgummituben, daß der Blockungsschlauch zusammengepreßt bleibt, wenn er mit einer chirurgischen Klemme abgedrückt worden war. Die fortbestehende Blockung führt zu Problemen bei Extubation.

Im folgenden Beispiel lag ebenfalls ein Blockungsproblem vor. Bei einem Tubus mit einer selbstblockenden Schaumstoffmanschette (*Binova*) riß der Blockungsschlauch ab, so daß die Blockung nicht mehr abgesaugt werden konnte (47). Unter direkter Laryngoskopie wurde der Tubus soweit in den Kehlkopf zurückgezogen, bis man die Abrißstelle erkennen konnte. Nachdem man eine passende Plastikkanüle in den Schlauchstumpf hineingesteckt hatte, konnte man die Blockung aufheben. Wenn dieses Vorgehen erfolglos geblieben wäre, hätte eine gewaltsame Tubusentfernung die Stimmlippen erheblich verletzen können.

In einem anderen Fall wurde versehentlich ein *Carlens*-Doppellumentubus in der Trachea festgenäht. Die Naht verlief von der A. pulmonalis durch die Trachealwand bis zum Tubus, dessen Wand sie oberhalb des Tubussporns durchbohrte. Bei den wiederholten Versuchen, den Tubus auch unter Anwendung von Gewalt zu ziehen, rupturierte die A. pulmonalis, und der Patient verstarb unmittelbar (44).

Zu einer unbeabsichtigten Tubusfixation kam es auch im Fall einer Operation bei Mittelgesichtsfrakturen. Der nasotracheal eingeführte Tubus wurde mit einem *Kirschner*-Draht durchbohrt und am knöchernen Schädel fixiert. Wiederholte Extubationsversuche schlugen fehl. Man mußte in einer erneuten, langwierigen Operation den Draht entfernen, bevor der Tubus gezogen werden konnte. Zur Vermeidung einer solchen Komplikation bei entsprechenden Eingriffen empfahlen die Autoren, den Tubus während der Operation immer wieder vorsichtig vorzuschieben und zurückzuziehen, um sicher zu gehen, daß er nicht unbeabsichtigt fixiert wurde (45). Ein ähnliches Problem trat bei einer Drahtfixation einer Oberkieferfraktur auf, obwohl sich der Tubus frei bewegen ließ. Beim Extubationsversuch mußte man feststellen, daß der *Kirschner*-Draht genau zwischen Tubus und dem kleinen Schlauch zur Blockungsmanschette durchzog. Erst nachdem der Blockungsschlauch abgeschnitten und der Pilotballon entfernt worden war, konnte die Extubation vorgenommen werden (48).

Bei Anwendung eines mehrfach ausgekochten Gummitubus, dessen Blockungsmanschette inzwischen faltig und spröde geworden war, trat bei Extubation eine außergewöhnliche Situation ein (46). Die entblockte Manschette fiel so in sich zusammen, daß an der distalen Klebestelle eine klappenartige Falte entstand, die den Durchtritt durch die Stimmlippen verhinderte. Der Tubus mußte noch einmal tiefer geschoben und gedreht werden, bevor er gezogen werden konnte.

Wenn die Extubation erst nach mehreren Anläufen oder unter Einsatz von viel Kraft gelingt, sollte man immer sofort eine direkte Laryngoskopie vornehmen, um sicher zu gehen, daß keine Kehlkopfverletzungen eingetreten sind.

Der Trachealkollaps

Bei Patienten mit einer kongenitalen oder sekundär erworbenen Tracheomalazie (z. B. bei Tumoren des Halses oder der Schilddrüse) kann es zur Atemwegsverlegung kommen, die erst bei Extubation auftritt. *Blanc* und *Tremblay* (1) berichteten, daß es bei einem Kind mit *Pott-David*-Syndrom der Wirbelsäule zu einer Trachealobstruktion kam, als der Tubus zurückgezogen wurde und 4–5 cm oberhalb der Carina zu liegen kam. Sie konnte sofort behoben werden, indem der Tubus soweit hineingeschoben wurde, bis er sich wieder 1–2 cm über der Carina befand.

In solchen Fällen muß die Extubation sehr sanft und vorsichtig erfolgen. Kommt es dabei zu einer Obstruktion der Atemwege, muß der Tubus in einer günstigen Position belassen werden, bis die krankhafte Veränderung eventuell chirurgisch beseitigt worden ist.

Mit den gleichen Problemen kann man bei Patienten konfrontiert werden, die an einem *Morquio*-Syndrom

mit Mißbildung der trachealen Ringknorpel leiden. Diese Patienten sollten vor einer Intubation einer gründlichen, röntgenologischen Untersuchung unterzogen werden.

Atemwegsobstruktionen

Die häufigste Ursache postextubatorischer Komplikationen ist der Laryngospasmus, der zur akuten Obstruktion der Atemwege führt. Zur Verhinderung oder Behandlung dieser Komplikation wurden schon viele Maßnahmen vorgeschlagen, u.a. die Extubation in noch tiefer Narkose, die intravenöse Applikation von Lidocain (49) und Doxapram (50). Im allgemeinen wird eine solche spasmusbedingte Atemwegsobstruktion durch Maskenbeatmung mit reinem Sauerstoff therapiert. Es kann aber auch eine Reintubation erforderlich werden. Sowohl bei Kindern (51) als auch Erwachsenen (52) sind als Folge eines Laryngospasmus Lungenödeme beobachtet worden.

Bei Atemwegsverlegungen nach Extubation aus anderen Gründen spielen überwiegend Fremdkörper wie Rachentamponaden, künstliches Gebiß oder Blutkoagel eine Rolle. Sie erfordern sofortige Maßnahmen zu ihrer Entfernung, um die Atemwege freimachen.

Die Aspiration von Mageninhalt und Fremdkörpern

Als Folge einer passiven Regurgitation oder eines aktiven Erbrechens kann es bei Extubation zur Aspiration von Mageninhalt kommen, wenn die laryngealen Schutzreflexe noch weitgehend gehemmt sind. Eine Regurgitation tritt dann mit größerer Wahrscheinlichkeit auf, wenn der Magen als Folge von intermittierender Maskenbeatmung bei schwieriger oder ösophagealer Intubation durch Gasinsufflation erheblich gebläht ist.

Als Fremdkörper gelangen am häufigsten Blutkoagel oder Sekrete in die Atemwege, gelegentlich aber auch Teile künstlicher Gebisse.

Als wirksamsten Schutz vor Aspiration sollte man daher den Rachen unter Sicht gründlich absaugen und die Extubation bei zur Seite gedrehtem Gesicht und in Kopftieflage vornehmen.

Komplikationen nach Intubation

Frühkomplikationen (0–24 h)

Halsentzündungen

Als nicht seltene und eher gutartige Intubationsfolge kommen Halsentzündungen vor, deren Häufigkeit zwischen 6% (53) und 90% (54) angegeben wird. Allerdings sind sie möglicherweise nicht ausschließlich auf Intubationen zurückzuführen. *Conway* (55) berichtete, daß auch bei 10,2% der Patienten, die nicht intubiert waren, Halsentzündungen auftraten. Auch durch Anwendung von befeuchtenden Gleitmitteln ließ sich das Auftreten dieser Komplikation nicht beeinflussen (56). Allerdings schien die Atemgasbefeuchtung einen günstigen Einfluß zu haben. In der Regel ist eine symptomatische Therapie zur Behandlung der Halsentzündungen ausreichend. In Kapitel 4 wird dieser Punkt eingehender behandelt.

Schädigung der Zungennerven

Zu den eher seltenen Intubationskomplikationen gehören Schädigungen der Zungennerven. Sie lassen sich auf zu starken Druck mit dem Laryngoskopspatel nach *Macintosh* im Gebiet der Valleculae am Zungengrund zurückführen. Der rechte N. lingualis ist häufiger betroffen als der linke (57, 58). Die Nerven erholen sich gewöhnlich innerhalb mehrerer Monate vollständig.

Das Glottisödem

Ödeme im Bereich des Kehlkopfs sind bei Kindern eine häufige Komplikation (1). Die Schwellung kann supraglottisch, hinter den Aryknorpeln oder subglottisch gelegen sein.

Supraglottische Ödeme. Sie treten gewöhnlich im Bereich des lockeren Bindegewebes auf der Vorderfläche der Epiglottis und der aryepiglottischen Falten auf. Durch die Schwellung kann die Epiglottis nach hinten verdrängt werden und dadurch den Kehlkopfeingang blockieren. Dies führt zu einer bedrohlichen Behinderung der Atmung.

Retroarytaenoidale Ödeme. Das submuköse Bindegewebe auf den Stimmbändern ist eher straff und neigt kaum zur Ödembildung. Unmittelbar unter den Stimmlippen, jedoch hinter den Aryknorpeln, kann es zu Schwellungen des lockeren Bindegewebes kommen, wodurch die Öffnung der Stimmlippen bei Inspiration behindert wird.

Subglottische Ödeme. Diese stellen außerordentlich bedrohliche Komplikationen dar, die sehr häufig zur sofortigen Reintubation oder notfallmäßigen Tracheotomie zwingen, besonders bei Säuglingen und Kleinkindern. Der Grund für die besondere Gefährdung im Kindesalter liegt in der kleinen Querschnittsfläche des Kehlkopfs von Kindern. Bei Neugeborenen beträgt sie nur 14 mm². Wenn im subglottischen Bereich eine allseitige Schwellung von nur 1 mm auftritt, wird die Durchtrittsöffnung auf 5 mm² (=35.7%) verengt. Eine Ausbreitung des Ödems nach außen wird durch den Ringknorpel verhindert, der die gesamte subglottische Region umfaßt (1). Hinzu kommt, daß dieser Bereich von empfindlichem Flimmerepithel mit lockerem, submukösen Bindegewebe überzogen wird, das leicht verletzlich ist und zur Ödembildung neigt.

Ein Glottisödem, das länger als 24 h persistiert, geht meist mit schweren, bleibenden Schäden einher.

Stimmbandlähmungen

Die Stimmbandlähmung nach Intubation ist eine eher seltene Komplikation. Beide Stimmbänder können einzeln oder gemeinsam betroffen sein. Bei Operationen im Kopf- und Halsbereich muß man mit dem Auftreten solcher Lähmungen rechnen, wenn die Nn. recurrentes direkt oder indirekt geschädigt werden. So wurden 25 Fälle von Stimmbandlähmungen beschrieben, bei denen in 19 Fällen eine Thyreoidektomie vorausging (5). Es gibt aber auch unerwartete Stimmbandlähmungen nach abdominellen oder anderen operativen Eingriffen, die nicht in der Kopf- oder Halsregion vorgenommen wurden (59–61).

Dauerhafte Stimmbeeinträchtigungen müssen nicht Folge von Rekurrensschädigungen sein. Sie kommen auch nach Verletzung der externen Kehlkopfnerven vor. Obwohl sie am ehesten nach Thyreoidektomien zu beobachten sind, wurden bleibende Stimmveränderungen mit einer Häufigkeit von 3% auch bei solchen Patienten beobachtet, die für einen operativen Eingriff außerhalb des Kopf- oder Halsbereichs intubiert worden waren (62).

Einseitige Stimmbandlähmungen sind die günstigere Variante dieser Komplikation. Die klinische Symptomatik besteht im wesentlichen in Heiserkeit, die sofort oder kurze Zeit nach der Operation auftritt. Scheinbar kommt es in der Regel innerhalb weniger Wochen zu einer Erholung. Bei Laryngoskopie solcher Patienten stellte sich allerdings in einigen Fälle heraus, daß eine einseitige Paralyse zumindest teilweise fortbestand, die allerdings bis zu einem gewissen Grad vom anderen Stimmband kompensiert werden konnte (60).

Sehr viel bedrohlicher ist dagegen die beidseitige Stimmbandlähmung. Diese Komplikation kam unerwarteterweise auch bei solchen Patienten vor, deren Operationsgebiet weit von Kopf und Hals entfernt lag (5, 59, 63, 64). In diesen Fällen machte man den Druck durch die geblockte Tubusmanschette auf den N. laryngeus recurrens für die Nervenlähmung verantwortlich (64).

Beidseitige Stimmbandparalysen führen zu Zeichen zunehmender Atemwegsobstruktion, die sich unmittelbar oder mit einer Verzögerung von wenigen Stunden nach Extubation bemerkbar macht. Dem Patienten fällt es zusehends schwerer, den Laut „I" zu phonieren. Bei Auskultation über dem Kehlkopf sind in- und exspiratorische Vibrationen zu hören (63). Wenn die Behinderung der Atmung zunimmt, tritt ein Stridor zusammen mit paradoxer Atmung in den Vordergrund. Unter Umständen kommt es zur kompletten Atemwegsobstruktion. Die üblichen Methoden zur Freihaltung der Atemwege – Überstreckung des Halses, Einführung eines oropharyngealen Tubus, Vorhalten des Unterkiefers mit dem *Esmarch*'schen Handgriff – versagen. Auch die Applikation von Kortikosteroiden wie z. B. Dexamethason bleibt wirkungslos. Eine Maskenbeatmung mit Überdruck kann die Obstruktion unter Umständen teilweise vermindern. Erst die Reintubation beseitigt sofort alle Symptome. Bei der Laryngoskopie findet man unbewegliche Stimmlippen in adduzierter Stellung. Die Stimmritze ist nur noch sehr schmal (2–3mm). Zwar bildet sich die beidseitige Stimmbandparalyse bei den meisten Patienten wieder zurück, aber die Erholung kann bis zu 34 – 36 Tagen dauern. Sehr oft müssen die Patienten tracheotomiert werden, um über diesen Zeitraum hinwegzukommen.

Komplikationen von mittlerer Dauer (24–72 h)

Infektionen

Infektionen können an allen Orten entlang des Intubationsweges auftreten. Das Ausmaß der Infektion kann gering, kaum mehr als eine Unannehmlichkeit für die Patienten, sein. Es können sich aber auch lebensbedrohliche Abszedierungen bilden. Meist sind sie – wie z. B. retropharyngeale Abszesse – Folge von Verletzungen der Schleimhäute bei schwierigen Intubationen. Bekannt ist auch das Auftreten von Sinusitiden bei nasotrachealen Intubationen (1).

Atemwegsinfektionen sind nach längerer Intubationsdauer weniger häufig zu erwarten als nach Tracheotomien. Sie können sich aber sekundär als Folge der Sekretretention entwickeln.

Die Infektionstherapie umfaßt alle Maßnahmen von lokaler Behandlung wie Mund- und Rachenspülungen bis zur parenteralen Applikation von Antibiotika.

Spätkomplikationen (72 h und mehr)

Kehlkopfulzerationen, -granulome und -polypen

Als erster berichtete *Clausen* (65) über polypöse bindegewebige Veränderungen an den Stimmlippen nach endotrachealen Intubationen. Sie treten selten auf. Ihre

Häufigkeit wird von 1:1000 (66) bis 1:10000–20000 (67) bei Intubationsnarkosen angegeben. Überwiegend sind Frauen betroffen (80–90%); bei Kindern ist kein Fall bekannt.

Intubationsgranulome sind gewöhnlich im hinteren Drittel am Stimmfortsatz des Aryknorpels lokalisiert (68), seltener im vorderen und mittleren Drittel. In weniger als der Hälfte der Fälle sind beide Stimmlippen betroffen.

Man kann mit Sicherheit davon ausgehen, daß Granulome durch Stimmlippenverletzungen entstehen. Solche Traumatisierungen können auch durch Druck des Tubus auf das Gewebe entstehen, wenn Kopf und Hals bei Lagerung extrem gebeugt oder überstreckt werden. Dies würde auch das häufige Auftreten von Granulomen nach chirurgischen Eingriffen im Kopf- und Halsbereich (67) und nach Thyreoidektomien (69) erklären. Zu den weiteren Faktoren zählen kräftige Bewegungen des Tubus im Kehlkopf oder Bewegungen des Kehlkopfs gegen den Tubus (z. B. Schlucken). Es sind auch allergische Reaktionen auf das Befeuchtungs- und Gleitmittel denkbar.

Für die Entstehung von Granulomen spielen Tubusbeschaffenheit, Intubationsweg und die Dauer der Intubation offenbar keine Rolle (66).

Ausgangspunkt ist eine Ulzeration, die üblicherweise abheilt. Wenn sich aber in großem Ausmaß Granulationsgewebe bildet, kann sich ein kleines granulomatöses Knötchen bilden, zunächst ungestielt und schließlich an einem kleinen Stiel hängend. In seltenen Fällen kann ein gestieltes Granulom zum akuten Atemwegshindernis werden (68).

An ein Granulom sollte man denken, wenn ein Patient über permanente Heiserkeit klagt, die postoperativ länger als 1 Woche anhält. Weitere Symptome sind Kloßgefühl im Hals, Fremdkörpergefühl oder sogar zum Ohr ausstrahlende Schmerzen.

Obwohl Granulome auch trotz prophylaktischer Maßnahmen entstehen, sollte man Intubationstraumen vermeiden und keinen zu großen Tubus wählen. Zur weiteren Prävention empfiehlt es sich, extreme Kopf- und Halslagerungen sowie übermäßige Bewegungen bei liegendem Tubus zu unterlassen.

Gestielte Granulome müssen operativ entfernt werden.

Stimmlippensynechie

Als Folge einer Nekrose der freien Stimmlippenkanten kann es zu Verklebungen und Synechien im Bereich des hinteren Drittels der Stimmritze kommen. Auch die Stimmfortsätze der Aryknorpel können in ähnlicher Weise zusammenwachsen, so daß nur noch ein schmaler Stimmritzenspalt bleibt (70). Klinische Symptome sind Aphonie und erhebliche Atmungsbehinderung. Bei rechtzeitiger Diagnose lassen sich Synechien chirurgisch mit befriedigendem Ergebnis korrigieren (43).

Laryngotracheale Membranen

In einer Untersuchung an 42 verstorbenen Patienten, die vormals intubiert waren, fand *Stein* in 3 Fällen laryngeale und subglottische Membranen (1). Solche Membranen können sehr ausgedehnt sein und rund 2/3 des Kehlkopfeingangs verschließen. Sie sind gefährlich, weil sie sich teilweise losreißen und zu einem plötzlichen Atemwegsverschluß führen können. Eine operative Entfernung solcher Membranen kann sich schwierig gestalten, da ihr Schleimhautepithel direkt in die laryngotracheale Schleimhaut übergeht.

Larynxfibrose

Die schwerwiegendste aller postintubatorischen Komplikationen ist die Larynxfibrose. Sie ist chirurgisch nur begrenzt zu korrigieren. Fibröses Bindegewebe führt zu einer zunehmenden Ankylose der Gelenke zwischen Ring- und Aryknorpeln. Dadurch kommt es zu einer Kehlkopfstenose und Enge im subglottischen Bereich, was immer zu einer Behinderung der Atmung führt (71). Die klinischen Symptome treten erst spät auf (45–60 Tage nach Extubation). Kinder sind für diese Komplikation anfälliger als Erwachsene (43).

Trachealfibrose

Kleine Schleimhautverletzungen als Folge einer zu starken Tubusblockung oder Erosionen durch die Tubusspitze heilen nach Extubation oft spontan ab. Andererseits können sie zum Ausgangspunkt einer Kette von verheerenden Vorgängen werden, die in einer Trachealstenose, Tracheomalazie oder ösophago- trachealen Fistel enden. Die Angaben über die Häufigkeit von Trachealstenosen schwanken zwischen 19% in einer Studie, in der die Stenosen tomographisch nachgewiesen wurden (15), und nur 1% (70).

Eine Reihe von Faktoren beeinflussen einzeln oder gemeinsam Häufigkeit und Schweregrad dieser Komplikation. Dazu gehören Tubusgröße in Relation zum Tracheadurchmesser, Dauer der Intubation, Form und Material von Tubus und Blockungsmanschette, chemische Stoffe zur Reinigung wiederverwendbarer Tuben, Tubusbewegungen in der Trachea, Blockungsmanschettendruck und Intubationsläsionen. Zusätzlich kann die Vulnerabilität der Schleimhaut durch patientenspezifische Bedingungen wie Infektionen, Diabe-

tes, Anämie oder niedrigem Blutdruck erhöht werden (71).

Als alleinige Ursache steht der Druck der Tubusmanschette an erster Stelle. Ein Blockungsdruck von mehr als 30 mmHg führt zu einer verminderten kapillären Perfusion in der Schleimhaut. Häufig wird er bei Kurz- und Langzeitintubationen überschritten.

In besonders schweren Fällen muß die Trachealstenose reseziert werden, wobei die Gefahr besteht, daß sich bei Gebrauch von nicht-resorbierbarem Nahtmaterial an der trachealen Anastomose Fadengranulome bilden (72). Dadurch kann es zur erneuten Stenose kommen. Die Behandlung solch einer rezidivierenden Stenose wird in Kapitel 8 dargestellt.

Einzelheiten über die Tubusblockung und ihre Wirkung in der Trachea werden in Kapitel 4 beschrieben.

Strikturen der Nasenlöcher

Bei nasaler Intubation bilden sich im Lauf der Zeit an den Nasenflügelrändern Läsionen, die zu Fibrosierungen und schließlich Strikturen führen können. Zusätzlich sind Nekrosen des Nasenseptums denkbar, wodurch Fistelungen entstehen können. Besonders bei kleinen Kindern verursachen Nasenlochstrikturen Probleme bei der Atmung.

Literatur

1 *Blanc, V.F., Tremblay, N.A.G.:* The complications of tracheal intubation. A new classification with a review of the literature. Anesth. Analg. 53 (1974) 202

2 *Wolfson, B.:* Minor laryngeal sequelae from endotracheal intubation. Br. J. Anaesth. 30 (1958) 326

3 *Howland, W.S., Lewis, J.S.:* Post intubation granulomas of the larynx. Cancer 9 (1965) 1244

4 *Capistrano-Baruh, E., Wenig, B., Steinberg, L., Stegnjajic, A., Baruh, S.:* Laryngeal web: a cause of difficult endotracheal intubation. Anesthesiology 57 (1982) 123

5 *Gorman, J.B., Woodward, F.D.:* Bilateral paralysis of the vocal cords. South Med. J. 58 (1965) 34

6 *Halac, E., Indiveri, D.R., Obregon, R.J., Begue, E., Casanas, M.:* Complication of nasal endotracheal intubation. J. Pediatr. 103 (1983) 166

7 *Stetson, J.B., Guess, W.L.:* Causes of damage to tissues by polymers and elastomers used in the fabrication of tracheal devices. Anesthesiology 33 (1970) 635

8 *Jones, G.O.M., Hale, D.E., Wasmuth, C.E., Homi, J., Smith, E.R., Biljoen, J.:* A survey of acute complications associated with endotracheal intubation. Cleve. Clin. Q. 35 (1968) 23

9 *Binning, R.:* A hazard of blind nasal intubation. Anaesthesisa 29 (1974) 366

10 *Dripps, R.D., Eckenhoff, J.E., Vandam, L.D.:* Introduction to Anesthesia. The Principles of Safe Practice, 5th. ed., W.B. Saunders, Philadelphia 1979

11 *Kambic, V., Radsel, Z.:* Intubation lesions of larynx. Br. J. Anaesth. 50 (1978) 587

12 *Peppard, S.B., Dickens, J.H.:* Laryngeal injury following short-term intubation. Ann. Otol. Rhinol. Laryngol. 92 (1983) 327

13 *Paparella, M.M., Shumrick, D.A.:* Otolaryngology, Vol. 13. W.B. Saunders, Philadelphia 1973

14 *Wright, R.B., Manfield, F.F.:* Damage to teeth during the administration of general anesthesia. Anesth. Analg. 53 (1974) 405

15 *Stauffer, J.L., Olson, D.E., Petty, T.L.:* Complications and consequences of endotracheal intubation and tracheostomy: a prospective study of 150 critically ill adult patients. Am. J. Med. 70 (1981) 65

16 *Scamman, F.L., Babin, R.W.:* An unusual complication of nasotracheal intubation. Anesthesiology 59 (1983) 352

17 *Brightwell, A.P.:* A complication of the use of the laser in ENT surgery. J. Laryngol. Otol. 97 (1983) 671

18 *Vellacott, W.N.:* Nasal intubation: some postnasal obstructions and how they may be overcome. Br. J. Anaesth. 34 (1962) 115

19 *Majumdar, B., Stevens, R.W., Obara, L.G.:* Retropharyngeal abscess following tracheal intubation. Anaesthesia 37 (1982) 67

20 *Horrelou, M.F., Mathe, D., Feiss, P.:* A hazard of nasotracheal intubation. Anaesthesia 33 (1978) 73

21 *McTaggart, R.A., Shustack, A., Noseworthy, T., Johnston, R.:* Another cause of obstruction in an armoured endotracheal tube. Anesthesiology 59 (1983) 164

22 *Glinsman, D., Pavlin, E.G.:* Airway obstruction after nasal tracheal intubation. Anesthesiology 56 (1982) 229

23 *Famewo, C.E.:* A not so apparent cause of intraluminal tracheal tube obstruction. Anesthesiology 58 (1983) 593

24 *Barat, G., Ascorve, A., Avello, F.:* Unusual airway obstruction during pneumonectomy. Anaesthesia 31 (1976) 1290

25 *Torres, L.E., Reynolds, R.C.:* A complication of use of a microlaryngeal surgery endotracheal tube. Anesthesiology 53 (1980) 355

26 *Uehira, A., Tanaka, A., Oda, M., Sato, T.:* Obstruction of an endotracheal tube by lidocaine jelly. Anesthesiology 55 (1981) 598

27 *Harrington, J.F.:* An unusual cause of endotracheal tube ostruction. Anesthesiology 61 (1984) 116

28 *Kaeder, C.S., Hirshman, C.A.:* Acute airway obstruction: a complication of aluminium tape wrapping of tracheal tubes in laser surgery. Can. Anaesth. Soc. J. 26 (1979) 138

29 *Ehrenpreis, M.B., Oliverio, R.M.:* Endotracheal tube obstruction secondary to oral preoperative medication. Anesth. Analg. 63 (1984) 867

30 *Thompson, D.S., Read, R.C.:* Rupture of the trachea following endotracheal intubation. JAMA 204 (1968) 995

31 *Tornvall, S.S., Jackson, K.H., Oyanedel, E.T.:* Tracheal rupture, complications of cuffed endotracheal tube. Chest 59 (1971) 237

32 *Smith, B.A.C., Hopkinson, R.B.:* Tracheal rupture during anaesthesia. Anaesthesia 39 (1984) 894

33 *Patel, K.D., Palmer, S.K., Phillips, M.F.:* Mainstem bronchial rupture during general anesthesia. Anesth. Analg. 58 (1979) 59

34 *Serlin, S.P., Daily, W.J.R.:* Tracheal perforation in the neonate: a complication of endotracheal intubation. J. Pediatr. 86 (1975) 596

35 *Finer, N.N., Stewart, A.R.:* Tracheal perforation in the neonate: treatment with a cuffed endotracheal tube. J. Pediatr. 89 (1976) 510

36 *Blitt, C.D., Gutman, H.L., Cohen, D.D., Weisman, H., Dillon, J.B.:* "Silent" regurgitation and aspiration with general anesthesia. Anesth. Analg. 49 (1970) 707

37 *Wainwright, A.C., Moody, R.A., Carruth, J.A.:* Anaesthetic safety with the carbon dioxide laser. Anaesthesia 36 (1981) 411

38 *Hirshman, C.A., Smith, J.:* Indirect ignition of the endotracheal tube during carbon dioxide laser surgery. Arch. Otolaryngol. 106 (1980) 639

39 *Oulton, J.L., Donald, D.M.:* A ventilating laryngoscope. Anesthesiology 35 (1971) 540

40 *Kumar, A., Frost, E.:* Prevention of fire hazard during laser microsurgery. Anesthesiology 54 (1981) 350

41 *Norton, M.L., Devos, P.:* New endotracheal tube for laser surgery of the larynx. Ann. Otol. Rhinol. Laryngol. 87 (1978) 554

42 *Ossoff, R.H., Eisenman, T.S., Duncavage, J.A., Karlan, M.S.:* Comparison of tracheal damage from laser-ignited endotracheal tube fires. Ann. Otol. Rhinol. Laryngol. 92 (1983) 333

43 *Debain, J.J., LeBrigand, H., Binet, J.B.:* Quelques incidents et accidents de l'intubation tracheale prolongue. Ann. Otolaryngol. Chir. Cervicofac. 85 (1968) 379

44 *Dryden, G.E.:* Circulatory collapse after pneumonectomy (an unusual complication from the use of a Carlens catheter): case report. Anesth. Analg. 56 (1977) 451

45 *Lee, C., Schwarzt, S., Mok, M.S.:* Difficult extubation due to transfixation of a nasotracheal tube by a Kirschner wire. Anesthesiology 46 (1977) 427

46 *Lall, N.G.:* Difficult extubation. Anaesthesia 35 (1980) 500

47 *Tavakoli, M., Corssen, G.:* An unusual case of difficult extubation. Anesthesiology 45 (1976) 552

48 *Hilley, M.D., Henderson, R.B., Giesecke, A.H.:* Difficult extubation of the trachea. Anesthesiology 59 (1983) 149

49 *Gefke, K., Andersen, L.W., Friesel, E.:* Lidocaine given intravenously as a suppressant of cough and laryngospasm in connection with extubation after tonsillectomy. Acta Anaesthesiol. Scand. 27 (1983) 111

50 *Owen, H.:* Post extubation laryngospasm abolished by doxapram. Anaesthesia 37 (1982) 1112

51 *Lee, K.W.T., Downes, J.J.:* Pulmonary edema secondary to laryngospasm in children. Anesthesiology 59 (1983) 347

52 *Melnick, B.M.:* Postlaryngospasm pulmonary edema in adults. Anesthesiology 60 (1984) 516

53 *Hartsell, C.J., Stephen, C.R.:* Incidence of sore throat following endotracheal intubation. Can. Anaesth. Soc. J. 11 (1964) 307

54 *Loeser, E.A., Stanley, T.H., Jordan, W., Machin, R.:* Postoperative sore throat: influence of tracheal tube lubrication versus cuff design. Can. Anaesth. Soc. J. 27 (1980) 156

55 *Conway, C.M., Miller, J.S., Sugden, F.L.H.:* Sore throat after anaesthesia. Br. J. Anaesth. 32 (1960) 219

56 *Stock, M., Downs, J.B.:* Lubrication of tracheal tubes to prevent sore throat from intubation. Anesthesiology 57 (1982) 418

57 *Loughman, E.:* Lingual nerve injury following tracheal intubation. Anaesth. Intensive Care 11 (1983) 171

58 *Jones, B.C.:* Lingual nerve injury: a complication of intubation. Br. J. Anaesth. 43 (1971) 730

59 *Yamashita, T., Harada, Y., Ueda, N.:* Recurrent laryngeal nerve paralysis associated with endotracheal anesthesia. Nippon Jibiinkoka Gakkai Kaiho 68 (1965) 1452

60 *Hahn, F.W., Martin, J.T., Lillie, J.C.:* Vocal cord paralysis with endotracheal intubation. Arch. Otolaryngol. 92 (1970) 226

61 *Cox, R.H., Welborn, S.G.:* Vocal cord paralysis after endotracheal anesthesia. South Med. J. 74 (1981) 1258

62 *Kark, A.E., Kissen, M.W., Auerbach, R., Meikle, M.:* Voice changes after thyroidectomy: role of the external laryngeal nerve. Br. Med. J. 289 (1984) 1412

63 *Holley, H.S., Gildea, J.E.:* Vocal cord paralysis after tracheal intubation. JAMA 215 (1971) 278

64 *Gibbin, K.P., Eggiston, M.J.:* Bilateral vocal cord paralysis following endotracheal intubation. Br. J. Anaesth. 53 (1981) 1091

65 *Clausen, R.J.:* Unusual sequelae of tracheal intubation. Proc. Roy. Soc. Med. 25 (1932) 1507

66 *Howland, W.S., Lewis, J.S.:* Post intubation granulomas of the larynx. Cancer 9 (1965) 1244

67 *Snow, J.C., Harano, M., Balogh, K.:* Post intubation granuloma of the larynx. Anesth. Analg. 45 (1966) 425

68 *Balestrieri, F., Watson, C.B.:* Intubation granuloma. Otolaryngol. Clin. North Am. 15 (1982) 567

69 *Campkin, V.:* Postintubation ulcer of the larynx. Br. J. Anaesth. 31 (1959) 561

70 *Lindolm, D.E.:* Prolonged endotracheal intubation (a clinical investigation with specific reference to its consequences for the larynx and the trachea and to its place as an alternative to intubation through a tracheostomy). Acta Anaesthesiol. Scand. (Suppl.) 33 (1969)

71 *Keane, W.M., Denneny, J.C., Rowe, L.D., Atkins, J.P.:* Complications of intubation. Ann. Otol. Rhinol. Laryngol. 91 (1982) 584

72 *Grillo, H.C.:* Surgical treatment of postintubation tracheal injuries. J. Thorac. Cardiovasc. Surg. 78 (1979) 860

4 Die Blockungsmanschette (Cuff)

Die Funktionen der Blockungsmanschette

Die aufblasbare Blockungsmanschette des Tubus hat zwei Hauptfunktionen. Erstens soll sie die Atemwege verschließen und damit eine Aspiration aus dem Pharynx verhindern. Zweitens soll sie sicherstellen, daß bei Überdruckbeatmung kein Atemvolumen durch eine Leckage entweichen kann. Dabei darf der Druck in der Manschette niemals so hoch sein, daß die kapilläre Zirkulation in der Schleimhaut beeinträchtigt wird. Mit einer Hochdruckmanschette kann man Aspirationen und Undichtigkeiten ausschließen, die Trachealschleimhaut andererseits aber durch Druck schädigen. Das Risiko einer Schleimhautverletzung der Trachea durch eine Niederdruckmanschette ist dagegen gering; dafür besteht indessen die Gefahr, daß es an der Manschette vorbei zu einer Aspiration kommt. Es hängt vom Typ der Blockungsmanschette wie auch der Art ihrer Anwendung ab, ob es gelingt, den widersprüchlichen Anforderungen gerecht zu werden. Die früher üblichen, dickwandigen Gummimanschetten waren häufig Ursache erheblicher Verletzungen, wenn sie mehr als ein paar Stunden geblockt blieben. Moderne Blockungsmanschetten aus dünnem Plastikmaterial mit großem Füllvolumen und niedrigem Innendruck („High Volume Low Pressure") dichten bei korrekter Anwendung die Atemwege ab, ohne gleichzeitig die Trachealwand zu gefährden. Allerdings ließe sich manche Verbesserung hinsichtlich der Manschettenbeschaffenheit als auch der Kontrolle des Ballondrucks vorstellen.

Die früheren Tuben hatten überhaupt keine Blockung. Um Aspirationen zu verhindern und eine Überdruckbeatmung ohne großen Volumenverlust durchführen zu können, wurde der Kehlkopf mit einem Tupferpaket abgedichtet. Bei kleinen Kindern kommen in aller Regel nicht-blockbare Tuben zur Anwendung, was aber zu einem häufigeren Auftreten stiller Aspirationen führen kann. In einer Studie wurde beschrieben, daß bei 10 von 13 beatmeten Kindern deutliche Zeichen einer Aspiration festgestellt wurden. Bereits 10 min, nachdem man einen Indikatorfarbstoff auf den Zungengrund gebracht hatte, war der Farbstoff in der Trachea nachweisbar (114).

Geschichtliches

Die Entwicklung der Tubusblockung ist eng mit jener der Trachealtuben und den dazugehörenden anästhesiologischen Techniken verknüpft (1).

1871 beschrieb *Friedrich Trendelenburg* einen Tubus, der durch ein Tracheostoma in die Trachea eingeführt werden konnte (2) (Abb. 4.1). Dieser Tubus hatte eine schmale, dickwandige, aufblasbare Gummimanschette mit kleinem Volumen, die einen wasserdichten Abschluß zur Tracheawand schuf. Er fand während der letzten drei Jahrzehnte des 19. Jahrhunderts in der klinischen Anästhesie weite Verbreitung (1). Der Chirurg *William Macewen* aus Glasgow suchte nach Alternativen zu *Trendelenburg*s Tracheostomatubus und berichtete 1880 über einen Tubus, der durch den Mund blind in die Trachea eingeführt wurde (3). Er wurde sowohl zur Therapie von Atemwegsverlegungen als auch in der Anästhesie eingesetzt. Die Intubation erfolgte ohne Applikation von Lokalanästhetika am wachen Patienten. Die Technik schloß auch eine manuelle Palpation des Rachens mit ein. Mit einem Finger wurde die Epiglottis gegen die Zunge gepreßt, dann der Tubus am Finger entlang in den Kehlkopf eingeführt. Um Blutaspirationen zu vermeiden, wurde am Kehlkopfeingang ein Schwamm plaziert. Der erste Trachealtubus mit einem großvolumigen Cuff wurde 1893 von *Eisenmenger* in Wien vorgestellt (4). Der Manschettendruck war an einem großen Kontrollballon abschätzbar und konnte begrenzt werden. 1910 beschrieb *Dorrance* eine Blockungsmanschette ähnlich der, die heute üblich ist (8) (Abb. 4.2). 1921 veröffentlichten *Rowbotham* und *Magill* ihre Erfahrungen mit Intubationsnarkosen bei

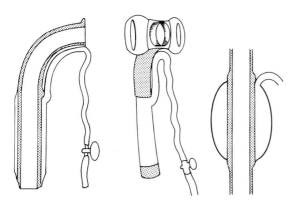

Abb. 4.1 *Trendelenburg*-Tubus mit Blockungsmanschette, der durch ein Tracheostoma eingeführt wurde. Nach *Trendelenburg* (2).

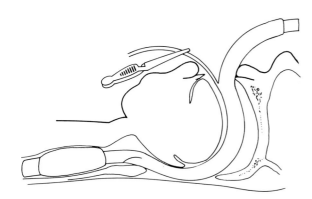

Abb. 4.2 *Dorrance*-Tubus mit geblähter Blockungsmanschette. Nach *Dorrance* (8).

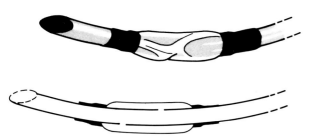

Abb. 4.3 Die von *Macintosh* 1943 beschriebene, sich selbst füllende Blockungsmanschette. Wiedergabe nach *Macintosh* (9), mit freundlicher Genehmigung des Autors und des British Medical Journal.

Eingriffen in der Kopf- und Halsregion, bei denen sie über einen Gummitubus ohne Blockung Wechseldruckbeatmungen durchführten (5). 1930 schrieb *Magill* über die blind nasale Intubationstechnik mit nichtblockbaren, gebogenen Tuben aus weichem Gummi (6). Der Pharynx wurde mit Gaze tamponiert, um sowohl das Aspirationsrisiko am ungeblockten Tubus vorbei als auch ein Entweichen von Luft zu vermindern.

Zur endotrachealen Applikation von Anästhetika im geschlossenen System mit CO_2-Absorption stellten *Guedel* und *Waters* 1928 einen Tubus mit Blockung vor (7). Er war dem von *Dorrance* 1910 beschriebenen, blockbaren Tubus sehr ähnlich (8). Die Blockungsmanschette aus dünnem Gummi war etwa 4 cm lang und hatte einen Durchmesser von 1,5 cm, wenn sich die Manschette beim Aufblasen zu straffen begann. Sie war am Tubus verklebt und legte sich im entblockten Zustand der Tubuswand in Falten an. *Guedel* und *Waters* konnten die Effektivität der Tubusblockung in einem Hundeversuch nachweisen. Das mit Äthylen narkotisierte, intubierte Tier wurde für die Dauer einer Stunde unter Wasser getaucht und überlebte, ohne daß es zu einer Aspiration kam. Der Tubus wurde danach bei zwei Patienten eingesetzt, deren Mund- und Nasenhöhlen mit Wasser aufgefüllt wurden. Nach 5 min war nur ein verschwindend kleiner Abfall des Wasserspiegels beobachtet worden (7). *Macintosh* berichtete 1943 über einen Tubus mit einer sich selbständig, beatmungssynchron aufblasenden Blockungsmanschette, der von *Mushin* entwickelt worden war (9) (Abb. 4.3). Diese Blockung ermöglichte die kontrollierte Beatmung bei intrathorakalen Operationen. Unter der Manschette waren Löcher in die Tubuswand geschnitten, so daß sie mit dem Tubuslumen in Verbindung stand. So wurde sie nur während der Inspiration aufgebläht. Gelegentlich verstopften die Löcher durch Sekretpfropfen.

Obwohl blockbare Trachealtuben seit 1893 bekannt waren, wurden in der Praxis bis in die fünfziger Jahre überwiegend nicht-blockbare Tuben benutzt. Erst während der Polioepidemie in Kopenhagen 1952 wurden Tuben mit Blockung in großem Umfang eingesetzt (10, 11). Nach diesen Erfahrungen wurde die Anwendung von Tuben mit Blockungsmanschette während Narkosen zum klinischen Standardverfahren. Tuben ohne Blockung werden heute nur noch für kleine Kinder und Neugeborene gebraucht.

Früher bestanden die Trachealtuben aus rotem Gummi und hatten dickwandige, steife Blockungsmanschetten. Der Druck in den Manschetten und damit auf die Tracheawand war sehr hoch, da sie sehr stark aufgepumpt werden mußten, um einen luftdichten Abschluß zu erreichen. Sobald Tuben mit Hochdruckmanschette längere Zeit endotracheal liegen blieben, wurde offenbar, daß es durch den hohen Druck auf die Trachealwand zu größeren Komplikationen kommen konnte. Wachsendes Verständnis für pathologische, blockungsbedingte Veränderungen führten zu besserer Gestaltung der Manschette und Techniken, den Druck in der Blockung zu begrenzen.

Ein bedeutender Fortschritt war die Einführung von Einwegtuben, die zunehmend häufiger eingesetzt und den Gummituben vorgezogen wurden. Für diesen Trend gibt es gute Gründe. Der große Druck auf die Trachealwand durch die Blockung der Gummituben ist unerwünscht. Der Cuff roter Gummituben entfaltet sich beim Aufblasen häufig exzentrisch, wodurch die Tubusspitze gegen die Trachealwand gepreßt werden kann. Dies birgt die Gefahr einer distalen Trachealwanderosion in sich. Gummimaterial kann Toxine und Reizstoffe freisetzen, die besonders bei Langzeitanwendung allergische Reaktionen auslösen können. Zusätzlich besteht die Gefahr von Kreuzinfektionen bei wiederholter Sterilisation und Anwendung. Schließlich wird Gummimaterial mit jedem Dampfsterilisationsvorgang spröder.

Die Tubushersteller verbessern und verfeinern fortlaufend die Konstruktion der Blockungsmanschetten. Für Langzeitintubationen haben sich Tuben mit Niederdruckmanschetten und großem Cuffvolumen durchgesetzt. Bei diesen voluminösen Manschetten muß es Konstruktionsziel sein, die Falten- und Kniffbildung zu verhindern. Man muß jedoch bedenken, daß jeder Cuff – auch eine Niederdruckmanschette – so überbläht werden kann, daß sie einen zu starken Druck auf die Trachealwand ausübt. Auch scheinbar ideale Manschetten erfordern eine umsichtige Vorgehensweise.

Die Lage von Blockungsmanschette und Tubusspitze in der Trachea

Eine Tubusfehllage kann sowohl die Morbidität als auch Letalität erhöhen. Dies trifft besonders für Patienten mit respiratorischen Erkrankungen zu (12). Die richtige Lage von Tubusblockung und -spitze werden deshalb auf Intensivstationen häufig mit einer Röntgenaufnahme des Thorax überprüft. Bei besonders gefährdeten Patienten sind versehentliche endobronchiale Intubationen besonders nachteilig. Die Gefahr einer Intubation in den rechtsseitigen Hauptbronchus ist besonders dann gegeben, wenn man lange, ungekürzte Tuben benutzt. Ein alternatives, selten angewandtes Verfahren zur Beurteilung der richtigen Position der Tubusspitze in Beziehung zur Carina tracheae stellt die Kontrolle mittels eines fiberoptischen Instruments dar (13).

Auf solche Vorsichtsmaßnahmen wird üblicherweise verzichtet, wenn die korrekte Tubuslage bei einer Allgemeinanästhesie kontrolliert werden soll. Bei Intubation kann man gewöhnlich die Blockungsmanschette auf ihrem Weg zwischen den Stimmlippen hindurch verfolgen und sie ohne Probleme in die erwünschte Position bringen. In einer Studie fand man, daß bei Erwachsenen die Abstände der Stimmlippen und der Membrana cricothyreoidea 1 cm sowie der Membrana cricothyreoidea und der Carina annähernd 11 cm betrugen (14). Der Abstand der Tubusspitze vom proximalen Blockungsende lag bei 5.5 cm. Wenn die Blockung 1 cm unterhalb der Stimmlippen plaziert wurde, kam die Spitze immer noch etwa 5 cm oberhalb der Carina zu liegen.

In seltenen Fällen läßt sich der Weg des Tubus bei Intubation nicht einsehen, und es bleiben Zweifel, ob der Tubus zu weit eingeführt wurde. Unter diesen Umständen erlaubt ein Röntgenbild des Thorax, die Lage der Tubusspitze genau zu bestimmen. In jedem Fall sollte der Thorax auskultiert werden, um sich zu vergewissern, daß beide Lungenseiten belüftet werden und die Tubusspitze nicht im rechten Hauptbronchus liegt. Ob-

wohl die Auskultation in der Regel eindeutige Befunde ergibt, ist bekannt, daß sie unter Umständen auch zu falschen Schlüssen führt (15). Schwierig ist die Beurteilung bei Patienten mit eingeschränkten Atembewegungen des Thorax und leisen Atemgeräuschen. In diesen Fällen sollte auch über der Trachea und dem linken Hypogastrium auskultiert werden. In einem Fallbericht wurde eine rechtsseitige Bronchusintubation vorgestellt, die während der Allgemeinanästhesie eine ausgeprägte Atelektase der linken Lunge zur Folge hatte, ohne eine Zyanose, Tachykardie oder andere Veränderungen vitaler Parameter zu verursachen (15).

Oberhalb der Blockungsmanschette kann sich flüssiges Sekret ansammeln. Wenn man den Pharynx absaugt, wird dieses Sekret nicht unbedingt entfernt, so daß es nach Entblockung zur Aspiration kommen kann. Zur Vermeidung einer solchen Aspiration wurde empfohlen, den geblockten Tubus soweit zurückzuziehen, bis ein Widerstand spürbar wird, der bei Berührung des proximalen Manschettenansatzes an der Unterfläche der Stimmlippen auftritt (16). Der Tubus wird bei einer Kopftieflage von 10° entfernt, nachdem vor dem endgültigen Rückzug über den Tubus abgesaugt wurde. In den USA, wo gewöhnlich einmalverwendbare, ungekürzte Tuben benutzt werden, ist es in einigen Zentren üblich, den Tubus nach Intubation mit der Blockung bis an die Stimmbänder zurückzuziehen. Wenn aber die Blockungsmanschette von unten gegen die Stimmlippen drückt, sind Druckschäden nicht auszuschließen. Gelegentlich geschieht es, daß die Blockungsmanschette genau in der Stimmbandebene liegt. Dies ist am ehesten dann zu befürchten, wenn die Stimmlippen nicht einsehbar waren und die Intubation nicht unter Sicht vorgenommen werden konnte oder der Tubus vor Intubation zu weit gekürzt wurde.

Es gibt eine ganze Anzahl alternativer Möglichkeiten, die korrekte Lage des Tubus in der Trachea zu überprüfen. Man kann die Trachea zwischen dem Ringknorpel und der Incisura jugularis palpieren und die Dehnung der Trachealwand zu tasten versuchen, während die Tubusmanschette zügig aufgeblasen wird (14). Umgekehrt kann man bei geblocktem Tubus den kleinen Pilotballon palpieren, dessen Druck ansteigen sollte, wenn man die Trachea an der Stelle komprimiert, wo die Blockungsmanschette sitzt (17). Eine weniger empfehlenswerte Methode, bei Erwachsenen den Tubus korrekt zu plazieren, ist die vorsätzliche Intubation des rechten Hauptbronchus und anschließendes Zurückziehen des Tubus bis zu der Position, in der zum ersten Mal beidseitig Atemgeräusche auskultierbar sind (18). Es wurde sogar die Anwendung einer elektromagnetischen Apparatur beschrieben, die allerdings nicht käuflich zu erwerben ist (19). Mit ihr läßt sich die Tubuslage an Hand einer kleinen Metallfolie bestimmen, die in Höhe des proximalen Manschettenansatzes in den Tubus eingearbeitet ist. Die Genauigkeit dieser Methode wurde in einer Arbeit bestätigt, in der die mit der Apparatur bestimmte Tubuslage mit der an Hand einer Röntgenaufnahme des Thorax gefundenen verglichen wurde.

Man darf nicht vergessen, daß Blockungsmanschette und Tubusspitze sich bei Erwachsenen wie auch Kindern verschieben können, wenn der Hals gebeugt oder gestreckt wird (20). Solche Bewegungen können bei Beugung zu einer unbeabsichtigten endobronchialen Intubation und bei Streckung zur Extubation führen. Bei Erwachsenen bewegt sich die Spitze eines nasotrachealen Tubus bei Beugung des Halses 1.5 cm zur Carina hin, bei Streckung 1.5 cm von ihr weg. Die größten bisher beschriebenen Tubusverschiebungen lagen bei 2.9 cm in Richtung der Carina und 3,5 cm in Richtung der Stimmlippen. Bewegungen der Blockungsmanschette von solchem Ausmaß können darüber hinaus zu Verletzungen des trachealen Epithels führen. Um das Risiko versehentlicher Extubationen und endobronchialer Intubationen im Zusammenhang mit Kopf- und Halsbewegungen möglichst klein zu halten, wurde empfohlen, die Blockungsmanschette im mittleren Drittel der Trachea zu plazieren (20).

Für die klinische Routine genügt es, für den erwachsenen Patienten den Tubus auf eine geeignete Länge zu kürzen und die Manschette unter Sicht 1 bis 2 cm über die Stimmlippenebene hinaus in die Trachea vorzuschieben. Wenn man nicht beobachten kann, wie der Tubus die Stimmlippen passiert, ist es erforderlich, die korrekte Tubuslage durch andere Methoden zu bestätigen.

Die Blockung der Manschette

In der klinischen Praxis wird die Manschette gewöhnlich langsam solange mit Luft gefüllt, bis bei positivem Atemwegsdruck keine Luft mehr hörbar entweichen kann. Dabei sollte der Druck bei Manschetten mit großem Volumen während des Blockungsvorganges mit einem in den Blockungsschlauch zwischengeschalteten Druckmeßgerät kontrolliert werden (41). Der Cuffdruck kann damit in sicheren Grenzen gehalten werden. Allerdings läßt sich bei den großvolumigen Manschetten nicht immer genau bestimmen, wann die Manschette ausreichend geblockt ist. Für die klinische Praxis wurde empfohlen, die Manschetten unabhängig von ihrem Volumen bis auf einen Druck von 25–30 mmHg aufzupumpen (105). Auf jeden Fall muß eine Überblähung der Blockung vermieden werden. Wenn die Tubusmanschette von ungeduldigen oder ungeübten Hilfspersonen stärker als zur vollständigen Abdichtung nötig aufgepumpt wird, muß man damit rechnen,

daß sie einen zu starken Druck auf die tracheale Schleimhaut ausüben kann. Der Anästhesist sollte die Blockung selbst durchführen und sich dabei Zeit lassen und sorgfältig vorgehen.

Der Trachealwanddruck: Meßmethoden

Zur Messung des Drucks, den eine geblockte Tubusmanschette auf die Trachealwand ausübt, sind eine Reihe von Verfahren beschrieben worden. Keine Methode konnte voll befriedigen (26). Indirekte Meßmethoden erlauben eine Berechnung des Drucks, der durch die Tubusblockung auf die Trachealwand einwirkt (21, 22). Einige Voraussetzungen für diese Berechnungen wurden allerdings in Frage gestellt (23). In einer Studie mit einem Versuchsmodell stellte *Cross* (24) die folgende Gleichung auf:

$$P_{ic} = P_{tw} + P_{f(d,s)}$$

Dabei bedeuten P_{ic} = Druck im Cuff, P_{tw} = Druck auf die Trachealwand und $P_{f(d,s)}$ = Druck als Funktion des Manschettendurchmessers (d) und der Elastizität (s) des Manschettenmaterials ist.

Aus der Gleichung geht hervor, daß der Druck auf die Trachealwand immer kleiner oder höchstens gleich groß ist wie der leicht meßbare Cuffdruck. Wenn der Wert für $P_{f(d,s)}$ sehr klein wird, nähert sich der Manschettendruck dem Trachealwanddruck an.

Ein anderer Versuchsaufbau (28) galt der Messung des Luftvolumens, mit dem die Manschette geblockt wurde, und des daraus resultierenden Manschettendrucks (P_1). Der Tubus wurde anschließend in einem Tracheamodell erneut mit dem gleichen Luftvolumen geblockt, und der Manschettendruck wiederum gemessen (P_2). Der auf die Trachealwand wirksame Druck (P) wurde dann nach der Formel berechnet:

$$P = P_2 - P_1$$

Allerdings konnte in einer detaillierter angelegten Studie gezeigt werden, daß bei Anwendung dieser Gleichung sowohl für Blockungsmanschetten mit großen wie auch solchen mit kleinen Volumina nicht immer korrekte Ergebnisse herauskamen (23). Man fand in einigen Fällen große Differenzen zwischen den errechneten und den tatsächlich gemessenen Trachealwanddrücken. Zur direkten Druckmessung implantierte man Druckaufnehmer in künstliche Luftröhrenmodelle, in die Trachealwände von Tieren oder in resezierte, menschliche Tracheapräparate (25–27). Ein anderes Meßverfahren bestand darin, kleine Ballons zwischen die Tubusmanschette und die Trachealwand zu plazieren (29, 30). In einer Studie an 11 Patienten betrug der auf die vordere Trachealwand wirksame Druck im

Durchschnitt 38 mmHg (Variationsbreite: 24–68 mmHg), wenn die Cuffs der in dieser Untersuchung verwendeten Latexgummituben luftdicht geblockt wurden (29). Bei 5 weiteren Patienten betrug der mittlere Druck auf die Vorderwand der Trachea 40.8 mmHg, auf die Hinterwand nur 27.2 mmHg. Bei normaler Kopflagerung ist der Druck in der Trachea nach vorne zu stärker wirksam als nach hinten, was auf die größere Dehnbarkeit der posterioren, membranösen im Vergleich zu den anterioren, knorpeligen Wandanteilen zurückzuführen ist. In derselben Studie wurden bei 3 Patienten die Drücke bei überstrecktem Kopf gemessen. Sie lagen bei 51 mmHg an der Vorderwand und 59 mmHg an der Hinterwand, d. h. die Druckdifferenz war nicht nur vermindert, sondern in einigen Fällen sogar umgekehrt. Dies liegt daran, daß bei überstrecktem Kopf die Hinterwand der Trachea der Wirbelsäule anliegt und sich nicht ausdehnen kann. Der auf die Trachealwand wirksame Druck steigt an, wenn der Patient wacher wird, was möglicherweise mit dem gleichzeitig zunehmenden Muskeltonus zusammenhängt. Der ge-

wöhnlich an der vorderen Trachealwand höhere Druck ist die Ursache dafür, daß hier auch die schwereren Schäden durch Tubusblockungen zu beobachten sind (31).

Eine Anzahl von Autoren hat sich mit der Untersuchung des Drucks befaßt, den verschiedene Tubustypen mit ihren Manschetten auf die Trachealwand ausüben (23, 26, 27, 30). Bei nur geringfügig voneinander abweichenden experimentellen Bedingungen fanden sie erhebliche Unterschiede. Die an der Trachealseitenwand in einem Luftröhrenmodell gemessenen Drücke lagen in Abhängigkeit von der Tubusbeschaffenheit zwischen 26 und 240 mmHg (26), bei einem weiteren Modellversuch zwischen 15 und 160 mmHg (Abb. 4.4) (30). In einem Tierversuch an Hunden wurden Werte von 30 bis 205 mmHg registriert (27). Aus den Untersuchungen geht klar hervor, welche überragende Bedeutung der Beschaffenheit des Tubus bei den Bemühungen zukommt, den durch die Manschette auf die Trachealwand ausgeübten Druck in Grenzen zu halten. Auch das korrekte Vorgehen beim Blocken ist

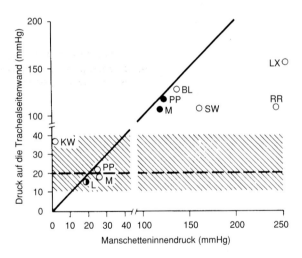

Abb. 4.4 Druck auf die Seitenwand, aufgetragen gegen den Füllungsdruck in der Manschette bei einem Laborversuch zur Bewertung verschiedener Endotrachealtuben. Die gestrichelte Linie entspricht dem mittleren kapillären Druck, die schraffierte Fläche dem angenommenen Bereich des venösen kapillären Drucks; ○ Tuben bei dichter Blockung; ● Tuben, die mit 5 ml über dem zur dichten Blockung nötigen Füllvolumen geblockt wurden. ◑ Lanz-Tubus bei dichter Blockung, mit um 20 ml und 40 ml überhöhtem Füllvolumen. BL = *Portex* „Blue Line"; PP = *Portex* Profile; M = *Mallinckrodt*; L = *Lanz*-Tubus; KW = *Kamen-Wilkinson*-Tubus; RR = Roter Gummitubus; LX = *Woodbridge*-Tubus; SW = Soft way Tubus. Modifiziert nach *Leigh* und *Maynard* (30), mit freundlicher Genehmigung der Autoren und dem Br. Med. Journal.

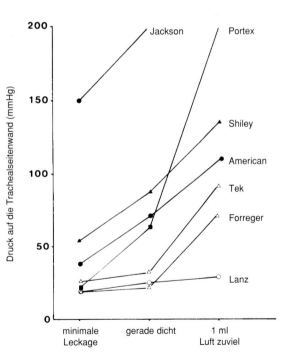

Abb. 4.5 Seitlicher Trachealwanddruck verschiedener Endotrachealtuben bei drei unterschiedlichen Zuständen der Blockungsmanschette. Nach *Wu* et al. (26), mit freundlicher Genehmigung der Autoren und des Verlegers. Copyright The Williams and Wilkins Co., Baltimore.

wichtig. Bereits die Überschreitung des zur dichten Blockung nötigen Luftvolumens um nur 1 ml kann dazu führen, daß der auf die Trachealwand einwirkende Druck ansteigt und möglicherweise Traumatisierungen verursacht (26) (Abb. 4.5).

Der Druck des Trachealtubus auf die Kehlkopfinnenseite

Obwohl das Hauptaugenmerk auf die möglichen Verletzungen der Trachea durch die Tubusblockung gelegt wurde, kann auch der Tubus selbst im Kehlkopf erheblichen Druck auf das Gewebe ausüben, was u.U. zu schweren pathologischen Veränderungen führt (32). Bei Langzeitintubationen können posteriore Glottisstenosen verschiedenen Schweregrades entstehen (33, 34), wobei gerade die lange Liegezeit des Tubus die häufigste Ursache solcher Stenosen ist (33). In einem Hundeversuch maß man die auf den hinteren Kehlkopfanteil einwirkenden, durch den Tubus verursachten Druckkräfte (32). Bei 3 Hunden war die postolaterale Kehlkopfinnenseite Drücken von 75 bis 400 mmHg ausgesetzt (oft weit über den kapillären Perfusionsdruck hinaus). Sowohl die vom Druck betroffenen Flächen als auch das Ausmaß der Traumatisierung sind bei größerem Tubusdurchmesser ausgedehnter. Es ist deshalb empfehlenswert, zur Intubation den kleinstmöglichen Tubus zu benutzen, der eine adäquate Ventilation erlaubt, um damit das Risiko postolateraler Kehlkopfschädigungen möglichst klein zu halten (32, 35).

Der Tubus konventioneller Bauart besitzt eine gewisse materialabhängige, elastische Spannkraft, die durch Verformung in den Atemwegen an bestimmten Stellen Druck ausüben und dadurch zu trachealen und laryngealen Druckschäden führen kann (116) (Abb. 4.6). Diese lassen sich begrenzen, wenn man zur Intubation orale oder nasale Tuben nach *Lindholm* benutzt, die – von der Seite betrachtet – den Konturen der Atemwege entsprechend vorgeformt sind (106–110) (Abb. 4.7). Die vorläufigen Ergebnisse einer multizentrischen Studie über Erfahrungen mit diesen Tuben zeigen, daß damit schwere Läsionen im hinteren, subglottischen Bereich und in der Trachea am Sitz der Blockungsmanschette bei langzeitintubierten Patienten seltener auftreten (111).

Die Kontrolle des Trachealwanddrucks bei Langzeitintubation

Zwei künstlich beatmete Patienten waren mit unterschiedlichen Geräten intubiert worden, der eine mit einem *Lanz*-Tubus, der andere mit einem roten Gummitubus. Die Tubusmanschetten waren dicht geblockt, wobei der Trachealwanddruck beim ersten Patienten 17 mmHg, beim zweiten 87 mmHg und der Cuffinnendruck 19 bzw 225 mmHg betrug (30). Die Druckmessungen erfolgten bei der zitierten Studie durch einen kleinen, zwischen Manschette und Trachealwand plazierten Ballon. Der *Lanz*-Tubus hat einen druckregulierenden Mechanismus, der sowohl ausgeprägte Druckanstiege als auch – abfälle in der Blockungsmanschette und an der Trachealwand verhindert (Abb. 4.8a und b). Dieser Druckausgleich funktioniert nur zusammen mit einer Blockungsmanschette, die mit dem vom Regulator vorgegebenen Druck dicht geblockt werden kann. Es wurde empfohlen, diesen besonderen Tubus bei allen Patienten obligatorisch einzusetzen, bei denen eine Langzeitbeatmung notwendig ist. Obwohl man es als wünschenswert erachtete, auch bei den kürzeren Beatmungszeiten in der Anästhesie routinemäßig diese Möglichkeit zur Kontrolle des Trachealwanddrucks einsetzen zu können, dürften einem so weiten Einsatz des *Lanz*-Tubus allerdings finanzielle Beschränkungen entgegenstehen. Messungen im Modellversuch bei 8 verschiedenen, gebräuchlichen Tubustypen ergaben, daß man nur bei 3 Tuben (*Lanz, Portex* Profile und *Mallinckrodt*) bei auf die seitliche Trachealwand wirksamen Drucken von weniger als 30 mmHg eine dichte Blockung bewirken kann (30) (Abb. 4.4). Bei 4 anderen Tuben registrierte man einen Druck von mehr als 100 mmHg, davon in einem Fall sogar annähernd 160 mmHg.

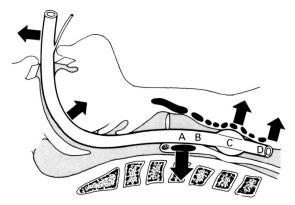

Abb. 4.6 Darstellung der Kräfte, die in den Atemwegen durch die erzwungene Verbiegung des Tubus nach Intubation wirksam werden. A. Innenfläche der Kehlkopfrückseite. B. Ringknorpelebene, welche die engste Stelle der Atemwege markiert. C. Bereich, in dem die Tubusblockung zu liegen kommt. D. Lage der Tubusspitze. Nach *Lindholm* (116), mit freundlicher Genehmigung des Autors und des Herausgebers von *Laekartidningen*.

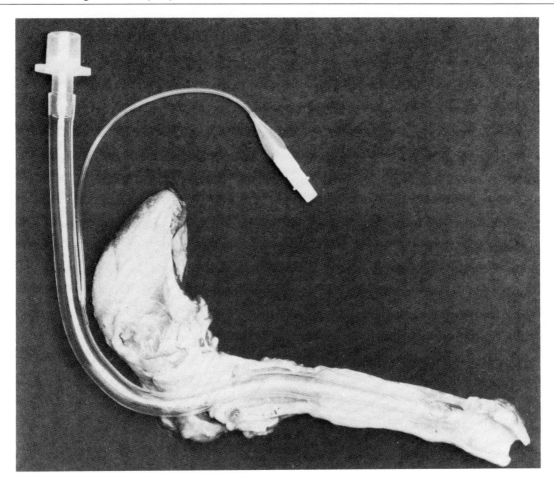

Abb. 4.7 Der anatomisch vorgeformte Tubus nach *Lindholm*, plaziert im Zungen-, Kehlkopf- und Trachealpräparat einer jungen Frau. Nach *Lindholm* und *Grenvik* (108), mit freundlicher Genehmigung der Autoren und des Verlegers, Churchill Livingstone.

Die Praxis der Langzeitintubation in Großbritannien

Unter den Mitgliedern der Gesellschaft für Intensivmedizin Großbritanniens wurde eine Umfrage durchgeführt, um das Vorgehen bei Langzeitintubationen zu ermitteln (112). Danach werden Tuben mit unterschiedlichsten Blockungsmanschetten eingesetzt. Bei nahezu 60% handelt es sich um Cuffs mit großen, 25% mit mittelgroßen und 10% mit kleinen Volumina. Sie werden grundsätzlich so geblockt, daß sie vollständig abdichten und keine Atemluft entweichen kann. Nur in 17% der Fälle wurde der Cuffdruck gemessen. Im allgemeinen wird in den verschiedenen Kliniken so vorgegangen, daß der Tubus für die Dauer von weniger als 3 bis zu mehr als 20 Tagen in situ belassen wird, bis man eine Tracheotomie anstrebt. In 50% der Fälle wird die Tracheotomie zwischen dem 7. und 14. Tag durchge-

führt. Bei ordnungsgemäßer Kontrolle des Manschettendrucks und verbesserter Gestaltung von Manschette und Tubusform sollten orale und nasale Langzeitintubationen sicherer werden.

Das Verhältnis von Blockungsmanschetten- und Tracheadurchmesser und der Trachealwanddruck

In einer Studie untersuchte man Tuben verschiedener Fabrikate sowie unterschiedlicher Cufftypen in einer künstlichen Luftröhre mit elastischer Hinterwand, die eine menschliche Trachea simulieren sollte (36). Zunächst bestimmte man das Residualvolumen (RV) aus der jeweiligen Manschettendruckkurve (Abb. 4.9). Dabei fand man große Unterschiede zwischen den verschiedenen Tubustypen. Außerdem war ein Trend zu

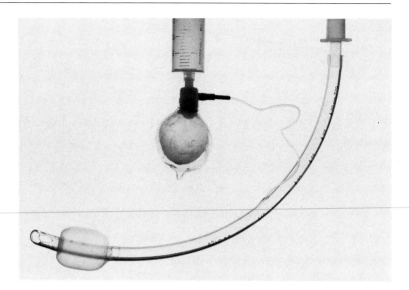

Abb. 4.8a Der *Lanz*-Tubus mit gefüllter Manschette und Druckausgleichsballon.

(a)

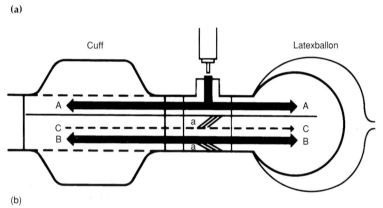

(b)

Abb. 4.8b Prinzip des *Lanz*-Ventils. A: *Lanz*-Ventil mit aufgesetzter Spritze; nach Injektion von ca. 30 ml Luft wird die Spritze entfernt. Automatisch stellt sich ein Manschettenfüllungsdruck ein, der 25 mmHg nicht überschreitet. B: Das Ventilsystem hält den Füllungsdruck während der gesamten Intubationsdauer auf unter 25 mmHg. C: Ein spezieller Klappenmechanismus (a) reguliert die Geschwindigkeit des Druckausgleichs zwischen Blockung und Latexballon. Der dünnwandige Latexballon dehnt und kontrahiert sich innerhalb des definierten Wirkungsbereichs, ohne daß sich der Füllungsdruck in der Manschette ändert. Wenn der Manschettendruck über den des Druckausgleichsballons steigt, dehnt sich dieser und reguliert dadurch den Manschettendruck. Bei Abfall des Manschettendrucks zieht der Ausgleichsballon sich zusammen und drückt Luft in die Manschette, wodurch bei niedrigem Druck eine dichte Blockung erhalten bleibt.

größeren RV bei zunehmender Tubusgröße zu beobachten. Die RV lagen zwischen 1.8 und 27.3 ml. Danach wurde das Volumen bestimmt, bei dem die Manschette dicht geblockt war [seal-volume (SV)], und der Druck in der Manschette bei dichter Blockung sowie der Trachealwanddruck im Luftröhrenmodell gemessen (Abb. 4.10). 37% der Tuben in der Gruppe mit einem SV/RV Verhältnis von 1 oder kleiner waren bei Wanddrucken von weniger als 35 mmHg dicht geblockt. Bei den restlichen Tuben dieser Gruppe waren

die höheren Wanddrücke (bis zu 52 mmHg) wahrscheinlich dadurch bedingt, daß es erst bei höherem Druck gelang, eine volle Entfaltung der großvolumigen Manschette zu erreichen. In der Tubusgruppe mit einem SV/RV-Quotienten kleiner als 1 waren der auf die Trachealwand einwirkende Druck und der Manschettendruck nahezu identisch (Abb. 4.11). Bei Tuben mit einem SV/RV-Verhältnis größer als 1 lagen die notwendigen Cuffdrucke über den Trachealwanddrucken. Auf jeden Fall verursachten Manschetten mit kleinem

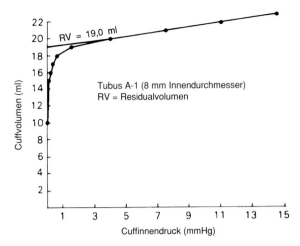

Abb. 4.9 Graphische Extrapolation zur Bestimmung des Residualvolumens einer Manschette. Nach *Tonnesen* et al (36), mit freundlicher Genehmigung der Autoren, des Herausgebers der *Anesthesiology* und Verlegers, J.B. Lippincott & Co.

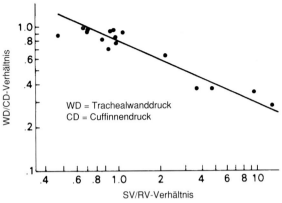

Abb. 4.11 Zusammenhang zwischen dem Verhältnis von SV (Volumen, bei dem eine dichte Blockung besteht) zu RV (Residualvolumen) und dem Verhältnis von WD (Trachealwanddruck) zu CD (Manschetteninnendruck), doppelt logarithmisch dargestellt. Je niedriger das Verhältnis SV/RV ist, um so eher repräsentiert der Manschetteninnendruck den Trachealwanddruck. Nach *Tonnesen* et al. (36), mit freundlicher Genehmigung der Autoren, des Herausgebers der *Anesthesiology* und der Verleger, J.B. Lippincott & Co.

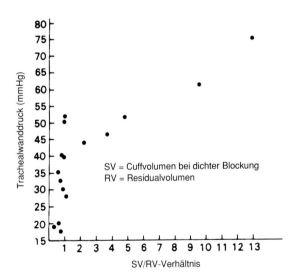

Abb. 4.10 Die Beziehung zwischen dem Verhältnis von SV (Volumen, bei dem eine dichte Blockung besteht) zu RV (Residualvolumen) und dem Wanddruck in der Trachea, bei dem ein wasserdichter Abschluß erreicht wird. Jeder Punkt repräsentiert den Mittelwert von 9 oder 10 Tuben gleicher Marke und Größe. Nach *Tonnesen* et al. (36), mit freundlicher Genehmigung der Autoren, des Herausgebers der *Anesthesiology* und der Verleger, J.B. Lippincott & Co.

Füllvolumen höhere Trachealwanddrucke als solche mit großem. Man folgerte daraus, daß die Blockungsmanschette bereits bei kleinerem Füllvolumen als dem entsprechenden RV dicht abschließen sollte. Im Testmodell waren mehr als 12 ml RV notwendig, um eine wasserdichte Blockung bei niedrigem Trachealwanddruck zu erreichen.

Unter klinischen Bedingungen ist die Messung des Manschettendrucks außerordentlich brauchbar, da er immer über den Trachealwanddrucken liegt. Wenn eine dichte Blockung bei einem Manschettendruck von 25 mmHg oder weniger erreicht werden kann, ist das Risiko ernster trachealer Wandschäden minimal (40, 41). Cuff- und Wanddruck weichen um so mehr voneinander ab, je kleiner das RV der Manschette wird. Der bei wasserdichter Blockung auf die Trachealwand wirksame Druck ist bei Manschetten mit kleinem immer größer als bei solchen mit großem Füllvolumen.

Die Wandbeschaffenheit der Blockungsmanschette und der Trachealwanddruck

Niederdruckmanschetten mit großem Füllvolumen haben eine nachgiebige Wand und können sich daher der Form der Trachea anpassen (37) (Abb. 4.12). Sie deformieren die Luftröhrenwand nicht. Im Gegensatz dazu haben kleinvolumige Hochdruckmanschetten starre Wände und verformen die Trachea. Sie üben folglich

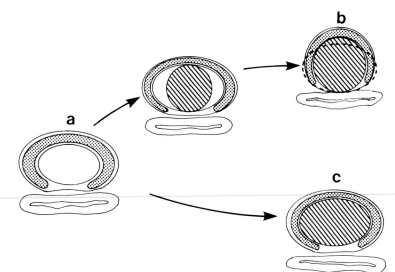

Abb. 4.12 Die Trachea und die Blockungsmanschette.
(a) Normale Trachea und Ösophagus.
(b) Die Hochdruckmanschette verzieht die Trachea und zwingt sie, sich der Manschettenform anzupassen.
(c) Die weiche Niederdruckmanschette paßt sich dem normalen Trachealumen an.
Nach *Cooper* and *Grillo* (37), mit freundlicher Genehmigung des Herausgebers von *Chest*.

auch einen höheren Druck auf die Trachealwand aus (27). Beim Aufblasen dieser Manschetten berühren sie die Wand zunächst an den Stellen, die in einer Ebene mit dem geringsten Abstand einander gegenüber liegen. Auf diese Kontaktbereiche wirkt bei weiterer Füllung ein stetig steigender Druck ein. Eine hohe Cuffcompliance ist besonders wichtig, wenn bei zunehmender autonomer Kontrolle die Trachea sich zusammenzieht oder starrer wird (38).

1969, als steifwandige Manschetten noch routinemäßig eingesetzt wurden, versuchten *Geffin* und *Pontoppidan*, Deformierungen und Schädigung der Trachea zu verhindern, indem sie die Manschette in einem warmen Wasserbad mit 20 bis 30 ml Luft aufdehnten (39). Dadurch verwandelten sie wirkungsvoll den zunächst kleinvolumigen in ein großvolumigen Cuff. Nach Einführung dieser Methode auf der Beatmungsstation entwickelten in der Folgezeit die Patienten nach Dekanülierung keine Atemwegsobstruktionen mehr, die vorher ebenso wie Trachealstenosen nicht selten waren. Verbesserungen der Manschettenbeschaffenheit machen heute eine Vordehnung überflüssig.

Manschettendruck und tracheale Durchblutung

In einer Untersuchung am Kaninchen wurde der Blutfluß in der Trachealschleimhaut mit radioaktiv markierten Teilchen vor und nach Einführen endotrachealer Tuben mit Niederdruckmanschette gemessen (40). Der Ausgangswert lag bei 0.3 ml/(min · g) (g bezieht sich auf Gewebe). Dies entspricht ungefähr 60% des zerebralen Blutflusses. Nach Einführen des Tubus und vor Blockung der Manschette steigerte sich die Durchblu-

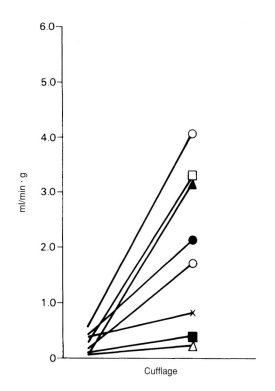

Abb. 4.13 Veränderungen des Blutflusses in der Trachealschleimhaut unter Ruhebedingungen und nach Einlegen des Endotrachealtubus (bei konstantem HZV), ohne Aufblasen der Blockungsmanschette. (Die Symbole entsprechen den verschiedenen Versuchstieren). Nach *Nordin* et al. (40), mit freundlicher Genehmigung des Herausgebers der Acta Anaesthesiologica Scandinavica.

tung unerwartet auf das 10fache des Kontrollwerts (Abb. 4.13). Dieses Ergebnis wurde auf eine Freisetzung histamin-ähnlicher Substanzen zurückgeführt, die den Tonus der Schleimhautarteriolen herabsetzen. Wenn nun die Blockung aufgefüllt wurde, sank der Blutfluß linear ab, so daß er bei Manschettendrucken von 80–120 mmHg (was annähernd dem arteriellen Blutdruck entsprach) zum Stillstand kam. *Nordin* und seine Mitarbeiter meinten, daß zwischen den Schleimhautarealen über den Knorpelspangen und ihren Zwischenräumen Druckgradienten bestehen, so daß bei Beginn der Blockung zunächst die Schleimhautdurchblutung über dem Knorpel abnimmt, es dazwischen aber zu einer reaktiven Hyperämie kommt (40). Bei weiterer Druckerhöhung nimmt auch in diesen Arealen die Durchblutung ab. Wenn man den zur Trachea passenden Manschettendurchmesser findet, sinkt zwar die kapilläre Perfusion bei Trachealwanddrucken über 30 mmHg ab, kommt aber nicht voll zum Erliegen, wenn der Druck nicht wesentlich größer wird. Eine Analyse der Daten ergab Hinweise dafür, daß Manschetten mit großem Füllvolumen gleichmäßiger auf die gesamte Schleimhautoberfläche Druck ausüben und damit die besondere Belastung der Ringknorpelareale auf ein Mindestmaß reduzieren. Eine straffe kleinvolumige Manschette wird dagegen hauptsächlich auf die Knorpelspangen drücken und schon zu Beginn des Blockungsvorgangs zur Verminderung der Perfusion führen. Die Autoren empfahlen daher, die Blockung nie über einen Druck von 30 cmH$_2$O hinaus aufzufüllen.

Dobrin und *Canfield* untersuchten die trachealen Durchblutungsverhältnisse bei Hunden durch Messung der Temperaturänderungen in der Trachea bei Anwendung unterschiedlichster Tuben mit verschiedenen Manschetten- und Trachealwanddrücken (27). Der Manschettendruck wurde schrittweise erhöht, und dabei der entsprechende Wanddruckanstieg und Temperaturabfall in der Trachea registriert. Wenn die Manschette so geblockt war, daß keine Atemluft mehr entweichen konnte, führten nachgiebige Blockungsmanschetten zu einem Abfall der errechneten Perfusion auf 98%, straffe dagegen auf 20–40% der Ausgangswerte. Letztere übten auch einen größeren Druck auf die Trachealschleimhaut aus. Weitere Messungen ergaben, daß die Durchblutung in oberflächlichen Schleimhautschichten stärker als in tieferen vermindert wurde.

In einer neueren Studie von *Seegobin* und *van Hasselt* wurden endoskopisch photographische Bestimmungen der Schleimhautdurchblutung bei Intubation mit Tuben, die eine große Blockungsmanschette hatten, vorgenommen (41). Sie untersuchten die Schleimhautbezirke, die mit der Manschette in Berührung standen, auf Farbwechsel, was Hinweise auf Änderungen der Durchblutung gab. Bei Manschettendrucken

von 30 cmH$_2$O stellten sie über den anterioren Trachealknorpelspangen Verschlechterungen der Schleimhautdurchblutung fest. Ein vollständiges Sistieren der Perfusion auch in der gespannten, muskulären Hinterwand trat bei 50 cmH$_2$O ein. Auch ihre Empfehlung lautete daher, bei Blockungen nicht über einen Druck von 30 cmH$_2$O hinauszugehen. *Mehta* betonte einschränkend, daß die in der zitierten Untersuchung gemessenen Cuffdrucke nicht zwingend exakt den auf die Trachealwand einwirkenden Drucken entsprechen mußten (42). Eine Übereinstimmung beider Drucke sei bei Niederdruckmanschetten mit großem Volumen nur unter der Voraussetzung gegeben, daß die Manschettenwand keine Verspannungen aufweist (43).

Der Zusammenhang zwischen pathologischen Veränderungen der Trachea und dem Manschettendruck

Nordin untersuchte die Auswirkungen des Manschettendrucks auf die Trachea an Hasen (117) . Er kam zu dem Schluß, daß der Schweregrad der pathologischen Veränderungen an der Trachea durch die Liegezeit des Tubus und den Druck auf die seitliche Trachealwand beeinflußt wird. Letzteres wurde allerdings als der bedeutendere Faktor für die Entstehung von Schädigungen betrachtet. Bei Wanddrucken von 20 mmHg entstanden innerhalb von 15 min Schäden an der Schleimhautoberfläche, die allerdings nicht progredient waren. Bei 50 mmHg konnte man nach 15 min pathologische Veränderungen der Schleimhaut beobachten, bei denen teilweise die Basalmembranen bloßgelegt wurden. Bei 100 mmHg kam es nach 4 h zu schwersten Druckschäden fast bis zu den Knorpelspangen, die eine bakterielle Besiedlung nach sich zogen. Die Ergebnisse dieser Studie zeigten eindringlich, wie wichtig eine Begrenzung des Drucks ist, der auf die Trachealwand einwirkt. Wenn er an der Seitenwand der Trachea 20 mmHg nicht überschreitet, kann eine Intubation mit geblocktem Tubus über lange Zeit toleriert werden. Experimente an Schweinen ergaben, daß eine Intubation für die Dauer von 4.5 h das Flimmerepithel dermaßen schädigen konnte, daß der Sekrettransport zum Erliegen kam (44). Allerdings konnte keine Beziehung zwischen Schweregrad trachealer Läsionen und unterschiedlichem Ausmaß der Transporthemmung aufgezeigt werden. In einer anderen Untersuchung an Hunden fand man, daß es nach einer Intubationsdauer von 2 h innerhalb von 2 Tagen nach Extubation zur Regeneration des Flimmerepithels kam, die nach 7 Tagen nahezu abgeschlossen war (45).

Tab. 4.1 Blockungstechniken und Manschettentypen

Blockungstechniken

Intermittierende Entblockung (46)	Der Druck, den moderne Niederdruckmanschetten auf die Trachealwand ausüben, führt nicht zu einer Beeinträchtigung der kapillären Perfusion. Eine intermittierende Entblockung wie bei Hochdruckmanschetten ist daher nicht mehr erforderlich.
Subtotale Blockung mit der Möglichkeit minimaler Undichtigkeit (47, 48)	Immer noch häufig angewandte Technik bei Langzeitbeatmungen. Das Risiko von Aspirationen ist hierbei nicht auszuschließen.
Beatmungssynchrone Blockung. Durch entsprechendes Zubehör des Beatmungsgeräts wird die Blockung bei Inspiration aufgeblasen, bei Exspiration entlastet.	Die Ausrüstung für diese Technik ist aufwendig. Während der Expiration besteht Aspirationsgefahr, wenn keine PEEP-Beatmung (mit hohen positiven endexpiratorischen Drucken) durchgeführt wird.
Intermittierende Messung des Cuffdrucks und Anpassung an die Erfordernisse	Eine einfache Methode, die aber ein geeignetes Meßgerät voraussetzt. Sollte in der klinischen Praxis routinemäßig angewandt werden.
Cuffdruckregulation mit Hilfe eines Kontrollballons anstelle des Pilotballons (*Lanz*-Tubus) (22)	Diese Technik bewirkt, daß der Druck in der Manschette weder zu hoch noch zu niedrig ist. Der effektive Manschettendruck hängt von der Elastizität des vor dem Cuff plazierten Kontrollballons ab.
Blockung der Manschette mit einem Gas, das so zusammengesetzt ist wie die Beatmungsgase während der Allgemeinanästhesie Blockung der Manschette mit Flüssigkeiten, um eine Gasdiffusion in den Cuff zu verhindern. Einsatz von Vorrichtungen, die einen Druckanstieg über den vorgegebenen Wert verhindern.	Siehe „Lachgasdiffusion in die Blockungsmanschette", S. 65

Manschettentypen

Manschette mit beatmungsdruckabhängiger Blockung (54–56)	Diese Manschetten üben auf die laterale Trachealwand genau denselben Druck aus, der bei der Inspiration herrscht. Während der Exspiration besteht ein erhöhtes Aspirationsrisiko.
Vordehnung der Manschette (39)	Durch diese Technik wurden früher Hochdruckmanschetten mit kleinen Füllvolumina in Niederdruckmanschetten mit großen umgewandelt; dadurch war eine dichte Blockung schon bei viel niedrigeren Cuffdrucken möglich.
Polyurethanschaummanschette nach *Kamen Wilkinson* (57)	Der Druck in der sich selbst füllenden Manschette entspricht dem Atmosphärendruck. Dadurch wird die laterale Trachealwand nur sehr mäßig belastet.
Niederdruckmanschette mit großem Füllvolumen (High Volume Low Pressure Cuff) (58)	Der Druck in der Manschette und an der Trachealwand sollten annähernd gleich sein, wenn die Manschette richtig ausgewählt wurde.

Möglichkeiten, tracheale Traumen zu vermeiden

Als vor Einführung von Einmaltuben aus Plastik die roten Gummituben mit straffen Hochdruckmanschetten routinemäßig eingesetzt wurden, waren schwerere Komplikationen nach Langzeitbeatmungen durchaus an der Tagesordnung. Verbesserungen an den Manschetten und ihrer Handhabung führten zu einer Verringerung der cuffbedingten Komplikationen (22, 39, 46–59) (Tab. 4.1).

Alle Verfahren haben zum Ziel, Größe oder Dauer der Druckeinwirkung auf die Trachealschleimhaut zu begrenzen. Die älteren Methoden brachten ein erhöhtes Aspirationsrisiko mit sich. Sie werden heute nur noch selten angewandt.

Die Einführung der Einmaltuben aus Plastik ermöglichte es den Herstellern, Cuffs zu entwickeln, die eine dichte Blockung bei solchen Drucken gewährleisten, die die kapilläre Zirkulation in der Trachealwand nicht gefährden. Dünnwandige Niederdruckmanschetten mit großem Füllvolumen ermöglichen eine Luftröhrenabdichtung, ohne daß die Manschette allzu sehr aufgeblasen werden muß. Dadurch gleichen sich die Drucke in der Manschette und an der Trachealwand einander an. Dennoch sind sorgfältige Überwachung und Regulierung des Manschettendrucks nötig, um Druckanstiege oder -abfälle in den Manschetten zu vermeiden.

Systeme wie der *Lanz*-Tubus, die den Manschettendruck automatisch regulieren, sollten nach Möglichkeit genutzt werden. Nach Einführung des *Lanz*-Tubus reduzierte sich die Häufigkeit von schwereren trachealen Komplikationen auf ein Zehntel. Ebenso ging die Zahl der Todesfälle zurück, die auf solche Komplikationen während Langzeitbeatmungen zurückzuführen

waren (59). Die Autoren fanden heraus, daß 25% ihrer Intensivpatienten länger als 1 Woche und 10% sogar länger als 2 Wochen beatmet werden mußten (60). Während einer so langdauernden Beatmung ist ein zuverlässiges System zur Kontrolle des Cuffdrucks unerläßlich.

Es sind auch Methoden zur Begrenzung des Cuffdruckanstiegs beschrieben worden, der während einer Allgemeinanästhesie durch Diffusion von Lachgas in die Blockungsmanschette verursacht wird (siehe S. 65). Dieser Druckanstieg kann sehr massiv sein, was aber im Vergleich zu den Problemen, die sich aus einem hohen Manschettendruck auf Intensivstationen ergeben, wegen der gewöhnlich kürzeren Dauer einer Anästhesie nicht von so großer Bedeutung ist.

Druckabfall in der Blockungsmanschette im Lauf der Zeit

Im Gegensatz zu den zahlreichen Arbeiten, die sich mit dem Druckanstieg in der Blockungsmanschette während einer Allgemeinanästhesie beschäftigen, gibt es nur wenige, die sich mit dem Druckabfall während einer Langzeitbeatmung befassen. *Jacobsen* und *Greenbaum* untersuchten solche Druckverluste bei Niederdruckmanschetten mit großem und Hochdruckmanschetten mit kleinem Füllvolumen (61). Zunächst registrierten sie sehr unterschiedliche Ausgangswerte bei den verschiedenen Tubustypen (Tab. 4.2). Zwar sanken die Manschettendrucke im Lauf der Zeit ab, aber man fand keine Korrelation zwischen dem Ausmaß des Druckverlusts und der Zeit. Als Ursachen der Druckverluste nahmen die Autoren zum einen Gasdiffusion

Tab. 4.2 Druckabfall in der Blockungsmanschette im Lauf der Zeit

	Anfangsdruck (mmHg)	Enddruck (mmHg)	Zeitdifferenz (h)
Niedriges Cuffvolumen, hoher Druck	110	60	17
	95	75	6
	30	20	10
	65	25	30
	30	20	6
Hohes Cuffvolumen, niedriger Druck	23	15	6
	20	5	12
	20	5	9
	34	20	6
	15	5	10
	45	28	10
	20	20	6
	16	10	6

[nach *Jacobsen* und *Greenbaum* (61)]

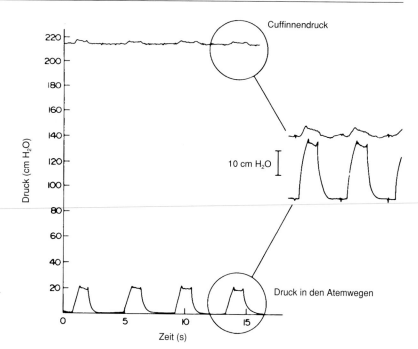

Abb. 4.14 Veränderungen des Drucks in der Blockungsmanschette und in den Atemwegen bei Anwendung einer Manschette mit kleinem Füllvolumen, gemessen am Patienten. Nach *Crawley* und *Cross* (64), mit freundlicher Genehmigung der Autoren und Academic Press, Verleger der Anaesthesia.

durch die Manschettenwand und zum anderen Veränderungen im Plastikmaterial der Manschettenwand („creeping") an. Wärme und Feuchtigkeit in der Trachea und kurzzeitige Manschettendruckanstiege beschleunigten diese Materialveränderungen (61), die gewissermaßen auf natürliche Weise das von *Geffin* und *Pontoppidan* (39) empfohlene Vordehnen der Manschette bewirken. Es ist anzunehmen, daß diese Vorgänge in den ersten Stunden ablaufen, und spätere Druckverluste auf Abdiffusion von Füllgasen aus der Manschette beruhen. Die Materialveränderungen bewirken zum einen eine Zunahme des Füllvolumens, zum anderen eine Druckabnahme in der Blockungsmanschette (62). Selbstverständlich kann auch ein ungenau aufgesetzter Verschlußstopfen oder undichter Drei-Wege-Hahn auf dem Blockungsschlauch Ursache eines Druckverlusts sein. Eine Abnahme des Manschettendrucks kann zur Aspiration aus dem Pharynx (63) oder sogar zur mangelhaften Beatmung führen.

Dynamische Manschettendruckänderungen

In Laborstudien und am Patienten wurden Auswirkungen der Beatmung auf Niederdruck- und Hochdruckmanschetten untersucht (64). Diese sind bei Hochdruckmanschetten (Abb. 4.14) cher geringer ausgeprägt als bei Niederdruckmanschetten (Abb. 4.15 und 4.16). Die kleinen Druckschwankungen, die die Druckkurven der Niederdruckmanschetten über-

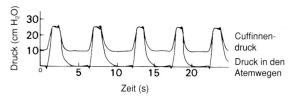

Abb. 4.15 Veränderungen des Drucks in der Blockungsmanschette und in den Atemwegen bei Anwendung einer Manschette mit großem Füllvolumen in einem Tracheamodell. Nach *Crawley* und *Cross* (64), mit freundlicher Genehmigung der Autoren und Academic Press, Verleger der Anaesthesia.

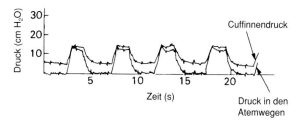

Abb. 4.16 Veränderungen des Drucks in der Blockungsmanschette und in den Atemwegen bei Anwendung einer Manschette mit großem Füllvolumen, gemessen am Patienten. Die kleinen Kurvenschwankungen sind durch kardiale Volumenänderungen bedingte Überlagerungen. Nach *Crawley* und *Cross* (64), mit freundlicher Genehmigung der Autoren und Academic Press, Verleger der Anaesthesia.

lagern (Abb. 4.16), sind Folge der Übertragung kardialer Pulsationen. In der Inspirationsphase wirkt der intratracheale Druck auch auf die Manschette. Diese dynamischen Änderungen zeigen, daß der Manschettendruck nicht höher als der Beatmungsdruck sein muß, um eine dichte Blockung zu gewährleisten. Bei spontanatmenden Patienten ändert sich der Manschettendruck bei Inspiration in negativer und bei Exspiration in positiver Richtung.

Ganz erhebliche vorübergehende Manschettendruckerhöhungen wurden beim Husten gemessen (61) (Abb. 4.17). Sehr häufig wird es durch endotracheales Absaugen ausgelöst. Weil der Tubus dabei üblicherweise dekonnektiert ist, kommt es beim Husten nicht zu einem Anstieg des intrathorakalen Drucks. Damit scheidet er als mögliche Ursache für den Manschettendruckanstieg aus. Man vermutete, daß die Trachea während des Hustenstoßes ihren Querschnitt ändert und sich zusammenzieht, wodurch sie auf die Blockungsmanschette drückt. In den Niederdruckmanschetten stieg der Druck beim Husten von 24 auf 100 mmHg, in Hochdruckmanschetten von 61 auf 129 mmHg. Dabei bestand zwischen der Stärke des Hustenstoßes und dem Spitzendruck in der Manschette keine Beziehung. Drucke von dieser Höhe können theoretisch einen Tubus kollabieren lassen oder Manschettenhernien verursachen. Physiotherapeutische Maßnahmen wie Vibrationen oder manuelles Blähen führen ebenfalls für kurze Zeit zu Erhöhungen des Drucks auf die Trachealwand (65) (Abb. 4.18 und 4.19). Gleiches gilt auch für Patienten, die nicht gut an das Beatmungsgerät adaptiert werden können und dagegen ankämpfen (Abb. 4.20). Wenn ein solcher Unru-

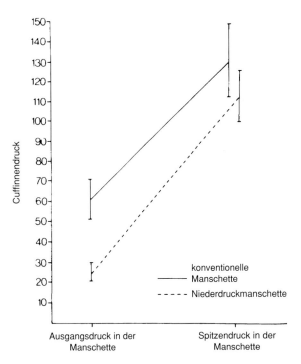

Abb. 4.17 Druckanstiege in der Manschette beim Husten. (Die Balken an den Enden der Kurven repräsentieren die Variationsbreite vom Mittelwert). Nach *Jacobsen* und *Greenbaum* (61).

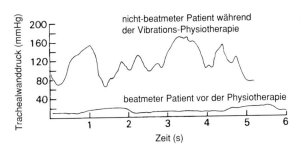

Abb. 4.18 Vergleich der Trachealwanddrucke bei IPPV und während einer Vibrationsphysiotherapie. Nach *Mac Kenzie* et al. (65). [IPPV = intermittierende Überdruckbeatmung].

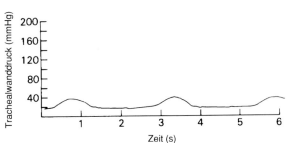

Abb. 4.19 Die Wirkung des Blähens mit Atembeutel auf den Trachealwanddruck. Nach *Mac Kenzie* et al. (65).

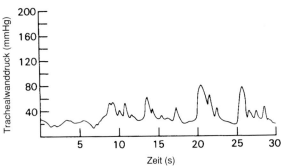

Abb. 4.20 Auswirkung schlechter Adaptation des Patienten an das Beatmungsgerät auf den Trachealwanddruck. Nach *Mac Kenzie* et al. (65).

hezustand lange Zeit anhält, können Trachealschleimhautschädigungen die Folge sein.

Lachgasdiffusion in die Blockungsmanschette

Bereits 1965 wurde nachgewiesen, daß luftgefüllte Hohlräume im Körper sich während einer Allgemeinanästhesie ausdehnen, wenn das Beatmungsgasgemisch Lachgas enthält (66). Bei einer inspiratorischen Lachgaskonzentration von 75 % nimmt das intestinale Luftvolumen in 4 h um 100–200%, das Volumen eines Pneumothorax in 2 h sogar um 200–300% zu. Diese Volumenzunahmen hängen von der Blut-Gas-Löslichkeit und der Durchblutung ab.

1974 konnte zum ersten Mal in einem Laborversuch demonstriert werden, daß Lachgas in die Blockungsmanschette diffundierte und dort zu einer Druckerhöhung führte (67–68). 1975 gelang der Nachweis auch bei intubierten Patienten (69). Der Druckanstieg in der Manschette war je nach Art des Tubus verschieden groß und lag zwischen dem 1.35- und dem 5fachen des ursprünglichen Füllungsdrucks. Es wurde angedeutet, daß solche Druckänderungen mit zunehmender Manschettenwanddicke in Grenzen gehalten werden konnten. Auch trat eine Lachgasdiffusion bei Manschetten aus Latexgummi weniger rasch ein als bei solchen aus PVC. Während der rund zweistündigen Beobachtungszeit nahm das Manschettenvolumen um 42–89% zu.

Eine Analyse der Gasproben aus den Manschetten ergab, daß 76–88% der Volumenzunahme auf Lachgas-, 2–10% auf Sauerstoffdiffusion beruhten. Weniger als 5% des Druckanstiegs in der Blockungsmanschette konnten auf die Erwärmung des Füllgases von Raum auf Körpertemperatur zurückgeführt werden. Man nahm an, solche Änderungen wären am Patienten weniger ausgeprägt als im Laborversuch, weil in der Trachea nur die Fläche der Manschette, die nicht mit der Trachealwand in Kontakt steht, einer Gasdiffusion ausgesetzt sei. Der Oberflächenanteil dünnwandiger Niederdruckmanschetten mit großem Füllvolumen, der der Trachealwand anliegt, ist rund 10-mal größer als der Anteil ohne Wandkontakt, wobei es aber auch über die Trachealwand zur Lachgasdiffusion kommt (70).

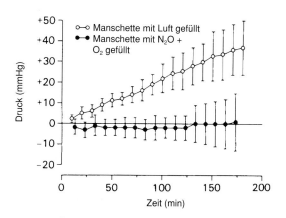

Abb. 4.21 Änderungen des Manschettendrucks über die Zeit bei Anwendung von Manschetten mit großem Füllvolumen während einer Lachgas-Sauerstoff-Anästhesie (70–30%). Die Blockung erfolgte mit Raumluft oder dem Lachgas-Sauerstoffgemisch. Darstellung der Mittelwerte sowie Angabe des 95%-Vertrauensbereichs. Nach *Revenas* und *Lindholm* (72), mit freundlicher Genehmigung des Herausgebers der Acta Anaesthesiologica Scandinavica.

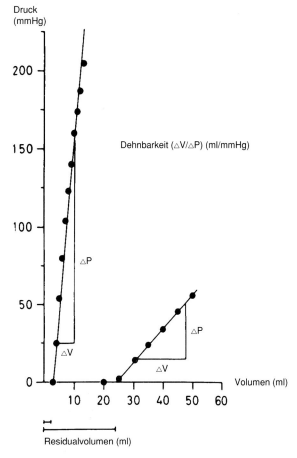

Abb. 4.22 Volumen-Druck-Beziehung in einer Manschette mit kleinem und einer mit großem Füllvolumen in einem Laborversuch. Nach *Revenas* und *Lindholm* (72), mit freundlicher Genehmigung des Herausgebers der Acta Anaesthesiologica Scandinavica.

Druck- und Volumenänderungen lassen sich fast vollständig vermeiden, wenn man die Blockungsmanschette mit dem gleichen Gas füllt, das zur Beatmung verwendet wird (71). In einer mit Raumluft gefüllten Niederdruckmanschette steigt der Druck bei Beatmung mit 60% Lachgas und 40% Sauerstoff im Vergleich zu einer Kontrollgruppe mit 98% Sauerstoff und 2% Ethrane (= Enfluran) auf rund das zweifache des Ausgangswertes. Die Druck- und Volumenänderungen sind bei einer Lachgasanästhesie in Nieder- und in Hochdruckmanschetten annähernd gleich groß. Die Autoren empfahlen, Blockungsmanschetten routinemäßig mit der gleichen Gasmischung wie dem Inspirationsgas zu füllen. Es ist bemerkenswert, daß sich solche Anstiege durch Atmung von reinem Sauerstoff nicht verhindern lassen.

In den ersten 3 h einer Lachgasanästhesie traten in Manschetten mit kleinen wie mit großen Füllvolumina, die mit Raumluft gefüllt worden waren, lineare Druckanstiege auf (72). Dadurch werden selbst Nieder- zu Hochdruckmanschetten. Wenn die Manschetten mit dem gleichen Gasgemisch wie dem Inspirationsgas oder mit Kochsalzlösung gefüllt waren, wurden keine Veränderungen beobachtet (Abb. 4.21). Aber auch wenn zur Blockung das Inspirationsgasgemisch verwendet wird, ist es empfehlenswert, die Manschettendrucke zu messen. Wenn das Residualvolumen einer Manschette klein ist, steht nur ein begrenztes Füllvolu-

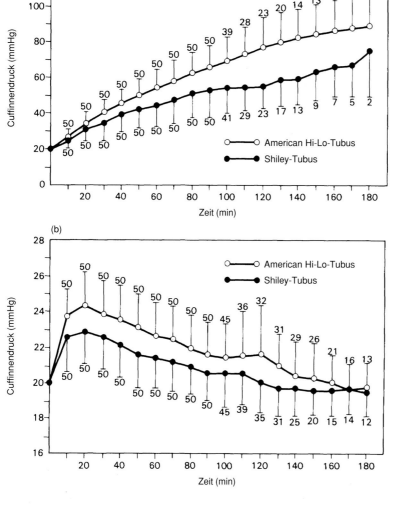

Abb. 4.23 Intraoperative Änderungen des Manschettendrucks zweier unterschiedlicher Endotrachealtuben, wobei einmal keine Regulation des Manschettendrucks erfolgte (a), im anderen Fall der „Tubus-Manschettendruck-Stabilisator" zum Einsatz kam (b). Anfangs betrug der Innendruck bei allen Tuben 20 mmHg. Die senkrechten Balken geben die Standardabweichung an. Die Anzahl der untersuchten Tuben wird über bzw. unter den Balken angegeben. Nach *Kim* (77), mit freundlicher Genehmigung der International Anesthesia Research Society.

men zur Verfügung, bei dem der Druck noch niedrig bleibt. Die Beziehung zwischen Druck und Volumen am Beispiel je einer kleinen und großen Blockungsmanschette konnten *Revenas* und *Lindholm* veranschaulichen (Abb. 4.22) (72).

An einer Anzahl verschiedener Endotrachealtuben wurden sowohl Manschettenvolumenänderungen als auch weitere physikalische Eigenschaften der Manschetten untersucht, wenn man sie im Labor Lachgas aussetzte (78). Dabei fand man, daß die Diffusionsrate für Lachgas mit der Manschettenwanddicke in einem reziproken und mit dem Partialdruck von Lachgas in einem direkten Verhältnis stand. Die Manschettenwände waren zwischen 0.033 bis 0.55 mm dick. Die Diffusionsraten waren bei Manschetten verschiedener Materialien und selbst bei Manschetten aus demselben Material, jedoch verschiedener Dichte, unterschiedlich. Die meisten Manschetten bestanden aus Polyvinylchlorid. In der folgenden Gleichung definierte *Mehta* (74) die Faktoren, die auf die Gasdiffusion in Blockungsmanschetten Einfluß nehmen:

$$V = K \cdot \frac{a \cdot t \, (P_1 - P_2)}{d}$$

V = Volumen des in die Manschette diffundierten Gases,

a = die zur Diffusion zur Verfügung stehende Manschettenfläche,

t = Zeit, in der die Gasdiffusion stattfinden kann,

d = Manschettenwanddicke,

P_1-P_2 = Differenz zwischen den Gaskonzentrationen in und außerhalb der Manschette und

K = Konstante, die von Diffusions- und Löslichkeitseigenschaften abhängig ist.

Die Permeabilität der Manschette wird auch von der Art des durchdringenden Gases und den physikalischen Eigenschaften ihres Materials beeinflußt.

Von *Bernhard* und Mitarbeitern wurde die Anwendung von Blockungsmanschetten mit dünner Wand und großem Durchmesser empfohlen (73). Allerdings erleichtern solche Manschetten den Durchtritt von Lachgas. Daher sollte während einer Anästhesie der Manschettendruck in 30minütigen Abständen gemessen und gegebenenfalls korrigiert (73) oder über eine entsprechende Apparatur automatisch reguliert werden (75–77, 113).

Eine neue, einfache Methode zur Manschettendruckregulation, die auf dem Wasserschloßprinzip beruht, erwies sich in der klinischen Praxis als sehr effektiv (77). Bei einer Patientengruppe mit großvolumigen Niederdruckmanschetten konnten deutliche Druckanstiege auf Grund von Lachgasdiffusion während der Anästhesie demonstriert werden (Abb. 4.23). Bei An-

wendung des sogenannten „Tubusmanschettendruckstabilisators" („Tracheal Tube Cuff Pressure Stabilizer") traten keine signifikante Druckerhöhungen auf. Eine elektro-pneumatische Vorrichtung, der „Cardiff Cuff Controller", verhindert sogar sowohl Druckanstiege als auch -abfälle (113). Auch bei Herzoperationen konnten während der Zeit der extrakorporalen Zirkulation sehr große Änderungen des Manschettendrucks durch Lachgasdiffusion nachgewiesen werden (78).

Zusammenfassend läßt sich sich feststellen, daß Manschettendruck- und -volumenanstiege durch Lachgasdiffusion ausreichend dokumentiert sind. Es gibt eindeutige Empfehlungen, den Manschettendruck während der Anästhesie zu messen und geeignete Maßnahmen zu ergreifen, um übermäßige Druckerhöhungen zu vermeiden (Tab. 4.3).

Tab. 4.3 Methoden zur Vermeidung oder Begrenzung der Lachgasdiffusion in der Blockungsmanschette

Blockungsmanschette mit dem Gas füllen, das dem Atemgasgemisch entspricht	Leicht durchzuführen, aber bei einer Änderung des Atemgasgemisches muß auch die Manschettenfüllung erneuert werden (71)
Füllung der Manschette mit Kochsalzlösung	Leicht durchzuführen; weitere Anpassungen entfallen (72)
Füllung der Manschette mit Raumluft	Leicht durchzuführen; der Manschettendruck muß regelmäßig gemessen und gegebenenfalls korrigiert werden
Füllung der Manschette mit Raumluft in Kombination mit einer Vorrichtung zur Manschettendruckregulierung	1. Einsatz eines Druckentlastungsventil (76) 2. Anwendung des „Tubusmanschettendruckstabilisators" (77) 3. *Lanz*-Tubus mit Druckausgleichsvorrichtung (75) 4. Elektropneumatische Druckregulierung (113)
Kamen Wilkinson Tubus mit Schaumstoffmanschette	Die Manschette blockt sich selbstständig; sie kann zur Atmosphäre hin offen bleiben.

Die meisten Ärzte allerdings ignorieren eindeutig diese Empfehlungen und unternehmen keine Anstrengungen, Manschettendruckanstiege während der Anästhesie zu verhindern. Zur Verringerung des Risikos druckbedingter Komplikationen ist es besonders wichtig, den Manschettendruck bei langdauernden Anästhesien zu überwachen.

Die Aspiration

Bei einer Untersuchung über die stille Regurgitation von Mageninhalt in den Pharynx während Intubationsnarkosen stellte sich heraus, daß sie bei 22 von 152 Patienten (14.5%) eintrat (79). In einer anderen Studie war dies bei 58 von 472 Patienten (12.3%) der Fall (80). Maßnahmen wie chirurgische Eingriffe im Oberbauch, Bauchlage des Patienten oder künstliche Beatmung gehen mit einer erhöhten Regurgitationsrate einher. Die Aspirationsgefahr kann vermindert werden, wenn man den Oropharynx häufig absaugt und damit pharyngeale Flüssigkeitsansammlungen unterbindet (81). Auch in der Trachea, und zwar unmittelbar über der Blockungsmanschette des endotrachealen Tubus kann sich Flüssigkeit aus dem Pharynx sammeln. Um diesen Raum möglichst klein zu halten, wurde empfohlen, die Blockungsmanschette direkt unterhalb der Stimmlippen zu plazieren und den Tubus nach Blockung soweit zurückzuziehen, bis ein Widerstand spürbar wird (16). Vor Extubation sollte der Patient in Seiten- und Kopftieflage von 10 Grad gebracht und durch den Tubus abgesaugt werden.

Tracheostomie-Sprechtuben (z.B. „Vocalaid Tube" von *Portex*) haben einen kleinen Kanal, der genau oberhalb der Blockungsmanschette endet und gewöhnlich dazu dient, Luft zur Phonation zu den Stimmlippen zu leiten. Er kann aber auch zum Absaugen von Sekretansammlungen oberhalb der Blockungsmanschette genutzt werden. Auf der Intensivstation konnten wir bei Patienten mit solchen Tuben beobachten, daß über diesen Kanal reichlich Flüssigkeit abgesaugt werden konnte. Wenn sich pharyngeal so große Sekretmengen ansammeln, kommt es mit Sicherheit zur Aspiration, falls die Tubusmanschette nicht ordnungsgemäß geblockt wurde. Es ließ sich nachweisen, daß Aspirationen an der Blockungsmanschette von Trachealkanülen vorbei zu Fieber und pulmonalen Komplikationen führen können (87). Wenn man bei den oben erwähnten Tuben die Sekrete regelmäßig absaugt, gewinnt man Mengen in der Größenordnung von rund 600 ml pro Tag. Die pulmonalen Beschwerden bessern sich rasch. So schützt die Blockungsmanschette Patienten mit Kehlkopffunktionsstörungen zwar vor Aspiration großer Mengen, kann aber rezidivierende kleine Aspirationen nicht sicher verhindern.

Bei intubierten Intensivpatienten untersuchte man die Häufigkeit von Aspirationen an der Blockungsmanschette vorbei mit Farbstoff, den man den Patienten in den Mund gab (82, 83). Wenn Tuben mit kleinvolumigen Hochdruckmanschetten benutzt wurden, fand man bei 56% der Fälle Aspirationen, bei Verwendung von Tuben mit großvolumigen Niederdruckmanschetten nur in 20% (83). Allerdings wurden keine Angaben über die Höhe der Manschettendrucke gemacht. In einer anderen Studie an tracheotomierten Patienten, bei denen Tuben mit großvolumigen Niederdruckmanschetten zum Einsatz kamen, lag die Aspirationsrate bei 16% (84). Es ist anzunehmen, daß unerkannte Aspirationen einer der Gründe für postoperative pulmonale Komplikationen sind. Immerhin fand man bei 16% von 300 zufällig ausgesuchten Patienten, die sich einer Anästhesie unterziehen mußten, postoperativ Beweise für eine Farbstoffaspiration (85).

In einer prospektiven Studie versuchte man, bei verschiedenen Blockungsmanschettentypen die Drücke zu bestimmen, die nötig sind, um eine Aspiration zu vermeiden (82). Dazu wurde *Evans*(= Azovan)-Blau in den Pharynx gegeben. Später wurde der Respirationstrakt inspiziert, um nach Farbspuren zu suchen. Aspirationen traten dann auf, wenn der Manschettendruck auf 20 mmHg gehalten wurde, nicht mehr jedoch bei 25 mmHg oder mehr. Dabei spielte es keine Rolle, ob die Patienten mit einem *Lanz*-Tubus oder einem solchen mit großvolumiger Niederdruckmanschette versorgt waren. Bei *Portex*-Tuben mit stärkerer Manschettenwand wurden aber auch bei Cuffdrucken von 25–27 mmHg Aspirationen festgestellt (Tab.4.4 und 4.5).

Tab. 4.4 Zusammenhang zwischen Tubus- und Cufftyp, dem Manschetteninnendruck und der Aspirationshäufigkeit

Tubus	Cuff-abmessung	Cuffinnendruck (cm H$_2$O)	Farbstoffaspiration (% der Fälle)
Lanz	groß	20	38,5
American/NCC „Hi-Lo"	groß	20	38,5
Lanz	groß	25	0
American/NCC „Hi-Lo"	groß	25	0
Lanz	groß	27–34	0
American/NCC „Hi-Lo"	groß	25–27 (minimales Verschlußfüllvolumen)	0
Portex „Blue Line"	groß	25–27 (minimales Verschlußfüllvolumen)	35,3
Rüsch roter Gummi	klein	ca. 250 (minimales Verschlußfüllvolumen)	0

[Nach *Bernhard* et al. (82); mit freundlicher Genehmigung der Autoren, des Herausgebers der Anesthesiology und des Verlags J.B. Lippincott & Co.]

Tab. 4.5 Zusammenhang zwischen den physikalischen Eigenschaften des Cuffs, dem Manschetteninnendruck und der Aspirationshäufigkeit

Tubus	Cuffdurchmesser ± s (mm)	Wanddicke des Cuffs ± s (mm)	Cuffinnendruck (cm H$_2$O)	Aspiration
American „Hi-Lo"	33,28 ± 0,76	0,044 ± 0,005	25	nein
Lanz	30,07 ± 0,63	0,104 ± 0,007	27–34	nein
Portex, „Blue Line"	28,75 ± 1,63	0,25 ± 0,029	25–27 (minimales Verschlußfüllvolumen)	ja
Rüsch	14,52 ± 0,44	0,537 ± 0,029	ca. 250 (minimales Verschlußfüllvolumen)	nein

[Nach *Bernhard* et al. (82); mit freundlicher Genehmigung der Autoren, des Herausgebers der *Anesthesiology* und des Verlags J.B. Lippincott & Co.]

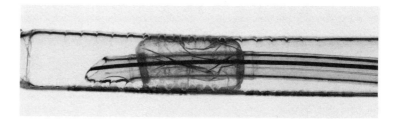

Abb. 4.24 Geblockte Tubusmanschette mit großem Füllvolumen in einem Tracheamodell, um die Bildung der Falten und Kniffe zu demonstrieren.

Ein Cuff mit großem Füllvolumen und niedrigem Innendruck kann Falten, Kniffe und Furchen (Abb. 4.24) bilden, wenn ihr Umfang größer als der der Trachea ist (86). Das Ausmaß einer Aspiration von Flüssigkeit über solche Furchen hängt hauptsächlich von drei Faktoren ab (115): der Viskosität der Flüssigkeit, ihrem hydrostatischen Druck über der Blockungsmanschette und der Größe der Furchen. Bei Manschetten aus dickem, steifem Material legen sich solche Falten und Furchen weniger leicht aneinander und verschließen sich damit schlechter als bei jenen mit dünner Wand. Man braucht höhere Drücke, um Leckagen zu verhindern. Dies trifft im besonderen für die wenig nachgiebigen, steifwandigen Manschetten zu. In zwei Fallberichten wurden Aspirationen bei spontanatmenden, intubierten Patienten beschrieben, die trotz korrekt geblockter, großvolumiger Manschette auftraten (86, 90), wobei ein Patient bald danach an einer Hypoxie verstarb (90). Beim anderen Patienten konnte man die Folgen der Aspiration beherrschen, indem man ihn umintubierte und einen Tubus mit kleinvolumiger Hochdruckmanschette einsetzte. Die Aspirationshäufigkeit könnte bei spontanatmenden Patienten erhöht sein, weil während der Inspiration unterhalb der Blockungsmanschette ein subatmosphärischer Druck aufgebaut wird. Man muß bei der Auswahl eines Tubus mit großvolumiger Niederdruckmanschette darauf achten, daß sie sich bei niedrigem Füllungsdruck dem trachealen Umriß

ohne Falten- und Furchenbildung anpaßt. Eine Manschette passender Größe hätte bei geblocktem Zustand einen Durchmesser, der annähernd dem der Trachea entspricht.

Labortests an drei verschiedenen Tubustypen ergaben, daß unbeachtet möglicher Falten- und Furchenbildung in allen Fällen die Undichtigkeiten beseitigt werden konnten, wenn man die Manschette auf einen sehr hohen Druck brachte (86). Allerdings sollte eine Aspiration schon bei niedrigen Manschetten- und Trachealwanddrucken vermeidbar sein, um die Gefahr trachealer Wandschädigungen möglichst gering zu halten. Undichtigkeiten konnten auf ein Mindestmaß beschränkt werden, wenn Manschetten- und Trachealdurchmesser weitgehend übereinstimmten, und damit bei Blockung keine Falten oder Furchen entstanden (86). In überraschenden oder kritischen Situationen wie z. B. bei spontanatmenden Patienten kann es jedoch gerechtfertigt sein, die Manschette zeitweilig stärker aufzublähen, um das Aspirationsrisiko zu vermindern (88). Bei einer Untersuchung zweier verschiedener Tubustypen in einem Luftröhrenmodell konnte gezeigt werden, daß der Manschettendruck, der eine Beatmung mit einem inspiratorischen Spitzendruck von 1.96 kPa bei dichter Blockung ohne Volumenverluste gewährleistete, deutlich über dem lag, der bei einem Wasserstand von 2 cm über der Blockungsmanschette eine Aspiration verhinderte (89) (Tab. 4.6). Beide Tuben hatten

Tab. 4.6 Zusammenhang zwischen dem mittleren Cuffdurchmesser (n = 10) und der Aspiration bei zwei Tubenfabrikaten mit der gleichen Manschettenwanddicke. Die Tuben wurden an einem Luftröhrenmodell getestet, das mit einem Lungenphantom verbunden war.

Tubus	Wand-dicke (mm)	Umfang und (Durchmesser) beim Residual-volumen (mm)	Residual-volumen (ml)	Cuffdurchmesser / Luftröhrendurchmesser	Mittlerer Cuffinnen-druck, ab dem keine Nebenluft mehr entstand (kPa*)	Mittlerer Cuffinnen-druck, ab dem keine Aspiration mehr auftrat (kPa*)
Portex „Profile"	0,125	93,6 (29,8)	13,05	1,49	4,16	2,93 (bei 2 Tuben setzte die Aspiration erst bei 5,98 aus)
Searle „Sensiv"	0,125	69,9 (22,2)	6,9	1,11	1,06 (in keinem Fall höher als 1,47)	0,54 (in keinem Fall höher als 1,08)

* 1 kPa = 10,2 cm H_2O

[Nach *Mehta* (89); mit freundlicher Genehmigung des Herausgebers von Annals of the Royal College of Surgeons of England.]

Manschetten gleicher Wanddicke, aber Manschettenumfang und -steifigkeit des *Portex*-Tubus waren größer als beim *Searle*-Tubus.

Die Häufigkeit kleinerer pulmonaler Aspirationen aus dem Pharynx läßt sich in der klinischen Praxis nur schwer bestimmen und hängt von der Menge des im Pharynx angesammelten Materials und von Lage, Druck und Art der Blockungsmanschette ab. Die Viskosität der wäßrigen Farbstoffe und pharyngealen Sekrete können unterschiedlich sein. Daher ist denkbar, daß die klinisch beobachtete Zahl von Aspirationen an der Blockungsmanschette vorbei nicht mit der auf Grund von Labortests erwarteten Häufigkeit übereinstimmt.

Zusammenfassend kann man festhalten, daß Aspirationen verhindert werden können, wenn man die Manschette überbläht. Dies geschieht häufig bei Kurzzeitintubationen während operativer Eingriffe. Im allgemeinen kommt es dabei nicht zu ernsten Komplikationen. Bei Langzeitintubation ist die genaue Kontrolle und Regulierung des Manschettendrucks sehr wichtig.

Die Blockungsmanschette und andere Faktoren und ihr Einfluß auf postoperative Halsbeschwerden

Halsbeschwerden nach Intubation dauern gewöhnlich nur wenige Tage und werden als kleinere, unvermeidliche Folgen von Allgemeinannästhesien betrachtet (91). Die wesentlich stärkeren Schmerzen an anderen Stellen des Körpers nach größeren operativen Eingriffen überlagern häufig die Halsbeschwerden, so daß diese gar nicht wahrgenommen werden. Nach kleinen Eingriffen dagegen können sie Hauptursache postope-

rativer Beschwerden sein. Bei Frauen sind sie gewöhnlich häufiger als bei Männern zu beobachten (98).

Die Häufigkeit von Halsentzündungen nach Allgemeinanästhesie über eine Maske variiert zwischen 15 (97) und 22% (94, 96). Gewöhnlich halten sie nur kurze Zeit an und sind nicht sehr schwerwiegend (Tab. 4.7) (92–101, 104).

In den zitierten Studien wurde versucht, einzelne Faktoren und ihre Bedeutung für die Entstehung von Halsschmerzen herauszufinden. Auf einigen Gebieten, z. B. der Wirkung von auf Blockungsmanschetten aufgetragenen Lokalanästhetika, sind die Ergebnisse widersprüchlich. Halsbeschwerden nach Maskennarkosen wurden dem Einatmen der unbefeuchteten Anästhesiegase zugeschrieben, was die Schleimhaut von Pharynx und Trachea austrocknen läßt. In einer Untersuchung wurde Patienten während Maskennarkosen Suxamethonium als Bolus verabreicht. 68.2% der Patienten klagten hinterher über Halsschmerzen, in der Kontrollgruppe ohne Suxamethonium nur 9.5% (102). Der Grad der Beschwerden korrelierte mit dem Ausmaß postoperativer Muskelschmerzen. In dieser Studie wurden weder Atropin verabreicht noch oropharyngeale Tuben benutzt oder Maßnahmen wie Laryngoskopie und Absaugung des Pharynx vorgenommen.

Die Häufigkeit von Halsbeschwerden nach kurzzeitiger endotrachealer Intubation schwankt zwischen 6.6% (92) und 90% (97) (Tab. 4.7). In der Literatur wird häufig eine Zahl von 60% zitiert (103). Sie liegt allerdings über den durchschnittlichen Werten von 30–40% (Tab. 4.7). Es ist aber auch nicht immer möglich zu unterscheiden, ob Halsbeschwerden Folge des endotrachealen Tubus oder eines Intubationstraumas sind (99). Sie treten häufiger bei mit Tuben ohne Blockungs-

Tab. 4.7 Die Blockungsmanschette und postoperative Halsbeschwerden

Autoren und Literaturangaben	Jahr	Tubustyp	Untersuchungsziel (im wesentlichen für Kurzzeitintubationen)	Variable Parameter bzw. Studienobjekte	Häufigkeit von Halsbeschwerden (%)	Starke Halsbeschwerden	Nachforschungsmethodik	Bemerkungen
Lund und *Daos* (92)	1965	keine Angaben	Doppelblindstudie über Wirkungen von *Lokalanästhetika* und *Gleitmitteln* auf die Häufigkeit von Halsbeschwerden	kein Gleitmittel hochviskoses Gleitmittel dto. mit Lidocain 5% leichtes Gleitmittel	22.8 20.8 6.6 21.2	nein	gezielte Befragung	Unter Anwendung von hochviskösen Gleitmitteln mit Zusatz von Lokalanästhetika traten Halsschmerzen seltener auf.
Stock und *Downs* (101)	1982	Tuben mit 7.0–9.0 mm Innendurchmesser. Niederdruckmanschetten mit großem Füllvolumen	Wirkungen verschiedener *Gleitmittel* auf die Häufigkeit von Halsbeschwerden	Maske trockener Tubus Kochsalzlösung wasserlösliches Gel Lidocain-Gel Lidocain-Salbe	21 45 42 45 41 50	Ja (Bewertung 0–3)* 0.3 1.1 0.8 0.8 0.9 0.9	Befragung 20–30 h nach Extubation	Halsschmerzen und Heiserkeit treten in einigen Fällen bei Tuben mit und ohne Gleitmittel auf. Lidocain-Gel oder -Salbe haben keinen Einfluß. Die Durchführung der Intubation war bei gleitmittelbenetzten Tuben einfacher.
Stanley (93)	1975	keine Angaben	Untersuchung der Änderung von Druck und Volumen bei Diffusion von *Lachgas* in die mit Raumluft gefüllten Dichtungsmanschetten (*in vivo*)	5 verschiedene Niederdruck- und 3 verschiedene Hochdruckmanschetten	nicht registriert	nein	nicht registriert	Bei beiden Manschettentypen traten ähnliche Druck- und Volumenanstiege auf. Schlußfolgerung: Die Manschettenausdehnung führt zu Trachealwandschäden und Halsbeschwerden
Saarnivaara und *Grahne* (98)	1981	*Shiley*-Tuben mit großvolumiger Niederdruckmanschette	Untersuchung von Manschettendruckänderungen und Halsschmerz- und Heiserkeitsrate bei Diffusion von *Lachgas* in die mit Raumluft gefüllten Blockungsmanschetten. Die Tuben wurden mit 10%iger Lidocainsalbe gleitfähig gemacht	*Gruppe I:* Anpassung des Manschettendrucks und Verhinderung von Druckanstiegen auf über 25 mmHg. *Gruppe II:* keine Begrenzung der Manschettendruckanstiege	Zeit (min) nach Extubation I II 30 0 13 60 0 13 120 4 6 180 9 7 240 0 0	nein	Registrierung bis 240 min nach Extubation	Beide Gruppen unterschieden sich hinsichtlich der Häufigkeit von Heiserkeit nicht signifikant. Heiserkeit trat in 12–28%, Halsbeschwerden in 0–13% der Fälle auf. Nebenwirkungen bei Frauen häufiger als bei Männern

(Fortsetzung nächste Seite)

Tab. 4.7 Die Blockungsmanschette und postoperative Halsbeschwerden (Fortsetzung)

Autoren und Literaturangabe	Jahr	Tubustyp	Untersuchungsziel (im wesentlichen für Kurzzeitintubationen)	Variable Parameter bzw. Studienobjekte	Häufigkeit von Halsbeschwerden (%)	Starke Halsbeschwerden	Nachforschungsmethodik	Bemerkungen
Jensen et al. (100)	1982	Tuben mit 7.5–9 mm Innendurchmesser	Untersuchungen zur Wirkung von *Nieder- oder Hochdruckmanschetten* auf das Auftreten von Halsschmerzen. Der Druck in der Manschette wurde in 15-min-Intervallen überprüft und bei Bedarf korrigiert, so daß der Tubus dicht geblockt blieb. Die Tuben wurden ohne Gel oder mit Lokalanästhetikazusatz befeuchtet, die Manschetten mit Raumluft gefüllt	Maske roter Gummitubus (*Rüsch*) „niedriger" Druck „hoher" Druck *Portex* „Blue Line" *Shiley*-Tubus Niederdruckmanschette	18 45 52 63 65	ja* 0.32 0.58 0.86 1.08 1.03	gezielte Befragung 24–30 h nach Operation	Häufigkeit und Schweregrad von Halsbeschwerden bei Hochdruckmanschetten mit kleinem Füllvolumen niedriger als bei Niederdruckmanschetten mit großem Volumen, vorausgesetzt, der Druck überschreitet nicht den unbedingt erforderlichen Wert. Frauen klagen häufiger über Halsschmerzen als Männer
Loeser et al. (94)	1976	Tuben mit 7–8.5 mm Innendurchmesser	Untersuchung über *Manschettentyp* und Häufigkeit von Halsbeschwerden. Patienten mit nasogastralen Sonden, schwieriger Intubation sowie Husten während In- und Extubation wurden v. d. Studie ausgeschlossen. Die Tuben wurden mit 5%iger Lidocain-Salbe gleitfähig gemacht. Alle Patienten waren beatmet	ohne Tubus (Maske) *Niederdruckmanschetten* 1. *Foregger* 2. *American* 3. *Extra Corporeal* 4. *Portex* *Hochdruckmanschetten* 1. *Harlake* 2. *Rüsch* 3. *American* 4. *Shiley*	22 48 58 58 54 24 38 24 25	Ja* 0.26 0.64 0.78 0.82 0.68 0.24 0.40 0.26 0.25	Gezielte Befragung 20–30 h nach Operation	Es gibt Hinweise dafür, daß die Größe der Kontaktfläche zwischen Manschette und Trachea direkt mit dem Ausmaß der trachealen Schleimhautschädigung in Verbindung steht. Überdimensionierte Manschetten können Schädigungen sowohl bei In- als auch Extubation verursachen. Faltenbildung bei Hochdruckmanschetten kann zu besonders hohem Druck auf die Trachealwand führen. Die erhöhte Halsschmerzrate bei *Rüsch*-Tuben wurde auf Reste der Desinfektionslösung nach Resterilisation zurückgeführt (alle anderen Typen waren Einmaltuben). Die Kontaktfläche zwischen Manschette und Trachealwand sollte möglichst klein sein

Tab. 4.7 Die Blockungsmanschette und postoperative Halsbeschwerden (Fortsetzung)

Autoren und Literaturangabe	Jahr	Tubustyp	Untersuchungsziel (im wesentlichen für Kurzzeitintubationen)	Variable Parameter bzw. Studienobjekte	Cufflänge (mm)	Fülldruck (mmHg)	Häufigkeit von Halsbeschwerden (%)	Starke Halsbeschwerden	Nachforschungsmethodik	Bemerkungen
Loeser et al. (96)	1980	Tuben mit 7.5–8.5 mm Innendurchmesser	Untersuchung über den Einfluß der *Kontaktfläche zwischen Manschette und Trachealwand* auf die Häufigkeit von Halsbeschwerden. Untersuchungsbedingungen wie bei der oben zitierten Arbeit von 1976	*National Catheter Cuffs*				Ja*	gezielte Befragung 20–30 h nach Operation	Die Häufigkeit von Halsschmerzen korreliert hoch mit der Länge der Blockungsmanschette, nicht aber mit der Intubationsdauer, dem Alter der Patienten, der Operationsart oder dem Füllungsdruck des Cuffs. Halsbeschwerden sind bei Verwendung von kurzen Cuffs nur halb so häufig und schwer wie beispielsweise bei Maskennarkosen. Der Grund dafür könnte eine Austrocknung der Schleimhaut in den oberen Atemwegen durch die trockenen Anästhesiegase bei Maskenbeatmung sein.
				Standard	25	133	24	0.26		
				Hilo	37	18	58	0.74		
				mittel	30	17	47	0.6		
				klein u. kurz	22	17	10	0.1		
				Portex Cuffs						
				konisch	29	15	38	0.5		
				groß-volumig	39	17	54	0.68		
				Maske			22	0.26		
Stenqvist und *Nilsson* (99)	1982	Tuben mit 8.0 mm Innendurchmesser I *Portex* „Blue Line" II *Mallinckrodt* „Hilo"	Untersuchung von Tuben mit *kleinem* (I) und *gro-Bem* (II) Füllvolumen. Die Kontaktfläche zwischen Tubusmanschette und Trachea wurde bei (I) auf 11 cm², bei (II) auf 20 cm² geschätzt	Blockung mit Gas gleicher Zusammensetzung wie Atemgas. Es wurden weder Einführungsdrähte noch Gleitmittel benutzt. Die Beatmungsgase wurden befeuchtet			I 55 / II 44	nein	gezielte Befragung am ersten postoperativen Tag	Keine Unterschiede zwischen den Gruppen I und II. Bei Langzeitintubationen verursacht die Blockungsmanschette mehr Schäden als der Intubationsvorgang. Bei Kurzzeitintubationen ist es umgekehrt.
Loeser et al. (97)	1980	*Portex*-Tuben mit 7.5–8.5 mm Innendurchmesser	Untersuchung der Häufigkeit von Halsbeschwerden bei Tuben zwei verschiedener Bauarten *mit* und *ohne Blockung* sowie der Einflüsse von Lokalanästhetika und *Kochsalzlösung*. Die Manschetten wurden mit Gas gleicher Zusammensetzung wie das Atemgas gefüllt. Die Atemluft wurde erwärmt und befeuchtet. Die Patienten atmeten während des orthopädischen Eingriffs spontan	*Tubus / Gleitmittel*				ja* 2.1	keine Angaben	Die Anwendung von Lidocain 4% bei Tuben ohne Blockung ist nachteilig (Irritation der Schleimhaut). Es wurde postuliert, daß bei Spontanatmung neben dem Tubus trockene Raumluft angezogen wird, die die Atemwege reizt. Blockungsmanschetten mit kleinem Volumen und ohne Gleitmittel erzeugen am seltensten Halsbeschwerden
				ohne Blockung / Lidocain-Gel (4%)			90			
				ohne Blockung / Lidocain-Lsg. (4%)			40	0.45		
				ohne Blockung / Kochsalzlsg.			40	0.4		
				großvolumige Manschette / keines			46	0.49		
				kleinvolumige Manschette / keines			25	0.31		
				Maske / keines			15	0.2		

Tab. 4.7 Die Blockungsmanschette und postoperative Halsbeschwerden (Fortsetzung)

Autoren und Literaturangabe	Jahr	Tubustyp	Untersuchungsziel (im wesentlichen für Kurzzeitintubationen)	Variable Parameter bzw. Studienobjekte	Häufigkeit von Halsbeschwerden (%)	Starke Halsbeschwerden	Nachforschungsmethodik	Bemerkungen
Loeser et al. (95)	1978	Tuben mit 7–8.5 mm Innendurchmesser	Untersuchung über die Halsbeschwerden bei Anwendung von Tuben mit *pharyngeal angepaßter Biegung* sowie verschiedenen *Cufftypen*	Cuff: *kleines Volumen, hoher Druck*		ja	gezielte Befragung 20–30 h nach Operation	Pharyngeal angepaßte Tuben verursachen bei Kurzzeitanwendung häufiger Halsschmerzen als Standardtuben. Möglicherweise hängt dies mit der größeren Kontaktfläche von Schleimhaut und Tubus zusammen. Für die Häufigkeit von Halsentzündungen scheint die Größe der Kontaktfläche bedeutsamer zu sein als die Zunahme des Cuffdrucks infolge Lachgasdiffusion
				1. Standard-Tubus	24	0.26		
				2. Pharyngeal angepaßter Tubus	44	0.54		
				Cuff: *großes Volumen, niedriger Druck*				
				1. Standard-Tubus	58	0.74		
				2. Pharyngeal angepaßter Tubus	54	0.75		
				Schaumstoffblockung (Kamen-Wilkinson)	65	0.9		
Alexopoulos und *Lindholm* (104)	1983	Standardtuben oder vorgeformte Tuben nach *Lindholm*, beide mit Niederdruckmanschette und großem Füllvolumen	Untersuchung über das Auftreten von Halsbeschwerden bei Tuben, die entsprechend dem Atemwegsverlauf in *sagittaler Ebene vorgeformt* sind	1. Standard-Tubus aus PVC	1.a 26 1.b 55	nein	1. spontane Patientenklagen in den ersten beiden Tagen	Bei Standardtuben ist das Risiko für Halsbeschwerden größer. Ebenso findet man dabei häufiger Schleimhautläsionen an der Ringknorpelplatte und der hinteren Kehlkopfkommissur.
				2. Vorgeformter PVC-Tubus (m. asymmetrischer Doppelkrümmung in der Sagittalebene)	2.a 14 2.b 21		2. gezielte Befragung nach 4 Tagen	

* Bewertung der Halsbeschwerden: 0 = keine . . . 3 = schwere

manschetten intubierten Patienten auf im Vergleich zu denen, die mit blockbaren Tuben versorgt waren (97). Offenbar verursachen Tuben mit Blockungsmanschetten, die nur mit einer kleinen Fläche Kontakt zur Trachealwand haben, seltener Halsschmerzen (94, 96, 97, 100). Ebenso wirksam scheint es zu sein, den Manschettendruck in Abständen zu korrigieren, um größere Druckerhöhungen auf Grund von Lachgasdiffusion in die Manschette zu vermeiden (98, 100). In den meisten Kliniken werden die Tuben routinemäßig mit Gleitmittel versehen, um eine leichte und atraumatische Intubation zu unterstützen. Widersprüchlich sind die Auswirkungen der dem Gleitmittel beigefügten Lokalanästhetika auf die Häufigkeit von Halsbeschwerden (91, 96, 100). Die neuesten Untersuchungsergebnisse lassen den Schluß zu, daß Gleitmittel wie wasserlösliches Gel oder Lidocain als Salbe oder Gel die Häufigkeit postoperativer Halsschmerzen nicht beeinflussen (100).

Es leuchtet ein, daß mit Blockungsmanschetten verknüpfte Probleme nur zum Teil für das Auftreten postoperativer Halsbeschwerden verantwortlich sind (Tab. 4.8). Allerdings kann man eine Verringerung dieser lästigen Komplikation erreichen, wenn man die Kontaktfläche zwischen Blockungsmanschette und Trachea möglichst klein hält, den Manschettendruck überwacht und gegebenenfalls anpaßt sowie Tuben mit verbesserten Blockungsmanschetten verwendet.

Tab. 4.8 Faktoren, die das Auftreten postoperativer Halsbeschwerden begünstigen

Intubationstraumen an:
 Tonsillen,
 Pharynx,
 Zunge,
 Larynx,
 Trachea

Anwendung von Tubuseinführungsdrähten
Anwendung des *Ryle*-Tubus
Husten bei In- und Extubation
blinde pharyngeale Absaugung
Ausstopfen des Pharynx mit Tupfern
Manschette bei Extubation nicht entblockt

Tubuseigenschaften
 Tuben nach *Lindholm* (107)
 Tubusmanschetten:
  Material
  Größe der Trachea-Manschettenkontaktfläche
  Falten und Furchen der Manschette
  Manschettendruck auf die Trachealwand

Untersuchungsmethodik
 Gezielte Befragung
 Fragebogen

Empfehlungen zur Manschettenform

Es gibt unterschiedliche Empfehlungen zum optimalen Verhältnis der Größen einer Blockungsmanschette mit großem Füllvolumen und der Trachea. *Lomholt* schlug vor, daß der Manschettendurchmesser das 1.5fache des Trachealdurchmessers betragen sollte (105). Es ist allerdings bekannt, daß große Blockungsmanschetten zur Faltenbildung neigen. Dies ist abhängig vom Verhältnis des Umfangs der Trachea zu dem der Manschette, ihrer Wanddicke und Materialbeschaffenheit sowie dem Manschettendruck. Eine andere Empfehlung lautet, daß der Umfang und Durchmesser einer mit ihrem Residualvolumen gefüllten Blockungsmanschette mit den entsprechenden Maßen der Trachea ungefähr übereinstimmen sollten (89, 106). Dadurch würden sich die Faltenbildung auf ein Minimum reduzieren und gleichzeitig der Manschettendruck dem auf die Trachealwand wirksamen Druck annähern. Hochdruckmanschetten mit kleinem Füllungsvolumen sind weniger günstig, da sie erst bei hohem Druck eine dichte Blockung bewirken und die Gefahr für tracheale Traumatisierungen vergrößern.

Die Blockungsmanschette sollte aus kräftigem, reißfestem Material bestehen, dabei zugleich aber auch dünn, weich und anschmiegsam sowie nachgiebig sein. Damit wären eine dichte Blockung schon bei niedrigem Manschettendruck möglich und Faltenbildungen auf ein Mindestmaß reduzierbar. Das Material sollte gewebeverträglich und für Anästhesiegase impermeabel sein (89). Die ersten Manschetten mit großem Füllvolumen hatten auf breiter Fläche Kontakt zur Trachealwand. Neuere Empfehlungen gehen dahin, daß die Kontaktfläche möglichst klein sein sollte. Birnenartige oder konisch geformte Manschetten werden inzwischen für vorteilhafter gehalten als walzenförmige (89).

Zusammenfassung

Verbesserungen der Manschettenform und des Umgangs mit der Tubusblockung sind für die Zukunft zu erwarten. Damit sollte auch bei Langzeitintubationen ein wachsendes Maß an Sicherheit erreichbar sein.

Literatur

1 *Waters, R.M., Rovenstine, E.A., Guedel, A.E.:* Endotracheal anaesthesia and its historical development. Anesth. Analg. 12 (1933) 196
2 *Trendelenburg, F.:* Beiträge zu den Operationen an den Luftwegen. Tamponade der Trachea. Arch. J. Klin. Chir. 12 (1871) 121

3 *Macewen, W.:* Clinical observations on the introduction of tracheal tubes by the mouth instead of performing tracheotomy or laryngotomy. Br. Med. J. 2 (1880) 122, 163

4 *Eisenmenger, V.:* Zur Tamponade des Larnyx nach Prof. Maydl. Wien. Med. Wochenschr. 43 (1893) 199

5 *Rowbotham, E.S., Magill, I.W.:* Anaesthetics in plastic surgery of the face and jaws. Proc. R. Soc. Med. 14 (1921) 17

6 *Magill, I.W.:* Technique in endotracheal anaesthesia. Br. Med. J. 2 (1930) 817

7 *Guedel, A.E., Waters, R.M.:* A new intratracheal catheter. Anesth. Analg. 7 (1928) 238

8 *Dorrance, G.M.:* On the treatment of traumatic injuries of the lungs and pleurae: with the presentation of a new intratracheal tube for use in artificial respiration. Surg. Gynecol. Obstet. 2 (1910) 160

9 *Macintosh, R.R.:* Self-inflating cuff for endotracheal tubes. Br. Med. J. 2 (1943) 234

10 *Ibsen, B.:* The anaesthetist's viewpoint on the treatment of respiratory complications in poliomyelitis during the epidemic in Copenhagen. Proc. R. Soc. Med. 47 (1952) 72

11 *Lassen, H.C.A.:* A preliminary report on the 1952 epidemic of poliomyelitis in Copenhagen. With special reference to the treatment of acute respiratory insufficiency. Lancet I (1953) 37

12 *Zwillich, C.W., Pierson, D.J., Creagh, C.E.* et al.: Complications of assisted ventilation. Am. J. Med. 57 (1974) 161

13 *Whitehouse, A.C., Klock, L.E.:* Evaluation of endotracheal tube position with the fibreoptic intubation laryngoscope. Chest 68 (1975) 848

14 *Chander, S., Feldman, E.:* Correct placement of endotracheal tubes. N.Y. State J. Med. 79 (1979) 1843

15 *Hamilton, W.K., Stevens, W.C.:* Malpositioning of endotracheal catheters. JAMA 198 (1966) 1113

16 *Mehta, S.:* The risk of aspiration in the presence of cuffed endotracheal tubes. Br. J. Anaesth. 44 (1972) 601

17 *Triner, L.:* A simple maneuver to verify proper positioning of an endotracheal tube. Anesthesiology 57 (1982) 548

18 *Wallace, C.T., Cooke, J.E.:* A new method for positioning endotracheal tubes. Anesthesiology 44 (1976) 272

19 *Cullen, D.J., Newbower, R.S., Gemer, R.:* A new method for positioning endotracheal tubes. Anesthesiology 43 (1975) 596

20 *Conrady, P.A., Goodman, L.R., Lainge, F., Singer, M.M.:* Nasotracheal tube mobility with flexion and hyperextension of the neck. Crit. Care Med. 1 (1973) 117

21 *Dobrin, P.B., Goldberg, E.M., Canfield, T.R.:* The endotracheal cuff. A comparative study. Anesth. Analg. 53 (1974) 456

22 *McGinnis, G.E., Shively, J.G., Patterson, R.L., Magovern, G.J.:* An engineering analysis of intratracheal tube cuffs. Anesth. Analg. 50 (1971) 557

23 *Black, A.M.S., Seegobin, R.D.:* Pressure on endotracheal tube cuffs. Anesthesia 36 (1981) 498

24 *Cross, E.D.:* Recent developments in tracheal cuffs. Resuscitation 2 (1973) 77

25 *Carrol, R., Hedden, M., Safar, P.:* Intratracheal cuffs. Performance characteristics. Anesthesiology 31 (1969) 275

26 *Wu, W.-H., Lim, I.-T., Simpson, F.A., Turndorf, H.:* Pressure dynamics of endotracheal and tracheostomy cuffs. Use of a tracheal model to evaluate performance. Crit. Care Med. 1 (1973) 197

27 *Dobrin, P., Canfield, T.:* Cuffed endotracheal tubes: mucosal pressures and tracheal wall blood flow. Am. J. Surg. 133 (1977) 562

28 *MacKenzie, C.F., Klose, S., Browne, D.R.G.:* A study of inflatable cuffs on endotracheal tubes. Pressures exerted on the trachea. Br. J. Anaesth. 48 (1976) 105

29 *Knowlson, G.T.G., Bassett, H.F.M.:* The pressures exerted on the trachea by endotracheal inflatable cuffs. Br. J. Anaesth. 42 (1970) 834

30 *Leigh, J.M., Maynard, J.P.:* Pressure on the tracheal mucosa from cuffed tubes. Br. Med. J. 1 (1979) 1173

31 *Cooper, J.D., Grillo, H.C.:* Experimental production and prevention of injury due to cuffed tracheal tubes. Surg. Gynecol. Obstet. 129 (1969) 1235

32 *Weymuller, E.A., Bishop, M.J., Fink, B.R., Hibbard, A.W., Spelman, F.A.:* Quantification of intralaryngeal pressure exerted by endotracheal tubes. Ann. Otol. Rhinol. Laryngol. 92 (1983) 444

33 *Olson, N.R., Bogdasarian, R.S.:* Posterior glottic laryngeal stenosis. Otolaryngol. Head Neck Surg. 88 (1980) 765

34 *Keane, W.M., Denneny, J.C., Rowe, L.D., Atkins, J.P.:* Complications of intubation. Ann. Otol. Rhinol. Laryngol. 91 (1983) 584

35 *Stenqvist, O., Sonander, H., Nilsson, K.:* Small endotracheal tubes. Ventilator and intratracheal pressures during controlled ventilation. Br. J. Anaesth. 51 (1979) 375

36 *Tonnesen, A.S., Vereen, L., Arens, J.F.:* Endotracheal tube cuff residual volume and lateral wall pressure in a model trachea. Anesthesiology 55 (1981) 680

37 *Cooper, J.D., Grillo, H.C.:* Analysis of problems related to cuffs on intratracheal tubes. Chest 62 (1972) 21S

38 *Palombini, B., Coburn, R.F.:* Control of the compressibility of the canine trachea. Respir. Physiol. 15 (1972) 365

39 *Geffin, B., Pontoppidan, H.:* Reduction of tracheal damage by the prestretching of inflatable cuffs. Anesthesiology 31 (1969) 462

40 *Nordin, U., Lindholm, C.-E., Wolgast, M.:* Blood flow in the rabbit tracheal mucosa under normal conditions and under the influence of tracheal intubation. Acta Anaesthesiol. Scand. 21 (1977) 81

41 *Seegobin, R.D., Van Hasselt, G.L.:* Endotracheal cuff pressure and tracheal mucosal blood flow: endoscopic study of effects of four large volume cuffs. Br. Med. J. 288 (1984) 965

42 *Mehta, S.:* Endotracheal cuff pressure. Br. Med. J. 288 (1984) 1763

43 *Carroll, R.G., McGinniss, G.E., Grenvik, A.:* Performance characteristics of tracheal cuffs. Int. Anaesthesiol. Clin. 12 (1974) 111

44 *Alexopoulos, B., Jannson, B., Lindholm, C.-E.:* Mucus transport and surface damage after endotracheal intubation and tracheostomy. An experimental study in pigs. Acta Anaesthesiol. Scand. 28 (1984) 68

45 *Klainer, A.S., Turndorf, H., Wu, W.-H., Maewal, H., Allender, P.:* Surface alterations due to endotracheal intubation. Am. J. Med. 58 (1975) 674

46 *Andrews, M.J., Pearson, F.G.:* Incidence and pathogenesis of tracheal injury following cuffed tube tracheostomy with assisted ventilation. Ann. Surg. 173 (1971) 249

47 *Hardy, K.L., Fettel, B.E., Shiley, D.P.:* New tracheostomy tube. Ann. Thorac. Surg. 10 (1970) 58

48 Gibson, P.: Aetiology and repair of tracheal stenosis follow-ing tracheostomy and intermittend positive pressure respi-ration. Thorax 22 (1967) 1

49 Crosby, W.M.: Automatic intermittent inflation of tracheostomy-tube cuff. Lancet II (1964) 509

50 Kirby, R.R., Robison, E.J., Schulz, J.: Intermittent cuff in-flation during prolonged positive pressure ventilation. An-esthesiology 32 (1970) 364

51 Rainer, W.G., Sanchez, M.: Tracheal cuff inflation: syn-chronous timed with inspiration. Ann. Thorac. Surg. 9 (1970) 384

52 Arens, J.F., Ochsner, J.L., Gee, G.: Volume limited inter-mittend cuff inflation for long term respiratory assistance. J. Thorac Cardiovasc. Surg. 58 (1969) 837

53 Nordin, U., Lyttkens, L.: New self-adjusting cuff for tracheal tubes. Acta Otolaryngol. (Stockh.) 82 (1976) 455

54 Benveniste, D.: Endotracheal and tracheostomy tubes with self-inflating cuff. Acta Anaesthesiol. Scand. 11 (1967) 85

55 Abouav, J., Finley, T.N.: Self-inflating parachute cuff. A new tracheostomy and endotracheal cuff. Am. J. Surg. 125 (1976) 657

56 Jackson, R.R., Rokowski, W.J.: A disposable endotracheal tube with self inflating cuff. Arch. Surg. 94 (1967) 160

57 Kamen, J.M., Wilkinson, C.J.: A new low-pressure cuff for endotracheal tubes. Anesthesiology 34 (1971) 482

58 Lomholt, N.: A new tracheostomy tube. Acta Anaesthesiol. Scand. 11 (1967) 311

59 Lewis, F.R., Schlobohm, R.M., Thomas, A.N.: Prevention of complications from prolonged tracheal intubation. Am. J. Surg. 135 (1978) 452

60 Lewis, F.R., Blaisdell, F.W., Schlobohm, R.M.: Incidence and outcome of posttraumatic respiratory failure. Arch. Surg. 112 (1977) 436

61 Jacobsen, L., Greenbaum, R.: A study of intracuff pressure measurements, trends and behaviour in patients during prolonged periods of tracheal intubation. Br. J. Anaesth. 53 (1981) 97

62 Hill, D.W.: Physics Applied to Anaesthesia, 3rd edn., P. 226. Butterworths, London 1976

63 Bernhard, W.N., Cottrell, J.E., Sivakumaran, C., Patel, K., Yost, L., Turndorf, H.: Adjustment of intracuff pressure to prevent aspiration. Anesthesiology 50 (1979) 363

64 Crawley, B.E., Cross, D.E.: Tracheal cuffs. A review and dynamic pressure study. Anesthesia 30 (1975) 4

65 MacKenzie, C.F., Klose, S., Browne, D.R.G.: A study of inflatable cuffs on endotracheal tubes. Br. J. Anaesth. 48 (1976) 105

66 Eger, E.I., Saidman, L.J.: Hazards of nitrous oxide anes-thesia in bowel obstruction and pneumothorax. Anesthesi-ology 26 (1965) 61

67 Stanley, T.H.: Effects of anesthetic gases on endotracheal tube cuff gas volumes. Anesth. Analg. 53 (1974) 480

68 Stanley, T.H., Kawamura, R., Graves, C.: Effects of nitrous oxide on volume and pressure of endotracheal tube cuffs. Anesthesiology 41 (1974) 256

69 Stanley, T.H.: Nitrous oxide and pressures and volumes of high and low pressure endotracheal tube cuffs in intubated patients. Anesthesiology 42 (1975) 637

70 Brandt, L.: Nitrous oxide in oxygen and tracheal tube cuff volumes. Br. J. Anaesth. 54 (1982) 1238

71 Stanley, T.H., Liu, W.-S.: Tracheostomy and endotracheal tube cuff volume and pressure changes during thoracic op-erations. Ann. Thorac. Surg. 20 (1975) 144

72 Revenas, B., Lindholm, C.-E.: Pressure and volume changes in tracheal tube cuffs during anaesthesia. Acta Anaesthesiol. Scand. 20 (1976) 321

73 Bernhard, W.N., Yost, L., Turndorf, H., Cottrell, J.E., Paegle, R.D.: Physical characteristics of and rates of ni-trous oxide diffusion into tracheal tube cuffs. Anesthesiolo-gy 48 (1978) 413

74 Mehta, S.: Effects of nitrous oxide and oxygen on tracheal tube cuff gas volumes. Br. J. Anaesth. 53 (1981) 1227

75 Magovern, G.J., Shiveley, J.G., Fecht, D., Thevoz, F.: The clinical and experimental evaluation of a controlled pres-sure intratracheal cuff. J. Thorac. Cardiovasc. Surg. 64 (1972) 747

76 Stanley, T.H., Foote, J.L., Liu, W.-S.: A simple pressure re-lief valve to prevent increases in endotracheal tube cuff pressure and volume in intubated patients. Anesthesiology 43 (1975) 478

77 Kim, J.-M.: The tracheal tube cuff pressure stabilizer and its clinical evaluation. Anesth. Analg. 59 (1980) 291

78 Ikeda, S., Schweiss, J.F.: Tracheal tube cuff volume chang-es during extracorporeal circulation. Can. Anaesth. Soc. J. 27 (1980) 453

79 Turndorf, H., Rodis, I.D., Clark, T.S.: "Silent" regurgita-tion during general anesthesia. Anesth. Analg. 53 (1974) 700

80 Blitt, C.D., Gutman, H.L., Cohen, D.D., Weisman, H., Dillon, J.B.: "Silent" regurgitation and aspiration during general anaesthesia. Anesth. Analg. 49 (1970) 707

81 Macrae, W., Wallace, P.: Aspiration around high-volume low-pressure endotracheal cuff. Br. Med. J. 283 (1981) 1220

82 Bernhard, W.N., Cottrell, J.E., Sivakumaran, C., Patel, K., Yost, L., Turndorf, H.: Adjustment of intracuff pressure to prevent aspiration. Anesthesiology 50 (1979) 363

83 Spray, S.B., Zuidema, G.D., Cameron, J.L.: Aspiration pneumonia. Incidence of aspiration with endotracheal tubes. Am. J. Surg. 131 (1976) 701

84 Bone, D.K., Davis, J.L., Zuidema, G.D., Cameron, J.L.: Aspiration pneumonia. Prevention of aspiration in patients with tracheostomies. Ann. Thorac. Surg. 18 (1974) 30

85 Cameron, J.L., Zuidema, G.D.: Aspiration pneumonia. Magnitude and frequency of the problem. JAMA 219 (1972) 1194

86 Pavlin, E.G., Van Nimwegan, D., Hornbein, T.F.: Failure of a high-compliance low-pressure cuff to prevent aspira-tion. Anesthesiology 42 (1975) 216

87 Shahvari, M.B.G., Kigin, C.M., Zimmerman, J.E.: Speaking tracheostomy tube modified for swallowing dys-function and chronic aspiration. Anesthesiology 44 (1977) 290

88 Egatinski, J.: Overinflating low-pressure cuffs to prevent aspiration. Anesthesiology 42 (1975) 114

89 Mehta, S.: Performance of low-pressure cuffs. An experi-mental evaluation. Ann. R. Coll. Surg. Engl. 64 (1982) 54

90 Routh, G., Hanning, C.D., McLedingham, I.: Pressure on the tracheal mucosa from cuffed tubes. Br. Med. J. 1 (1979) 1425

91 Riding, J.E.: Minor complications of general anaesthesia. Br. J. Anaesth. 47 (1975) 91

92 *Lund, L.O., Daos, F.G.:* Effects on postoperative sore throats of two analgesic agents and lubricants used with endotracheal tubes. Anesthesiology 26 (1965) 681

93 *Stanley, T.H.:* Nitrous oxide and pressures and volume of high- and low-pressure endotracheal tube cuffs in intubated patients. Anesthesiology 42 (1965) 637

94 *Loeser, E.A., Orr, D.L., Bennett, G.M., Stanley, T.H.:* Endotracheal tube cuff design and post operative sore throat. Anesthesiology 45 (1976) 684

95 *Loeser, E.A., Machin, R., Colley, J., Orr, D.L., Bennett, G.M., Stanley, T.H.:* Postoperative sore throat – importance of endotracheal tube conformity versus cuff design. Anesthesiology 49 (1978) 430

96 *Loeser, E.A., Bennett, G.M., Orr, D.L., Stanley, T.H.:* Reduction of postoperative sore throat with new endotracheal tube cuffs. Anesthesiology 52 (1980) 257

97 *Loeser, E.A., Stanley, T.H., Jordan, W., Machin, R.:* Postoperative sore throat: influence of tracheal cuff lubrication versus cuff design. Can. Anaesth. Soc. J. 27 (1980) 156

98 *Saarnivaara, L., Grahne, B.:* Clinical study on an endotracheal tube with a high-residual volume, low pressure cuff. Acta Anaesthesiol. Scand. 25 (1981) 89

99 *Stenqvist, O., Nilsson, K.:* Postoperative sore throat related to tracheal tube cuff design. Can. Anaesth. Soc. J. 29 (1982) 384

100 *Jensen, P.J., Hommelgaard, P., Sondergaard, P., Eriksen, S.:* Sore throat after operation: influence of tracheal intubation, intracuff pressure and type of cuff. Br. J. Anaesth. 54 (1982) 453

101 *Stock, C., Downs, J.B.:* Lubrication of tracheal tubes to prevent sore throat from intubation. Anesthesiology 57 (1982) 418

102 *Capan, L.M., Bruce, D.L., Patel, K.P., Turndorf, H.:* Succinylcholine induced postoperative sore throat. Anesth. Analg. 62 (1983) 245

103 *Wylie, W.D., Churchill-Davidson, H.C.:* Examination of the respiratory tract and tracheal intubation. In: A Practice of Anaesthesia, 3rd edn., pp. 368–371. Year Book Medical Publishers, Chicago 1972

104 *Alexopoulos, C., Lindholm, C.E.:* Airway complaints and laryngeal pathology after intubation with an anatomically shaped tube. Acta Anaesthesiol. Scand. 27 (1983) 339

105 *Mehta, S.:* Endotracheal cuff pressure. Br. Med. J. 288 (1984) 1763

106 *Lindholm, C.E., Carroll, R.G.:* Evaluation of tube deformation pressure *in vitro*. Crit. Care Med. 2 (1975) 196

107 *Lindholm, C.E.:* Experience with a new orotracheal tube. Acta Otolaryngol. (Stockh.) 75 (1973) 389

108 *Lindholm, C.E., Grenvik, A.:* Flexible fibreoptic bronchoscopy and intubation in intensive care. In: *McLedingham, I.* (ed.): Recent Advances in Intensive Therapy, p. 55. Churchill Livingstone, Edinburgh 1977

109 *Alexopoulos, C., Larsson, S.G., Lindholm, C.E.:* Anatomical shape of the airway. Acta Anaesthesiol. Scand. 27 (1983) 185

110 *Alexopoulos, C., Larsson, S.G., Lindholm, C.E.:* The anatomical shape of the airway after orotracheal intubation. Acta Anaesthesiol. Scand. 27 (1983) 331

111 *Lindholm, C.E., Grenvik, A.:* Tracheal tube and cuff problems. Int. Anesthesiol. Clin. 20 (1982) 103

112 *Pippin, L.K., Short, D.H., Bowes, J.B.:* Long-term tracheal intubation practice in the United Kingdom. Anesthesiology 38 (1983) 791

113 *Morris, G., Latto, I.P.:* An electropneumatic instrument for measuring and controlling the pressures in the cuffs of tracheal tubes: "The Cardiff Cuff Controller". J. Med. Eng. Technol. 9 (1985) 229

114 *Browning, D.H., Graves, S.A.:* Incidence of aspiration with endotracheal tubes in children. J. Pediatr. 102 (1983) 582

115 *Mehta, S.:* Safe lateral wall cuff pressure to prevent aspiration. Ann. R. Coll. Surg. Engl. 66 (1984) 426

116 *Lindholm, C.E.:* Den iatrogent forosakade trakealstenosens etiologi. Lakartidningen 74 (1977) 2344

117 *Nordin, U.:* The trachea and cuff induced tracheal injury. An experimental study on causative factors and prevention. Acta Otolaryngol. 345 (1976) 1

5 Der Intubationsvorgang und Ursachen für erschwerte Bedingungen

Einleitung

Schwierige Bedingungen für die Intubation sind nicht immer bereits präoperativ erkennbar. Wenn man allerdings auf diese Möglichkeit vorbereitet ist, lassen sich Morbidität und Letalität – besonders in Notfallsituationen – senken.

Daher ist es außerordentlich wichtig, daß man sich zu jeder Zeit auf drohende Schwierigkeiten einstellt. Dies ermöglicht dem intubierenden Arzt, in Ruhe ein vernünftiges Handlungskonzept zu entwerfen und mit der entsprechenden Ausrüstung, die jederzeit zur Verfügung stehen muß, durchzuführen (siehe auch Kapitel 7). Bei der Vorbereitung spielt die präoperative Untersuchung eine wichtige Rolle. Intubationsprobleme können dadurch entstehen, daß der Kehlkopf nicht einsehbar oder der Intubationsweg verlegt ist. Auch eine Kombination beider Möglichkeiten ist denkbar.

Der Intubationsvorgang

Beim Einführen des Tubus kann man mit Schwierigkeiten konfrontiert werden, wenn man bei der technischen Durchführung oder bei der Auswahl des Instrumentariums Fehler macht.

Die Lagerung des Patienten

Chevalier Jackson (1913) wies ausdrücklich auf die Bedeutung der Anteflexion in der unteren Halswirbelsäule in Kombination mit einer naheliegenden Überstreckung im atlantookzipitalen Gelenk hin (1). *Bannister und MacBeth* (1944) beschrieben die axiale Linienführung in Mundhöhle, Pharynx und Larynx in dieser Po-

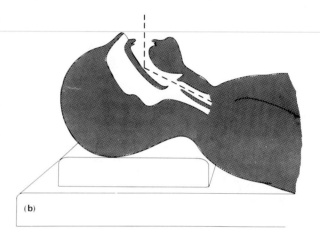

(b)

Abb. 5.1b Darstellung der Achsen von Mundhöhle, Pharynx sowie Trachea in Rückenlage, nachdem durch ein Kissen unter dem Hinterkopf eine Flexion der unteren Halswirbelsäule bewirkt wird. Dadurch kommt es zu einer Übereinstimmung der Achsenrichtung von Rachenhöhle und Trachea.

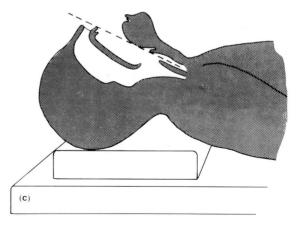

(c)

Abb. 5.1c Darstellung der Achsen von Mundhöhle, Pharynx sowie Trachea in Rückenlage mit flektierter unterer Halswirbelsäule und Streckung im atlantookzipitalen Gelenk. Mundhöhle, Pharynx und Trachea liegen jetzt auf einer Linie hintereinander.

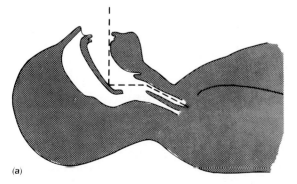

(a)

Abb. 5.1a Darstellung der Achsen von Mundhöhle, Pharynx sowie Trachea in Rückenlage.

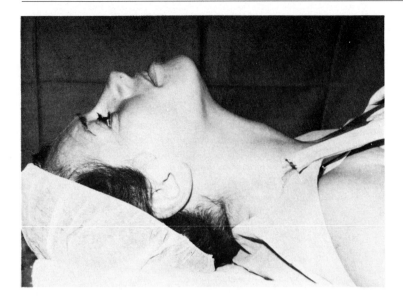

Abb. 5.2 Die perfekte Lagerung zur Intubation. Eine Flexion der unteren Halswirbelsäule wird durch ein Kissen unter dem Kopf bewirkt. Die Angleichung der Achsen wird durch Extension im atlantookzipitalen Gelenk vervollständigt (hier willkürlich).

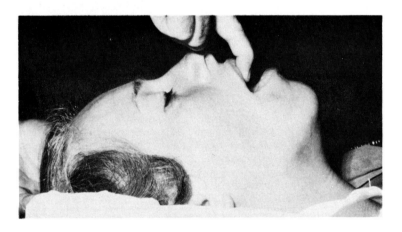

Abb. 5.3 Lagerung zur Intubation beim bewußtlosen Patienten. Zu beachten ist das Kissen unter dem Kopf, das zu einer Flexion der unteren Halswirbelsäule führt. Die Extension im Atlantookzipitalgelenk kommt anfangs dadurch zustande, daß die linke Hand von oben den Kopf nach kaudal schiebt und gleichzeitig der Zeigefinger der rechten Hand den Oberkiefer oder Gaumen nach oben zieht.

sition, die gewöhnlich als „Schnüffelposition" bezeichnet wird (2). Die entsprechenden Längsschnitte sind in den Abbildungen 5.1a, b und c dargestellt. In der klinischen Praxis wird die Beugung der Halswirbelsäule durch Lagerung des Kopfes auf einem Kissen bewirkt (Abb. 5.2). Die Streckung im atlantookzipitalen Gelenk erreicht man, indem man mit dem rechten Zeigefinger an der Oberkieferzähnen oder dem Gaumen Zug nach oben ausübt. Zugleich drückt der Mittelfinger der gleichen Hand den Unterkiefer nach unten und öffnet dadurch den Mund. Er schützt damit gleichzeitig die Lippen davor, zwischen Zähnen und Laryngoskopspatel eingeklemmt zu werden (Abb. 5.3 und 5.5).

Beim Kind ist es wegen des ausgeprägten Hinterkopfes nicht nötig, zur Flexion der Halswirbelsäule den Kopf auf einem Kissen zu lagern.

Instrumentarium und Methode

Es gibt gerade und gebogene Laryngoskopspatel. Die Spitze des gebogenen Spatels (Abb. 5.4) wird im rechten Mundwinkel eingeführt und seitlich von der Zunge in Richtung der rechten Tonsille vorgeschoben. Dabei wird die Zunge nach links verdrängt und kommt in die Spatelnische zu liegen. Wenn die rechte Tonsille ins Blickfeld rückt, wird die Spatelspitze zur Mittellinie bewegt. Bei dieser Bewegung muß man sich vergewissern, daß Lippen und Zunge nicht zwischen die Zähne und den Spatel geraten (Abb. 5.5). Jetzt wird der Spatel vorsichtig über den Zungengrund weiter vorgeschoben, wobei dieser leicht angehoben wird, bis der Blick auf die Epiglottis frei wird. Die Spatelspitze wandert vor bis in die Vallecula vor dem Ansatz der Epiglottis,

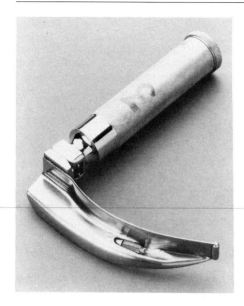

Abb. 5.4 Laryngoskop nach *Macintosh*.

die nach vorne angehoben wird und den Blick auf die Stimmlippen freigibt (Abb. 5.6).

Bei Verwendung eines geraden Spatels muß das Vorgehen modifiziert werden. Der Spatel wird in der Mittellinie in die Mundhöhle eingeführt und die Zunge damit heruntergedrückt, um die Epiglottis sehen zu können. Dann wird die Spatelspitze unmittelbar hinter die Epiglottis geführt und diese freigelegt. Durch Zug des

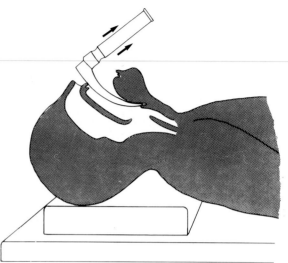

Abb. 5.6 Darstellung der korrekten Position des gekrümmten Spatels vor Intubation. Die Pfeile kennzeichnen die Zugrichtung am Handgriff.

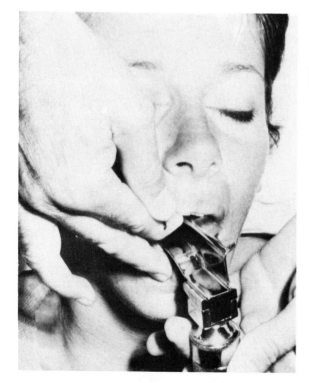

Abb. 5.5 Einführen des Laryngoskopspatels in Richtung der rechten Fossa tonsillaris, während der rechte Zeigefinger die korrekte Lagerung zur Intubation aufrechterhält. Der rechte Mittelfinger drückt den Unterkiefer nach unten und öffnet damit den Mund. Gleichzeitig schützt er Lippe, Unterkieferzähne und Zahnfleisch vor dem Laryngoskopspatel.

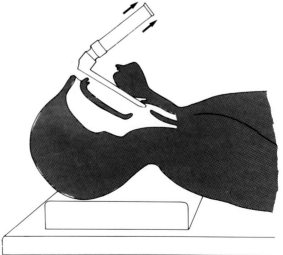

Abb. 5.7 Darstellung der korrekten Position des geraden Spatels vor Intubation. Die Pfeile kennzeichnen die Zugrichtung am Handgriff.

Spatels nach vorne wird die Epiglottis angehoben und gibt den Blick auf die darunterliegende Kehlkopföffnung frei (Abb. 5.7).

Bei beiden Laryngoskopspateltypen darf der Zug nur in Richtung der Handgriffe, die im rechten Winkel zum Spatel stehen, ausgeübt werden, um die Stimmritze korrekt einzustellen. Man sollte sich davor hüten, dies durch Hebelwirkung mit Druck auf die Zähne oder Alveolarkamm des Oberkiefers erreichen zu wollen.

Diese Richtlinien gelten nur für den rechtshändigen Anästhesisten. Für Linkshänder werden spezielle Spatel hergestellt. Ihre Anwendung erfolgt in der beschriebenen Weise von der jeweils anderen Seite aus.

Es ist denkbar, daß der Laryngoskopspatel unabsichtlich in den Ösophagus gerät, obwohl dies bei behutsamem und systematischem Vorgehen eher unwahrscheinlich ist. Der intubierende Arzt sollte auf der Hut sein, wenn er den Kehlkopf nicht in der erwarteten Höhe sehen kann und ösophageale Schleimhaut erkennt. Das Einführen des endotrachealen Tubus ohne Einsicht auf den Kehlkopf kann zur Tubusfehllage im Ösophagus und damit zu einer möglichen Katastrophe führen. Wird dies nicht erkannt, kommt es unvermeidlich zur Hypoxie und eventuell zum Tod des Patienten. Bei verzögerter Entdeckung der Fehllage können eine Magenblähung und Regurgitation die Folgen sein.

Die Intubation des Kindes

Ältere Kinder können gewöhnlich in gleicher Weise intubiert werden wie Erwachsene, da ihre anatomischen Verhältnisse praktisch übereinstimmen. Allerdings gibt es bei kleinen Kindern, Säuglingen und Neugeborenen einige Besonderheiten.

Der Kehlkopf steht in Projektion auf die Halswirbelsäule und damit auch in Relation zum Unterkiefer und Zungengrund höher. Dadurch kommt er weiter vorne zu liegen. Um den Kehlkopf in eine günstige Position zu bringen, kann Druck von außen auf den Schildknorpel nötig sein. Beim Neugeborenen kann man dies mit dem kleinen Finger der linken Hand ausführen, während man mit den restlichen Fingern das Laryngoskop festhält (Abb. 5.8).

Die Epiglottis ist in diesem Alter noch ganz weich und blattartig. Sie wölbt sich in den Pharynx vor und verbirgt die Stimmritze. Ihre Form entspricht einem ausgezogenen „U". Die Intubation des Neugeborenen und Säuglings wird durch Verwendung schmaler, gera-

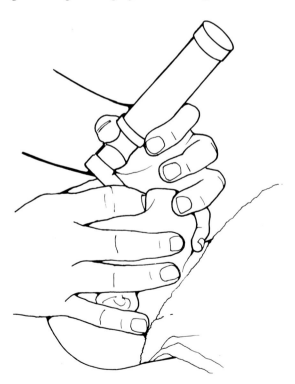

Abb. 5.8 Korrekte Haltung bei der Intubation eines Neugeborenen.

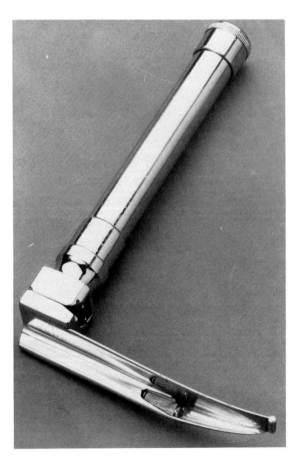

Abb. 5.9 Laryngoskop nach *Seward*.

der Laryngoskopspatel (z. B. *Seward*-Spatel, Abb. 5.9) mit dünnem Handgriff erleichtert. Manche Ärzte gehen bei der Intubation so vor, daß sie den Spatel bewußt in den Ösophagus bis distal des Kehlkopfeingangs einführen und diesen während des langsamen Rückzugs ins Blickfeld bringen. Die Spatelspitze rutscht dabei hinter die Epiglottis. Der gerade Spatel kann auch in die Vallecula (also vor die Epiglottis) gebracht und in gleicher Weise wie ein gekrümmter Spatel benutzt werden.

In dieser Altersstufe befindet sich die engste Stelle des Kehlkopfs im Bereich des Ringknorpels. Um Traumatisierungen weitgehend zu vermeiden, dürfen nur Tuben ohne Blockung verwendet und deren Größe so gewählt werden, daß sie sich noch zwanglos einführen lassen. Dadurch sind kleine Leckagen möglich, über die Beatmungsluft entweichen kann.

Die Intubation des Neugeborenen kann durch eine erfahrene Hilfskraft wesentlich erleichtert werden. Dabei ist es oft notwendig, durch Anheben der Schultern mit beiden Händen den deutlich größeren anterioposterioren Durchmesser des kindlichen Schädels auszugleichen. Gleichzeitig kann die Hilfsperson mit ihren Zeigefingern den Kopf in Mittellage fixieren und Seitbewegungen verhindern (Abb. 5.10). Beim Neugeborenen läßt sich eine Intubation in wachem Zustand auch ohne irgendeine Anästhesie erfolgreich durchführen, wobei aber jedes Trauma ausgeschlossen werden muß. Wenn sich anfängliche Intubationsversuche im Wachzustand trotz geschickter Assistenz als schwierig erweisen, ist es sicherer, das Kind zur Intubation zu anästhesieren.

Gewöhnlich werden bei der Intubation von Kindern auch Muskelrelaxantien angewandt. Wenn man keinen

venösen Zugang finden konnte, kann Suxamethonium auch intramuskulär (2–3 mg/kg) appliziert werden. Allerdings setzt die Muskelrelaxation verzögert ein. Die Erholungszeit ist ebenfalls verlängert.

Muskelrelaxantien

Vor einer Intubation sollte eine ausreichende Muskelrelaxation vorhanden sein. Häufige Ursachen für Komplikationen sind Intubationsversuche, die nach Gabe von rasch-wirkenden Muskelrelaxantien noch vor dem Eintritt der vollständigen Relaxation oder erst nach Abklingen unternommen werden. In manchen Fällen sind Muskelrelaxantien eher nicht indiziert, wenn z. B. bei Atemwegsobstruktionen, offensichtlichen anatomischen Mißbildungen oder bei bestimmten notfallmäßigen Maßnahmen Komplikationen bei Intubation im voraus zu erwarten sind. Bei einer Kiefersperre kann auch trotz entsprechender Muskelrelaxation das Öffnen des Mundes nur begrenzt möglich sein. Gelegentlich kann es nach Medikamenten zu Muskelspasmen kommen, z. B. nach Fentanyl, was sich mit Muskelrelaxantien antagonisieren läßt (3). Auch nach Droperidol sind solche Effekte beschrieben worden (4). Abnorme Muskelspasmen können auch erste Symptome einer malignen Hyperthermie sein, die häufig durch Gabe von Suxamethonium oder Anwendung von Halothan ausgelöst wird. Auch die Myotonia congenita (*Thomsen*) ist durch abnorme Muskelkontraktionen gekennzeichnet, die bei scheinbar wohlüberlegter Suxamethoniumgabe noch ganz erheblich verstärkt werden.

Mißbildungen und krankhafte Veränderungen

Physiologisch-anatomische Besonderheiten

Es gibt einige anatomische Varianten, die im alltäglichen Leben kaum zu Tage treten, bei einer Intubation aber große Bedeutung erlangen können. Das häufigste Problem bei Intubationen besteht darin, daß der Kehlkopf nicht einsehbar ist. Dies kann mit folgenden anatomischen Besonderheiten zusammenhängen:

1. Kurzer, muskulöser Hals („Stiernacken").
2. Fliehendes Kinn.
3. Vorstehende obere Schneidezähne.
4. Schmaler Mund mit hohem Gaumenbogen.
5. Eingeschränkte Beweglichkeit des Unterkiefers.
6. Große Brüste.

Als erste untersuchten *Cass* und seine Mitarbeiter (1956) bei Laryngoskopie aufgetauchte Probleme an

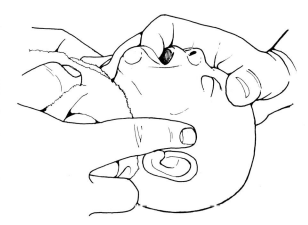

Abb. 5.10 Richtige Hilfestellung bei Lagerung eines Kleinkindes zur Intubation.

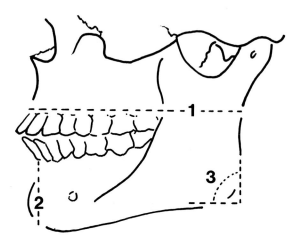

Abb. 5.11 Wichtige Maße am Röntgenbild. Nach *Cass* et al. (5), mit freundlicher Genehmigung der Autoren und des Br. Med. Journal.

Auch *Nichol* und *Zuck* (7) hoben die besondere Bedeutung des atlantookzipitalen Abstands hervor, weil er der entscheidende Faktor für das Ausmaß der Überstreckbarkeit des Kopfes während der Laryngoskopie sei. Mit Hilfe eines Computers stellten *Evans* und *Cormack* (1984) eine Gleichung auf, in der dieser Abstand zu der Höhe der hinteren Mandibula in Beziehung gesetzt wird (8):

$$y = 27.1 - 12.2\,x_1 + 1.3\,x_2$$

Dabei bedeuten:

$x_1 = $ hintere Höhe der Mandibula in cm (Meßlinie 6, Abb. 5.12);

$x_2 = $ atlantookzipitaler Abstand in cm (Meßlinie 10, Abb. 5.12).

Nimmt y einen negativen Wert an, muß mit Schwierigkeiten bei Laryngoskopie und Intubation gerechnet werden.

Hand von Schädelröntgenaufnahmen der betroffenen Patienten. Sie beschrieben folgende Maße, die sie für aussagekräftig hielten (5) (Abb. 5.11):

1. Abstand zwischen den unteren Schneidezähnen und dem Hinterrand des Unterkieferastes.
2. Abstand zwischen Alveolarkamm und Kinnunterkante.
3. Unterkieferwinkel.

Auch die Malokklusion wurde als ein möglicher Faktor bezeichnet. Die Autoren machten allerdings keine absoluten Maßangaben.

White und *Kander* (6) verglichen die Röntgenbilder von normalen Patienten und solchen, bei denen sich die direkte Laryngoskopie als schwierig erwies. Sie fanden, daß mit Hilfe der folgenden, röntgenologisch bestimmbaren Faktoren Probleme bei der Laryngoskopie vorhergesagt werden konnten:

1. Eine größere Höhe der Mandibula im hinteren Anteil (Meßlinie 6, Abb. 5.12) im Verhältnis zur Gesamtlänge (Meßlinie 5, Abb. 5.12). Es wurde festgestellt, daß Intubationsprobleme nicht zu erwarten sind, wenn das Verhältnis von Mandibulalänge und hinterer Höhe größer als 3.6 war.
2. Eine größere Höhe der Mandibula im Bereich der Kinnspitze (Meßlinie 7, Abb. 5.12).
3. Ein verminderter Abstand zwischen dem Hinterhauptsknochen und dem Dornfortsatz des 1. Halswirbelkörpers (atlantookzipitaler Abstand, Meßlinie 10, Abb. 5.12), und in geringerem Maß auch der Abstand der Dornfortsätze von HWK 1 und 2.
4. eine eingeschränkte Unterkieferbeweglichkeit.

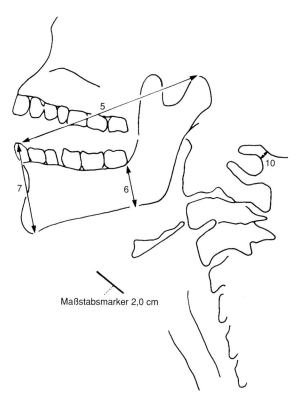

Maßstabsmarker 2,0 cm

Abb. 5.12 Wichtige Maße am Röntgenbild. Nach *White* und *Kander* (6).

Der vorstehende Oberkiefer

Eine Studie an nigerianischen Patienten (9) ergab, daß 20 % der chirurgischen Patienten einen vorstehenden Oberkiefer aufwiesen. Als Unterscheidungsmerkmal wurde der Abstand zwischen den oberen Schneidezähnen und den Stimmlippen gewählt. Zwischen dieser Größe und dem Abstand vom Tragus am äußeren Ohr zum Nasenseptum fand sich ein statistisch gesicherter Zusammenhang. Diese Distanz kann daher dazu dienen, eine Protrusio maxillae zu diagnostizieren. Es muß aber betont werden, daß bei solchen Patienten gewöhnlich auch eine Malokklusion der Zähne auffällt. In diesen Fällen muß man sich auf Schwierigkeiten bei der Laryngoskopie einstellen.

Hyperplasie des Processus coronoideus mandibulae

Eine seltene Mißbildung des Unterkiefers stellt die Hyperplasie des Processus coronoideus dar. Liegt sie beidseits vor, kann der Patient den Mund nicht öffnen, obwohl es dafür von außen betrachtet keine auffälligen Hinweise gibt. Diese beidseitige Unterkiefermißbildung ist gewöhnlich eher bei männlichen Patienten zu finden.

Unbeweglichkeit der Halswirbelsäule

Mit fortschreitendem Alter kommt es physiologisch zu einer verminderten Beweglichkeit der Halswirbelsäule. Während der normale Bewegungsspielraum zwischen Beugung und Streckung einen Winkel von 90–160 Grad beschreibt, vermindert er sich im Lauf des 7. Lebensjahrzehnt um 20%, ohne daß ein offensichtlicher Krankheitsprozeß vorliegt (10). Obwohl dadurch theoretisch eine Laryngoskopie behindert werden kann, scheint dies in der klinischen Praxis kein Problem zu sein. Einen unerwartet schwierigen Fall einer Intubation eines neunjährigen Kindes beschrieben *Nichol* und *Zuck* (1983) (7).

Kongenitale anatomische Besonderheiten

Als Folge einer fehlerhaften Embryonalentwicklung können Defekte der Atemwege entstehen, die eine Passage des endotrachealen Tubus unmöglich machen.

Nasenaplasie

Diese sehr seltene Mißbildung tritt häufig zusammen mit einem hohen Gaumenbogen auf. Wegen der begleitenden Ernährungsprobleme können chirurgische Eingriffe erforderlich sein.

Choanalatresie

Hierbei handelt es sich um einen bindegewebigen oder knöchernen Verschluß der Choanen am Hinterrand des harten Gaumens. Wenn diese Mißbildung nicht rechtzeitig diagnostiziert wird, indem man nach Geburt mit einem weichen Katheter die Nasenwege zu sondieren versucht, kann sie zum Tod des Neugeborenen führen. Eine Atresie liegt vor, wenn es nicht gelingt, die Sonde weiter als 32 mm tief in den Nasopharynx einzuschieben. Diese Mißbildung hat eine starke familiäre Vererbungsneigung. Neugeborenen entsprechend vorbelasteter Eltern sollte ein erhöhtes Maß an Aufmerksamkeit geschenkt werden. Häufig liegt zusätzlich noch ein angeborener Herzfehler vor. Bei nicht diagnostizierter Choanalatresie können Trinkversuche zur Aspiration und sekundärer Pneumonie führen. Ereignisse wie Atemwegsobstruktionen und Zyanosen sind ebenfalls möglich.

Im Notfall stellt die Einführung eines Gummischnullers mit Atemlöchern, den man mit einem Band um die Ohren fixiert, eine effektive Behandlung dar. Bereits in wenigen Tagen lernt das Kind, entweder zu atmen oder zu schlucken und beides zu koordinieren. Die chirurgische Korrektur dieser Mißbildung erfolgt im Alter von einem Jahr. Als Alternative kommt eine Perforation des Hindernisses mit einer scharfen Sonde und eine endgültige chirurgische Versorgung im Alter von 2 Wochen in Frage. In diesem Fall empfiehlt es sich, die Intubation im Wachzustand oder nach Inhalationseinleitung oral vorzunehmen.

Enzephalozele

Diese Mißbildung besteht in einem Vorfall von hirnhautbedeckter Hirnmasse im nasofrontalen Bereich. Sie tritt sehr selten auf. Eine Enzephalozele kann beim Versuch, den Kehlkopf einzusehen oder nachfolgend einen endotrachealen Tubus einzuführen, sehr hinderlich sein.

Angeborene Kieferfusion

Diese Mißbildung ist außerordentlich selten. Sie wurde nur in einem Fallbericht beschrieben, wo sie zusammen mit einer Gaumenspalte auftrat (11). Aber sie kann auch in Kombination mit einer Aglossie, halbseitigen Gesichtsatrophie oder Retrognathie vorkommen.

Die Röntgenaufnahmen der Kiefergelenke können völlig unauffällig sein. Die Synostose der Gelenke kommt durch fibroepitheliales und faserknorpeliges Material zustande. Eine Intubation ist kaum möglich. Eine elektive Tracheotomie ist blinden Intubationsversuchen vorzuziehen, um unbeabsichtigte Traumatisierungen mit dem endotrachealen Tubus zu vermeiden.

Makroglossie

Dieses Krankheitsbild kann idiopathisch auftreten oder aber durch ein Lymphangiom oder Hämangiom verursacht werden. Beim *Beckwith-Wiedemann*-Syndrom kommen zur Makroglossie noch eine Hypoglykämie und Omphalozele hinzu (12). In manchen Fällen verhindert die große Zunge die Sicht auf die Stimmritze.

Lippen-Kiefer-Gaumenspalten

Bei dieser Form der Mißbildung können die Lippen oder der Gaumen oder beide zusammen betroffen sein. Die Häufigkeit liegt bei 1 auf 700 Neugeborene. 1973 klassifizierten *Zawistowska* et al. diese Form der Mißbildung bei 787 Patienten nach dem Grad der Schwierigkeiten, auf die der Anästhesist bei Intubation gestoßen war (13). Die Einteilung ist in Tab. 5.1 wiedergegeben.

Tab. 5.1 Einteilung der angeborenen Spaltdefekte an Lippen, Kiefer und Gaumen (nach *Zawistowska* et al) (13).

Defekt	Schwierigkeitsgrad
Isolierte Lippenspalte	0
Rechtsseitige Spaltbildung an Lippen und Alveolarfortsatz; Rechtsseitige Spaltbildung an Lippen, Alveolarfortsatz und Gaumen;	1
Linksseitige Spaltbildung an Lippen und Alveolarfortsatz Linksseitige Spaltbildung an Lippen, Alveolarfortsatz und Gaumen Bilaterale Spaltbildung an Lippen und Alveolarfortsatz	2
Bilaterale Spaltbildung an Lippen, Alveolarfortsatz und Gaumen	3

Die Hauptschwierigkeit sehen die Autoren darin, daß der Laryngoskopspatel keinen Halt am Oberkiefer findet. Zur Lösung dieses Problems machen sie folgende 3 Vorschläge :

1. Anwendung eines Zungenspatels, der die Zunge herunterdrückt und dem Laryngoskopspatel ein Widerlager bietet
2. Einführen des Laryngoskops im äußersten rechten Mundwinkel
3. Überstreckung des Kopfes durch eine Hilfsperson, um den Mund zu öffnen, und übliches Vorgehen unter Anwendung eines gekrümmten Laryngoskopspatels. Der vorwärts gerichtete Druck des Laryngoskopgriffs gleicht den fehlenden Widerstand des Alveolarkamms aus.

Die mandibulofaziale Dysostose (Treacher-Collins-Syndrom)

Diese komplexe Mißbildung hat ihren Ursprung in Entwicklungsstörungen des ersten Kiemenbogens. Zu ihren Merkmalen gehören eine Hypoplasie des Unterkiefers, fliehendes Kinn, Makroglossie, Glossoptosis, Vorwölbung des Oberkiefers und eine Kiefersperre auf Grund von Fehlbildungen der temporomandibulären Gelenke. Der Gaumenbogen ist hochgewölbt, die Zähne haben eine abnorme Stellung. Bei diesen Patienten ist nicht nur die Intubation sehr schwierig, sondern schon das Freihalten der Atemwege selbst – auch mit Hilfsmitteln (14). Dieses Syndrom muß in jedem Fall schon vor Anästhesiebeginn erkannt werden.

Zu weiteren Merkmalen , die zur rechtzeitigen präoperativen Diagnose dieses Syndroms beitragen können, gehören:

1. Mißbildungen am äußeren und inneren Ohr mit Deformitäten der Ohrmuschel, häufig mit einer Gehörgangsatresie kombiniert, und partielle oder komplette Taubheit.
2. Mißbildungen der Augen mit Schrägstellung der Lidspalten und abfallenden Augenwinkeln, häufig Kerben am Unterlid am Übergang vom mittleren zum äußeren Drittel. Es fehlen die *Meibom*-Drüsen und die Hautfalte zwischen den Rändern, ebenso die Wimpern im mittleren und inneren Drittel der Augenlider.
3. Weitere Merkmale wie
   a. normale Intelligenz;
   b. familiäres Auftreten;
   c. Beziehung zu Hasenscharten oder Gaumenspalten;
   d. langes Os metatarsale (immer vorhanden).

Das *Pierre-Robin*-Syndrom und der hemifaziale Minderwuchs zeichnen sich ebenfalls durch eine Unterkieferhypoplasie aus, die zur Verdrängung der Zunge nach hinten führt. Dadurch scheint der Kehlkopf weiter vorne zu liegen.

Kraniofaziale Dysostose (Crouzon-Syndrom)

Charakteristische Merkmale dieser angeborenen Mißbildung sind ein Exophthalmus, Hypertelorismus, Papageiennase, hochgewölbter Gaumen, Nasenobstruktion und eine Obliteration der Nasennebenhöhlen sowie frühzeitige Synostosen der Schädelnähte. Diese Patienten könnten wegen einer operativen Korrektur des Exophthalmus vorgestellt werden. *Breckner* (1968) beschrieb einen Patienten, bei dem zusätzlich noch ein Pickwick-Syndrom bestand. Als bemerkenswerte Besonderheit war in diesem Fall ein kalzifiziertes und stark verdicktes Ligamentum longitudinale vorhanden, das sich vor den Wirbelkörpern entlang der Halswirbelsäule erstreckte und soweit in den Pharynx vorwölbte, daß es eine Atemwegsobstruktion verursachte (15).

Klippel-Feil-Syndrom

Bei diesem Mißbildungssyndrom ist der Hals verkürzt. Die Beweglichkeit der Halswirbelsäule ist wegen Blockwirbelbildungen, fehlender oder mißgebildeter Wirbelkörper eingeschränkt.

Osteopathia hyperostotica scleroticans multiplex infantilis (M. Engelmann)

Durch eingeschränkte Beweglichkeit der Kiefergelenke und der Halswirbelsäule verursacht diese seltene Erkrankung des Skeletts Schwierigkeiten bei Intubationen. In solchen Fällen wurden retrograde Intubationstechniken mit Erfolg angewandt (16).

Achondroplasie (Chondrodystrophia fetalis)

Durch Störung der Knorpelbildung haben Patienten mit dieser Erkrankung ein zwergenhaftes Aussehen (17). Intubationsschwierigkeiten werden durch die winklige Kyphose zwischen dem 2. und 3. Halswirbelkörper verursacht. Überstreckung des Kopfes im atlantookzipitalen Gelenk führt zwischen den Halswirbelkörpern 2 und 3 zu einer Vorwärtsneigung mit einem Winkel von 25 Grad, wodurch der Kehlkopf weit nach vorn tritt.

Alkoholische Fetopathie

Bei chronischem Alkoholabusus der Eltern kann es zu diesem variablen Fehlbildungs-Retardierungs-Komplex bei den Kindern kommen. Zu den für Anästhesisten relevanten Deformitäten gehören die Hypoplasien von Ober- und Unterkiefer (18). Bei diesen Kindern haben sich Intubationstechniken mit Verwendung von Gummieinführungsstäben mit weicher Spitze (Bougie-Technik) bewährt (19).

Subglottische Zysten

Solche Zysten sind Überbleibsel des Ductus thyreoglossus, die schon bei Geburt vorhanden sind oder kurz danach entstehen. Sie gehen von der Epiglottis oder den aryepiglottischen Falten aus und können von Flimmer- oder Plattenepithel bedeckt sein. Auch bei intubationsbedingten Schleimhauttraumatisierungen können sich während der Heilung subglottisch gelegene, zystische Veränderungen bilden, obwohl in diesen Fällen allerdings eher Stenosen zu erwarten sind. Solche Zysten können eine Intubation unmöglich machen, so daß eine Tracheotomie erforderlich wird.

Zystische Hygrome

Angeborene Defekte bei Entstehung der ableitenden lymphatischen Bahnen können zu ein- oder beidseitigen Lymphangiomen führen, die sich manchmal bis ins Mediastinum oder die Axilla ausbreiten. Manche Zysten sind nur klein, andere jedoch so ausgedehnt, daß sie alle Strukturen in der gesamten Halsregion betreffen. Meist handelt es sich um multizystische Gebilde, die seröse oder serös-blutige Flüssigkeit oder reines Blut enthalten. Zwar können solche Zysten schon bei Geburt bestehen, aber gewöhnlich entwickeln sie sich im Verlauf des ersten Lebensjahres. Im Bereich der oberen Atemwege können die Zunge, Lippen, Mundboden, die Griffelfortsätze (Proc. styloideus), Kehlkopf, Epiglottis und aryepiglottischen Falten beteiligt sein.

In der Folge kann es zu Atemwegsobstruktionen kommen, die eine Tracheotomie erforderlich machen. Intubationen bei Kindern mit dieser Erkrankung sind unter Umständen sehr gefährlich (20).

Im Notfall kann man versuchen, die Zyste zu punktieren und den Inhalt abzusaugen. Allerdings wird die Flüssigkeit schon sehr bald wieder ersetzt.

Kompression der Trachea durch Blutgefäße

Es gibt Fälle, in denen die Trachea durch größere Blutgefäße, sehr häufig durch den Truncus brachiocephalicus, komprimiert werden. Gelegentlich findet man auch einen doppelten Aortenbogen. Unter normalen Bedingungen bleiben solche Anomalien symptomlos, wenn nicht Atemwegsinfekte hinzutreten (Abb. 5.13).

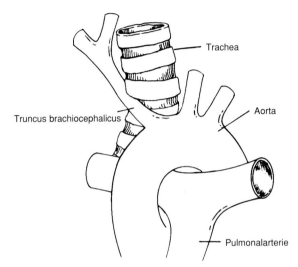

Abb. 5.13 Kompression der Trachea durch den Truncus brachiocephalicus.

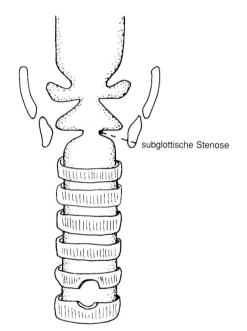

Abb. 5.14 Schematische Darstellung einer subglottischen Stenose.

Subglottische Stenose

Rezidivierend auftretender Krupphusten oder ein ständiger Stridor sind gelegentlich Ausdruck einer subglottischen Stenose. Sie kann unter Umständen dazu zwingen, zur Intubation kleinere Tuben zu verwenden, als nach Größe und Alter des Patienten vorgesehen war. Subglottische Stenosen sind durchaus keine ungewöhnlichen Komplikationen nach längerer Intubationsdauer (Abb. 5.14).

Störungen des Mucopolysaccharidstoffwechsels

Klinische Symptome dieser Erkrankungen schließen ein:

1. Veränderungen des Skeletts
2. entstellte Gesichtszüge
3. Korneatrübungen
4. Geistige Retardierung

(1) *Pfaundler-Hurler-Syndrom* (Gargoylismus). Diese Krankheit wird autosomal rezessiv oder X-chromosomal vererbt. Die letztere Form betrifft nur das männliche Geschlecht. Bei Geburt sind zunächst noch keine Abnormitäten zu erkennen. Die Krankheit entwickelt sich langsam innerhalb der ersten 6 Monate. Im 2. Lebensjahr sind die Symptome voll ausgebildet. Besonders auffällig sind der plumpe Kopf mit grotesken, entstellten Gesichtszügen und – für den Anästhesisten von besonderer Bedeutung – die große Zunge und der kurze, nur begrenzt überstreckbare Hals. Diese Kinder neigen zu respiratorischem Versagen und leiden gelegentlich an Intimaverdickungen der Koronararterien und Klappen.
(2) *Hunter-Syndrom*. Die Symptomatik entspricht der des *Pfaundler-Hurler*-Syndroms, aber die Kinder haben eine längere Lebenserwartung.
(3) *Morquio-Syndrom*. Bei diesen Patienten ist eine Intubation gefährlich, da es wegen der abgeflachten Gelenkfläche und der Degeneration des Dens axis zu Verletzungen des Rückenmarks kommen kann (21). Weitere Merkmale sind die Kyphose der Wirbelsäule, Hühnerbrust, vermindertes Sehvermögen und Taubheit.

Laryngeale Segel

Diese seltene Mißbildung tritt angeboren und erworben auf. Sie kann eine Atemwegsobstruktion unterschiedlichen Ausmaßes verursachen. Solche Segel findet man im glottischen, supraglottischen oder subglottischen Bereich (22).

Entzündliche Veränderungen durch Krankheitserreger

Bakterielle Infektionen

Jeder entzündliche Prozeß im Bereich der oberen Atemwege verursacht Schwellungen, Kontrakturen oder Abszesse, was zu schwierigen Intubationsverhältnissen führen kann. Im einzelnen sind folgende Entzündungsformen beschrieben worden.

Tonsillarabszeß und retropharyngeale Abszesse. Infektionen im Pharynx verursachen pathologische Schwellungen durch Ödembildung, Exsudate oder Eiter. Als Folge kann eine Kiefersperre auftreten, die sich nach Anästhesieeinleitung gelegentlich bessert. In manchen Fällen wird die Sicht auf den Kehlkopf durch die Schwellungen beeinträchtigt. Ebenso kann das Einführen des endotrachealen Tubus behindert werden.

Epiglottitis. Diese wird durch eine rasch fortschreitende, bakterielle Infektion, die auch die supraglottischen Gebiete erfaßt, verursacht. Eine distale Ausbreitung wird durch die auf den Stimmbändern festhaftende Schleimhaut verhindert. Auslöser der Infektion ist gewöhnlich der Hämophilus influenzae (Typ B). Gelegentlich findet man auch Staphylokokken, Streptokokken, Neisseria catarrhalis, Pneumokokken oder Viren. Sehr häufig sind Kinder im Alter von 1 Monat bis 3,5 Jahren betroffen. Während der ersten 3 Lebensmonate besteht noch eine passive, von der Mutter übertragene Immunität. Auf natürlichem Weg erworbene Immunität ist gewöhnlich nach Schuleintritt gegeben.

Bei Kindern mit einer Epiglottitis kann es sehr plötzlich zum Atemstillstand kommen. Wenn sich die Diagnose bestätigt, sollten die Kinder unverzüglich intubiert werden. Solche Intubationen sollten grundsätzlich nur von erfahrenen Ärzten unter günstigen Bedingungen und mit geeignetem Instrumentarium vorgenommen werden. Eine konservative Behandlung sollte auf einzelne Fälle beschränkt bleiben, denn sie ist nicht ungefährlich, da der Therapieverlauf nicht vorhersagbar ist. *Cantrell* et al. (1976) fanden in einer Nachuntersuchung von 749 konservativ behandelten Patienten eine Letalitätsrate von 6.1% (23).

Ein mit der Zeit gewachsenes Problembewußtsein konnte die Letalität senken. Die Häufigkeit der Epiglottitis liegt bei 0.1% der pädiatrischen Krankenhauseinweisungen, wobei 8% der Kinder eine beeinträchtigte Atmung aufweisen. Die meisten Anästhesisten kommen früher oder später, besonders aber in endemischen Gebieten, mit diesem Krankheitsbild in Berührung. Es gibt weitere Ursachen für eine Epiglottitis wie Inhalation von Rauch, Einnahme von ätzenden Stoffen oder Diphtherie, sie kann aber auch ohne jeden ersichtlichen Grund beim Erwachsenen auftreten.

Die Diagnose ergibt sich aus der Anamnese. Sie kann durch eine seitliche Röntgenaufnahme des Halses gesichert werden, wenn es die Zeit erlaubt. Eine Untersuchung des Pharynx sollte im Behandlungsraum bereits in Anästhesie erfolgen, da eine plötzliche Reizung eine akute, komplette Atemwegsverlegung herbeiführen kann. Zur endotrachealen Intubation empfiehlt sich eine Inhalationseinleitung. Der Tubus sollte eine Nummer kleiner gewählt werden, als nach Alter und Größe anzunehmen ist. Die Erfahrung zeigt, daß eine kontinuierliche Intubation (bis zu 4 Tagen) einer primären Tracheotomie vorzuziehen ist (25–27). In der Regel kann nach 48 h die Extubation vorgenommen werden, so daß Komplikationen wie Stimmlippengranulome vermieden werden.

Lepra. In sehr seltenen Fällen kann Lepra Ursache einer Obstruktion durch Bildung von Granulationsgewebe im oberen Atemwegstrakt sein.

Diphtherie. Durch breite Immunisierung sieht es so aus, als sei diese Fibrinbeläge bildende Infektionskrankheit in der westlichen Welt weitgehend ausgelöscht.

Virale Infektionen

Mononukleose. Das hervorstechendste Merkmal dieser Infektion durch das *Epstein-Barr*-Virus (EBV), das eine Vielzahl von Drüsen befällt, ist die Lymphadenopathie. Die Proliferation des tonsillären und adenoiden lymphatischen Gewebes führt unter Umständen zu sehr gefährlichen Obstruktionen im Pharynx.

Krupp. Hierbei handelt es sich um eine virale Infektion, die zu einer ödematösen Schwellung unterhalb der Stimmlippen führt. Die Mehrzahl der erkrankten Patienten reagiert gut auf eine medikamentöse Therapie. Nur bei einer kleinen Anzahl muß eine Intubation erfolgen. Der Tubus sollte kleiner gewählt werden als eigentlich angezeigt.

Nicht-infektiöse Entzündungen

Rheumatoide Arthritis

Juvenile chronische Arthritis und rheumatoide Arthritis sind klinisch und biochemisch unterscheidbare Krankheitsbilder, die bei Patienten unter beziehungsweise über 16 Jahren auftreten (28). Für den Anästhesisten ist eine genaue Differenzierung zwischen beiden Erkrankungen nicht wichtig, da in beiden Fällen ähnliche Probleme bei Intubation und Anästhesie auftreten können.

Im folgenden werden einige Befunde näher beschrieben, die im Zusammenhang mit der rheumatoiden Arthritis erhoben werden können.

Instabilität der Halswirbelsäule. Bei nahezu 3% der Patienten mit für eine rheumatoide Arthritis typischen Laborwerten findet man eine instabile Halswirbelsäule. In der Regel macht sich dies im atlantookzipitalen Gelenk bemerkbar, kann aber auch in tieferen Ebenen auftreten. Bei 30% der mit der Diagnose rheumatoide Arthritis eingewiesenen Patienten findet man Subluxationen. Besonders bei forcierter Beugung sind Kompressionen des Rückenmarks und Querschnittsläsionen denkbar.

Schon vor der Operation sollten die folgenden Hinweise auf eine instabile Halswirbelsäule beachtet werden:

1. Insuffizienz der Vertebralarterien mit vestibulärer Symptomatik und Doppelbildsehen
2. Abnormes neurologisches Reflexverhalten der Extremitäten
3. Auffälliges Unvermögen, den Kopf aufrecht zu halten und den Hals zu strecken, wobei der Winkel zwischen dem Hinterhaupt und der Halswirbelsäule aufgehoben ist
4. Bis in den Hinterkopf ausstrahlende Nackenschmerzen (Schmerzen im Nacken selbst sind ein häufiges Begleitsymptom der rheumatoiden Arthritis)
5. Abnormer Vorfall des Axisbogens, der an der Pharynxhinterwand mit dem Finger palpabel ist
6. Röntgenologische Auffälligkeiten der Halswirbelsäule:
   a) abnorme Stellung der Wirbelkörper bei Flexion;
   b) knöcherne Auflockerung des Dens axis;
   c) Verschmälerung der Zwischenräume zwischen Schädelbasis und HWK 1 sowie zwischen HWK 1 und 2 mit und ohne knöcherne Auflockerung;
   d) vergrößerter Abstand zwischen der Vorderfläche des Dens axis und dem vorderen Bogen des HWK 1, der normalerweise 2–4 mm beträgt. Jede Zunahme dieses Abstands auf einer seitlichen Röntgenaufnahme bei gebeugter HWS im Vergleich zu einer Aufnahme bei gestreckter HWS ist ungewöhnlich.

Versteifung der Halswirbelsäule. Sie betrifft mehr die unteren Halswirbelkörper. Die Folge ist eine fixierte Flexionsdeformität, die eine ausreichende Überstreckung des Kopfes verhindert. Dadurch wird das Einführen eines Laryngoskopspatels erschwert. Sollte dies das einzige Problem sein, läßt es sich durch Verwendung des besonderen Polio-Spatels umgehen, bei dem der Handgriff in stumpfem Winkel zum Spatel steht (Abb. 5.15).

Erkrankungen der temporomandibulären Gelenke. Versteifungen der HWS gehen häufig mit Erkrankungen der temporomandibulären Gelenke einher, was zu großen Schwierigkeiten bei Intubation führen kann, wenn sich der Mund nicht mehr öffnen läßt.

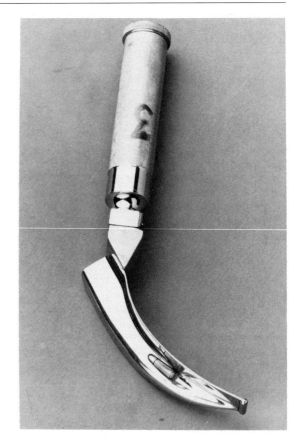

Abb. 5.15 Laryngoskop mit einem Poliospatel.

Erkrankungen der krikoarytänoidalen Gelenke. Wenn diese Gelenke versteifen, kommt es zur glottischen Stenose. Sie verhindert das Einführen endotrachealer Tuben. *Jenkins* und *McGraw* (29) empfahlen bei diesen Patienten eine primäre Tracheotomie. Man sollte an diese Komplikation denken, wenn ein Rheumapatient Symptome wie Heiserkeit, Belastungsdyspnoe, Stridor, Schluckstörungen oder Bolusgefühl zeigt. Die Diagnose kann durch eine direkte Laryngoskopie gesichert werden, wenn die Stimmlippenbeweglichkeit vermindert oder aufgehoben ist, oder sich die Stimmlippen bei Inspiration nach innen wölben.

Unterkieferhypoplasie. Auch diese Fehlbildung kann bei rheumatoider Arthritis vorkommen. Eine umfassende Übersicht über anästhesiologische Probleme bei Patienten mit rheumatoider Arthritis findet man in der Arbeit von *Jenkins* und *McGraw* (1963) (29). Hindernisse im Bereich der Atemwege im Zusammenhang mit der rheumatoiden Arthritis und deren Bedeutung für die Anästhesie beschrieben *D'Arcy* et al. (1976) (30) (Tab. 5.2).

Tab. 5.2 Einteilung der Schwierigkeiten im Bereich der Atemwege bei Patienten mit rheumatoider Arthritis

Gruppe	Klinische Merkmale	Beschaffenheit der Atemwege	Konventionelle Intubation
I	ausreichende Beweglichkeit von HWS und Unterkiefer	frei	gut möglich
II	versteifte HWS; Unterkiefer gut beweglich	zufriedenstellend	sehr schwierig
III	versteifte HWS; Unterkiefer nur eingeschränkt beweglich	Atemwegsverlegung nicht auszuschließen	unmöglich
IV	versteifte HWS; Unterkiefer mit knöchernen Mißbildungen	bei Sedierung Atemwegsobstruktion	unmöglich

[Nach *D'Arcy* et al. (30) mit freundlicher Genehmigung der Autoren und Academic Press, Verleger der Anaesthesia.]

Spondylarthritis ankylopoetica

Diese entzündliche Gelenkserkrankung und daraus resultierende anästhesiologische Probleme wurden von *Sinclair* und *Mason* (1984) in einer Übersichtsarbeit beschrieben. Durch Versteifungen der Halswirbelsäule – gewöhnlich in Flexionsstellung – können alle Maßnahmen zur Sicherung freier Atemwege sehr stark beeinträchtigt werden. Gelegentlich besteht auch eine Tendenz zu Frakturen in der unteren HWS (C5–7) (32), was zu Rückenmarksschädigungen führen kann. Bei einem kleineren Teil der Patienten (10–40%) läßt sich wegen des Mitbefalls der temporomandibulären Gelenke der Mund nur begrenzt öffnen (33).

Tumoren

Sowohl benigne als auch maligne Tumoren können sich in den Atemwegen ausbreiten und dadurch dem intubierenden Arzt die Sicht nehmen und den Weg für den endotrachealen Tubus verlegen.

Papillomatosis im Kehlkopfbereich

Diese ist eine zwar ungewöhnliche, aber gut bekannte Ursache für einen Stridor im Kindesalter. Es kann zu respiratorischer Insuffizienz und Tod kommen. Die meisten kindlichen Tumoren sind eher gutartig. Trotz einiger charakteristischer Merkmale viraler Infektionen ist es bisher nicht gelungen, bei Kehlkopfpapillomen elektronenmikroskopisch Einschlußkörper oder Viren nachzuweisen. Man findet diese Tumoren beim Neugeborenen, aber sie entwickeln sich auch in jeder anderen Altersstufe. Während der Pubertät ist in manchen Fällen eine Rückbildung zu beobachten. *Harper* et al. (1973) beschrieben einen Patienten mit Kehlkopfobstruktion und respiratorischer Insuffizienz, der auf hypoxische Zustände als Atemantrieb angewiesen war (34). Die von den Eltern erfragte Anamnese des Patienten ließ vermuten, daß eine laryngeale Papillomatosis vorlag. Heiserkeit ist ein ganz wichtiger Fingerzeig für eine drohende Dyspnoe.

Verkalkungen der Ligamenta stylohyoidea

In der Literatur werden einige Berichte über Schwierigkeiten bei Intubationen zitiert, die auf Verkalkungen im Bereich der Ligamenta stylohyoidea zurückgeführt wurden (35, 36). Dadurch läßt sich das weiche Bindegewebe im Bereich der Valleculae und des Zungenbeins nicht mehr anheben. Es kommt zu Verkürzungen und Immobilisation der Ligamenta stylohyoidea und benachbarter Muskeln.

Zunächst hatte man angenommen, Patienten mit dieser Erkrankung könnten an auffälligen Hautfalten über dem Zungenbein erkannt werden (35). Diese fehlten aber völlig in den beiden von *Akinyemi* und *Elegbe* beschriebenen Fällen (36). Typisches Merkmal ist die Schwierigkeit, daß sich bei Laryngoskopie mit einem gekrümmten Spatel die Epiglottis von der hinteren Larynxwand kaum abheben läßt.

Wenn präoperativ der Verdacht auf eine solche Verkalkung besteht, sollte man versuchen, sie durch eine vorherige Röntgenaufnahme zu bestätigen. Ein positiver Röntgenbefund sollte für den Anästhesisten eine Warnung vor schwierigen Intubationsbedingungen sei.

Endokrinologische Veränderungen

Fettsucht

Bei stark übergewichtigen Patienten kann es große Schwierigkeiten bereiten, den Laryngoskopspatel in den Mund einzuführen. Unter Umständen ist die Verwendung eines Polio-Spatels hilfreich, dessen Handgriff in stumpfem statt wie üblich im rechten Winkel zum Spatel befestigt ist. Dadurch kann der Laryngoskophandgriff nicht mehr von der ausladenden Brust abgedrängt werden. Dieses Problem tritt in ganz besonderem Maß bei schwangeren Frauen auf.

Akromegalie

Diese Erkrankung hat ihre Ursache in einer Überfunktion der Hypophyse. Zusätzlich zu den übrigen Symptomen führt sie auch zu pathologischen Veränderungen im Bereich der oberen Atemwege. Die wichtigen Merkmale sind:

1. Makroglossie
2. Gewebsverhärtungen im Pharynx
3. Verhärtungen des weichen laryngealen Bindegewebes und der Stimmlippen
4. Parese des N. recurrens laryngis
5. Abnahme der Bogenweite des Ringknorpels
6. Fixation der Stimmbänder
7. Prognathie
8. Hypertrophie der aryepiglottischen Falten und der Taschenbänder

Wegen der prominenten Nase, hypertrophierten Nasenknorpeln und der gespreizten Zahnstellung kann die Maskenbeatmung eines apnoischen Patienten mit Akromegalie außerordentlich schwierig werden.

Auch die Intubation ist unter Umständen sehr problematisch, wenn es nicht gelingt, die Stimmritze ins Blickfeld zu bekommen. Die obengenannten Veränderungen können ihrerseits schon so stark ausgeprägt sein, daß sie Atemwegsobstruktionen verursachen. Sie führen möglicherweise zum Tod des Patienten, ohne daß eine Anästhesie oder chirurgischer Eingriff stattgefunden hätte.

Schilddrüsenvergrößerung (Struma)

Nach eigener Erfahrung der Autoren ist es selbst bei extrem großer Struma nicht besonders schwierig, bei einer Laryngoskopie die Stimmritze einzustellen. Sie verursacht Deviationen der Trachea, die häufiger als Kompressionen zu finden sind. Bei Verwendung zu starrer endotrachealer Tuben kann sie die subglottische Passage blockieren. Mit Drahtspiralen armierte Latextuben sind in der Regel geeignet, da sie einerseits flexibel sind, andererseits aber nicht bei Kompression zusammengedrückt werden. Im Einzelfall kann es nötig sein, einen kleineren Tubus als eigentlich angezeigt zu verwenden.

Traumatische Veränderungen

Gesichts- und Halsverletzungen können die freien Atemwege stark in Mitleidenschaft ziehen. Unter Umständen machen Blutungen, Hämatome, Ödeme und Verzerrungen der anatomischen Strukturen eine Intubation sehr schwierig.

Einerseits können sie die Sicht auf den Kehlkopfeingang versperren, andererseits die Passage des endotrachealen Tubus blockieren.

Gesichtsverletzungen

Unterkieferfrakturen. Diese treten häufig an zwei Stellen auf und führen zur Unterkieferstückfraktur. Oft handelt es sich um indirekte Frakturen. Bei Intubation muß man mit folgenden Problemen rechnen:

1. Abnorme Mobilität der Zunge, die eine Verlegung der Atemwege im Pharynx verursachen kann
2. Abweichung von der normalen Zahnstellung, was den Intubationsweg versperren und die Sicht auf den Kehlkopf behindern kann. Der Autor war einmal mit einem Patienten konfrontiert, dessen Zähne nach einem Gesichtsschädeltrauma fest in die Rachenhinterwand eingerammt waren
3. Blutungen und Schwellungen im Bereich der Zunge, die ein erhebliches Intubationshindernis darstellen
4. Kieferklemme, die eine ausreichende Öffnung des Mundes verhindert; sie kann durch Deformierungen oder Schmerzen ausgelöst werden. Solange der Patient, der noch bei Bewußtsein ist, nicht anästhesiert wird, läßt sich die Ursache nicht sicher feststellen. Eine schmerzbedingte Kieferklemme löst sich, sobald die Anästhesie wirksam wird. Der Mund kann normal geöffnet und eine Intubation problemlos durchgeführt werden. Eine durch anatomische Deformitäten verursachte Kiefersperre dagegen macht die Laryngoskopie durch den intubierenden Arzt unmöglich und führt damit eine gefährliche Situation herbei
5. Gefahr von Erbrechen und Regurgitation von Mageninhalt, der zusätzlich zur aufgenommenen Nahrung auch aus großen Blutkoageln bestehen kann
6. Begleitende Verletzungen der Halswirbelsäule, die bei Intubation zur Gefährdung des Rückenmarks führen können.

Es muß ausdrücklich betont werden, daß eine endgültige chirurgische Versorgung einer einfachen Unterkieferfraktur bis zu 24 h hinausgeschoben werden darf. Das läßt genug zeitlichen Spielraum, um die Intubationsbedingungen wesentlich günstiger gestalten zu können. Häufig allerdings handelt es sich um komplizierte Verletzungen, bei denen eine übermäßig verzögerte Versorgung eine Osteomyelitis begünstigen kann.

Um den chirurgischen Zugang zu erleichtern, sollte man Patienten mit einer Unterkieferfraktur nasal intubieren. Wenn die Inspektion von Mund und Pharynx keine offensichtlichen Intubationsschwierigkeiten erwarten lassen, ist eine Anästhesieeinleitung unter Anwendung der Präoxigenation, Muskelrelaxation mit Suxamethonium und Druckausübung auf den Ringknorpel die Methode der Wahl. Eine primäre Tracheotomie vor dem chirurgischen Eingriff ist nur selten indiziert. Der frakturierte Unterkiefer ist beim bewußtlosen Patienten frei beweglich. Die Intubation stellt einen geübten Anästhesisten selten vor große Probleme.

Oberkieferfrakturen (Mittelgesichtsfrakturen). Frakturen in diesem Bereich machen unter Umständen eine frühe orale Intubation notwendig, um die Atemwege freizuhalten, auch wenn keine chirurgischen Maßnahmen unmittelbar geplant sind. Laryngoskopie und Intubation können durch Blutungen und traumabedingte Veränderungen der Anatomie erheblich erschwert werden. Nach operativer Versorgung der nasalen Fraktur kann man eine Umintubation von oral auf nasal durchführen, um dem Chirurgen einen besseren operativen Zugang zu ermöglichen.

Kehlkopf- und Trachealtraumen

Verletzungen an Trachea, Larynx und Pharynx lassen sich nach offenen und geschlossenen unterscheiden. Offene Verletzungen können weiter in Schnitt- oder Quetschwunden (Mazerationen) unterteilt werden.

1. Offene Verletzungen

Schnittverletzungen. In diesen Fällen kann die Intubation aus folgenden Gründen erschwert sein:

1. Wenn sich Zunge und Epiglottis verletzungsbedingt von ihrer Basis lösen, ist die Gefahr groß, daß sie den Kehlkopfeingang verdecken oder verlegen, sofern die Schnittverletzung oberhalb des Zungenbeins liegt.
2. Blutungen in den Respirationstrakt hinein verschlechtern die Sichtverhältnisse und können zur Asphyxie des Patienten führen. Größte Gefahr besteht bei Schnittverletzungen der Trachea, bei denen die A. carotis communis oder A. thyreoidea inferior mit eingerissen sein können.
3. Der N. recurrens kann bei tiefem Schnitt beschädigt werden.
4. Bei verzögerter Versorgung der Verletzung kommt es zur Infektion des Gewebes und Ödembildung.

Quetschverletzungen. Außer den Einrissen kommen bei Quetschwunden ausgedehnte Schädigungen tieferer Gewebsschichten vor, die Mazerationen und Ödeme verursachen. Es können auch festere Strukturen wie Zungenbein oder Kehlkopfknorpel betroffen sein, deren Zerstörung erhebliche Veränderungen bewirken kann.

2. Geschlossene Verletzungen

Als Folge geschlossener Halstraumen kann es zu unter Umständen lebensbedrohlichen Verläufen kommen. Zu den häufigsten Ursachen gehört das Dezelerationstrauma, das bei Autounfällen zu beobachten ist.

Bei Rupturen der Trachea oder des Kehlkopfs tritt oft ein Luftemphysem auf (38). Nicht in allen Fällen sind die typischen Zeichen wie Schmerzen beim Schluckakt, Dyspnoe und Hämoptyse vorhanden, so daß manchmal die Verletzungen erst bei einer Intubation auffallen.

Bei begleitenden Halswirbelsäulenverletzungen muß auf die übliche Kopflagerung in „Schnüffelposition" verzichtet werden. Ist der Patient bei Bewußtsein, sollte man eine neurologische Untersuchung und eine Röntgenaufnahme der Halswirbelsäule vornehmen, um Rückenmarksschäden vor Beginn der Intubationsversuch auszuschließen.

Bei Patienten mit Rupturen an Trachea oder Kehlkopf sollte man keine Muskelrelaxantien vor Intubation einsetzen, da eine Beatmung das Luftemphysem vergrößern und eine effektive Ventilation der Lungen schwierig sein kann. Wegen der Verletzungen sind Lokalanästhetikuminjektionen in den Kehlkopf undurchführbar und für den Fall, daß der Patient bei vollem Magen erbrechen muß, sogar gefährlich. Daher scheint die Inhalationseinleitung die günstigste Wahl zu sein.

Ein direktes Halstrauma kann zur Dislokation eines Aryknorpels führen (39). Er fällt nach anteromedial und verursacht durch Mittelstellung der Stimmlippe ein Atemwegshindernis, das noch durch Relaxation der anderen Stimmlippe verstärkt wird. Allerdings sollte das Einführen eines endotrachealen Tubus unter der Voraussetzung, daß kein großes Ödem vorliegt, gelingen.

Bei einer durch Einriß oder geschlossene Verletzung verursachten Trachearuptur kann die Intubation zu Komplikationen führen. In einem Fallbericht wurde beschrieben, daß durch rasche chirurgische Exploration der Halsweichteile und in der Folge davon eine tiefere Plazierung des endotrachealen Tubus über die verletzte Stelle hinaus eine kritische Situation beherrscht werden konnte (38). Gelegentlich kann man bei schweren Halstraumen den Tubus durch das verletzte Gebiet sogar direkt in die Trachea einführen.

Literatur

1 *Jackson, C.:* The technique of insertion of intratracheal insufflation tubes. Surg. Gynecol. Obstet. 17 (1913) 507

2 *Bannister, F., MacBeth, R.G.:* Direct laryngoscopy and tracheal intubation. Lancet II (1944) 651

3 *Askgaard, B., Nilson, T., Ibler, M.* et al.: Muscle tone under fentanyl-nitrous oxide anaesthesia measured with a transducer apparatus in cholecystectomy incisions. Acta Anaesthesiol. Scand. 21 (1977) 1

4 *Patton, C.M.:* Rapid induction of acute dyskinesia by droperidol. Anesthesiology 43 (1975) 126

5 *Cass, N.M., James, N.R., Lines, V.:* Difficult direct laryngoscopy complicating intubation for anaesthesia. Br. Med. J. 1 (1956) 488

6 *White, A., Kander, P.L.:* Anatomtical factors in difficult direct laryngoscopy. Br. J. Anaesth. 47 (1975) 468

7 *Nichol, H.C., Zuck, D.:* Difficult laryngoscopy – the "anterior" larynx and the atlanto-occipital gap. Br. J. Anaesth. 55 (1983) 141

8 *Evans, R., Cormack, R.S.:* Correspondence – Difficult intubation. Points West 17 (1984) 79

9 *Magbagbeola, J.A.O., Ayeni, O.:* Some aspects of endotracheal anaesthesia in Nigerians. West Afr. Med. J. 21 (1972) 161

10 *Kattle, F.J., Mundale, M.O.:* Range of mobility of the cervical spine. Arch. Phys. Med. 40 (1959) 379

11 *Seraj, M.A., Yousif, M., Channa, A.B.:* Anaesthetic management of congenital fusion of the jaws in a neonate. Anaesthesia 39 (1984) 695

12 *Filippi, G., McKusick, V.A.:* The Beckwith-Weidemann Syndrome – report of two cases and review of the literature. Medicine 49 (1970) 270

13 *Zawistowska, J., Menzel, M., Wytyczak, M.:* Difficulties and modifications of intubation technique in infants with labial, alveolar and palatal clefts. Anaesth. Resus. Intensive Therap. 1 (1973) 211

14 *Ross, E.D.T.:* Treacher Collins Syndrome. An anaesthetic hazard. Anaesthesia 18 (1963) 350

15 *Brechner, V.L.:* Unusual problems in the management of airways: flexion-extension mobility of the cervical vertebrae. Anesth. Analg. 47 (1968) 362

16 *Mason, J., Slee, I.:* Anaesthesia and Engelmann's disease. Anaesthesia 23 (1968) 250

17 *Mather, J.S.:* Impossible direct laryngoscopy in achondroplasia. Anaesthesia 21 (1966) 244

18 *Clarren, S.K., Smith, D.W.:* The fetal alcohol syndrome. N. Engl. J. Med. 298 (1978) 1063

19 *Finucane, B.T.:* Difficult intubation associated with the foetal alcohol syndrome. Can. Anaesth. Soc. J. 27 (1980) 574

20 *Weller, R.M.:* Anaesthesia for cystic hygroma in a neonate. Anaesthesia 29 (1974) 588

21 *Birkinshaw, K.J.:* Anaesthesia in a patient with an unstable neck. Anaesthesia 30 (1975) 46

22 *Capistrano-Baruh, E., Wenig, B., Steinberg, L., Stegnajajic, A., Baruh, S.:* Laryngeal web: a cause of difficult endotracheal intubation. Anesthesiology 57 (1982) 123

23 *Cantrell, R.W., Bell, R.A., Morioka, W.T.:* Acute epiglottitis. Trans. Pac. Coast Otoophthalmol. Soc. Annu. Meet. 57 (1976) 75

24 *Vetto, R.R.:* Epiglottitis. JAMA 173 (1960) 990

25 *Oh, T.H., Motoyama, E.K.:* Comparison of nasotracheal intubation and tracheostomy in the management of acute epiglottitis. Anesthesiology 46 (1977) 214

26 *Tos, M.:* Nasotracheal intubation in acute epiglottitis. Arch. Otolaryngol. 97 (1973) 373

27 *Milko, D.A., Marshak, G., Striker, T.W.:* Nasotracheal intubation in the treatment of acute epiglottitis. Pediatrics 53 (1974) 674

28 *Huskisson, E.C., Hart, F.D.:* Joint Disease: All the Arthropathies, 3rd edn. John Wright, Bristol 1978

29 *Jenkins, L.C., McGraw, W.R.:* Anaesthetic management of the patient with rheumatoid arthritis. Can. Anaesth. Soc. J. 16 (1969) 407

30 *D'Arcy, E.J., Fell, R.H., Ansell, B.M., Arden, G.P.:* Ketamine and juvenile chronic polyarthritis (Still's disease). Anaesthesia 31 (1976) 624

31 *Sinclair, J.R., Mason, R.A.:* Ankylosing spondylitis. The case for awake intubation. Anaesthesia 39 (1984) 3

32 *Murray, G.C., Persellin, R.H.:* Cervical fracture complicating ankylosing spondylitis. Am. J. Med. 70 (1981) 1033

33 *Resnick, D.:* Temporo-mandibular joint involvement in ankylosing spondylitis. Radiology 112 (1974) 587

34 *Harper, J.R., Thomas, K., Wirk, H.:* A complicated case of juvenile laryngeal papillomatosis. Anaesthesia 28 (1973) 71

35 *Sharwood-Smith, G.H.:* Difficulty in intubation. Calcified stylohyoid ligament. Anaesthesia 31 (1976) 508

36 *Akinyemi, O.O., Elegbe, E.O.:* Difficult laryngoscopy and tracheal intubation due to calcified stylohyoid ligaments. Can. Anaesth. Soc. J. 28 (1981) 80

37 *Chappel, W.F.:* A case of acromegaly with laryngeal and pharyngeal symptoms. J. Laryngol. Otol. 10 (1896) 142

38 *Sirker, D., Clark, M.M.:* Rupture of the cervical trachea following road traffic accident. Anaesthesia 45 (1973) 909

39 *Seed, R.F.:* Traumatic injury to the larynx and trachea. Anaesthesia 26 (1971) 55

6 Intubation des wachen Patienten

Einführung

Für eine endotracheale Intubation ist eine Allgemeinanästhesie nicht unbedingt erforderlich. Unter bestimmten Umständen ist es sogar sehr günstig, wenn der Patient bei Bewußtsein bleibt. Bei einem wachen und spontanatmenden Patienten spielt die Zeit, die man zur vollständigen Durchführung der Intubation braucht, nur eine untergeordnete Rolle. Es gibt keinen Grund zur Dringlichkeit, da das Auftreten hypoxischer Zustände unwahrscheinlich ist. Bei Verwendung von Lokalanästhetika sind zwar die pharyngealen und laryngealen Schutzreflexe weitgehend aufgehoben, aber der Patient ist gewöhnlich bei Brechreiz oder Regurgitation noch in der Lage, auf diese Bedrohung zu reagieren. Er kann Kopf und Oberkörper willkürlich zur Seite wenden und den Pharynx durch Husten, Würgen und wiederholtes Schlucken freimachen.

Der größte Nachteil bei „Wachintubationen" liegt im Verhalten des Patienten auf die intubationsbedingten Beeinträchtigungen. Durch Schließen des Mundes, Schlucken, Beißen und Stimmritzenschluß kann die Intubation deutlich erschwert werden. Durch Blockade des N. glossopharyngeus kann man Kontraktionen der Pharynxmuskulatur ausschalten.

Das Ausmaß psychologischer und physiologischer Belastungen für den Patienten hängt sehr von der Übung des ausführenden Arztes und freundlichen Zuwendung ab. Es ist daher wichtig, Ausbildungsprogramme aufzustellen und die Techniken zur Wachintubation an geeigneten, ausgesuchten Patienten systematisch zu üben, nachdem man diese entsprechend psychologisch vorbereitet und aufgeklärt hat.

Indikationen für die Intubation des wachen Patienten

Obstruktionen der oberen Atemwege

In der anästhesiologischen Praxis gilt der Grundsatz, daß Patienten mit offensichtlich behinderten oberen Atemwegen keine Muskelrelaxantien erhalten dürfen, bis sichergestellt ist, daß man sie auch künstlich beatmen kann. In solchen Situationen ist auch ein Intubationsversuch in tiefer Allgemeinanästhesie ohne Anwendung von Muskelrelaxantien gefährlich. Hier bietet sich die Intubation im Wachzustand als wünschens-

werte und sichere Alternative an, da sich die Gefahr einer oberen Atemwegsobstruktion, wie sie bei Allgemeinanästhesie auftreten könnte, vermeiden läßt. Bei sehr aufgeregten Patienten und Kindern ist dies allerdings nicht empfehlenswert und nur schlecht praktizierbar.

Schwierigkeiten bei Intubation

Es ist höchst wünschenswert, daß die Spontanatmung erhalten bleibt, wenn eine problematische Intubation zu erwarten ist. Bei Patienten, die eine schwierige oder mißlungene Intubation in der Annamnese angeben, mag eine Lokalanästhesie indiziert sein. Wachintubationen scheinen in den USA weiter verbreitet zu sein als in Europa, weil sie in dem dortigen prozeßträchtigen Milieu sicherer erscheinen und leichter zu rechtfertigen sind.

Respiratorische Insuffizienz

Hiervon betroffene Patienten sind oft extrem gefährdet. Die Anwendung von Medikamenten, die das zentrale Nervensystem beeinträchtigen könnten, wäre leichtsinnig. Häufig liegt auch noch eine kardiovaskuläre Instabilität vor, so daß die plötzlich einsetzende Überdruckbeatmung durch schlagartige Verminderung des zentralvenösen Rückstroms und Erniedrigung des arteriellen CO_2 zu verheerenden Folgen führen kann. Bei Patienten mit einem niedrigen Sauerstoffpartialdruck ist ein Atemstillstand vor Intubation kritisch, weshalb es in diesen Fällen nicht ratsam ist, vorweg eine Muskelrelaxation vorzunehmen.

Medikamentenintoxikation

Gelegentlich müssen Patienten nach Einnahme einer Überdosis sedativer Medikamente intubiert werden, um eine drohende respiratorische Insuffizienz zu verhindern oder freie Atemwege während einer Magenspülung zu sichern. Unter diesen Umständen ist die Anwendung von Medikamenten, die das zentrale Nervensystem zusätzlich beeinträchtigen, zu vermeiden, um nicht das Monitoring vitaler Zeichen zu komplizieren.

Moribunde Patienten

Bei moribunden Patienten ist die Durchführung einer Allgemeinanästhesie mit großem Risiko belastet. Oft läßt sich die Intubation aber auch ohne Allgemeinanästhesie, Muskelrelaxation oder örtliche Betäubung vornehmen. Dem zeitweiligen Anstieg des Herzzeitvolumens kann dabei unabhängig von der verbesserten Sauerstoffverstoffversorgung noch eine gewisse günstige Wirkung zukommen (1).

Der volle Magen

Bei Patienten mit vollem Magen werden gelegentlich Intubationen im Wachzustand durchgeführt, um zu versuchen, das Aspirationsrisiko zu umgehen. Dabei muß man auch Unannehmlichkeiten für den Patienten in Kauf nehmen. *Walts* (1965) (2) und später *Hollander* (1974) (3) empfahlen, die Lokalanästhesie auf die supraglottische Region zu beschränken und gegebenenfalls nur eine minimale Sedierung vorzunehmen. *Kopriva* et al. (1974) (4) konnten zeigen, daß die örtliche Betäubung im Vergleich zu einer Sedierung durch Fentanyl hinsichtlich der Risiken etwas günstiger abschnitt. *Libman* (1976) (5) brachte seine extreme Ansicht zum Ausdruck, daß die Lokalanästhesie ganz auf die Unterlippe und die äußere Zungenhälfte beschränkt werden sollte, während *Thomas* (1969) (6) riet, transtracheale Injektionen zu unterlassen und damit die subglottische Region von der Lokalanästhesie auszunehmen.

Die fiberoptische Intubation

Die Anwendung des fiberoptischen Bronchoskops oder Laryngoskops wird an anderer Stelle dargestellt. Es kann bei schwierigen Intubationen als Führungsschiene für den endotrachealen Tubus dienen. Diese Methode hat auch dort Vorteile, wo es zwingend notwendig ist, eine arterielle Hypertension und Tachykardie zu vermeiden (7).

Die nachfolgend beschriebenen Techniken der örtlichen Betäubung und Sedierung im Zusammenhang mit der Intubation im Wachzustand werden sowohl bei fiberoptischer als auch bei direkter Laryngoskopie angewandt. Allerdings läßt sich der Arbeitskanal des Fiberbronchoskops dazu nutzen, während des Vorschiebens Lokalanästhetikum zu versprühen und so eine fortschreitende örtliche Betäubung zu bewirken.

Medikamente zur Sedierung

Bei der Intubation wacher Patienten ist die Sedierung eine hilfreiche und wünschenswerte Maßnahme, sofern sie die Sicherheit des Patienten nicht gefährdet. Zu diesem Zweck werden gewöhnlich Medikamente aus der Gruppe der Benzodiazepine (Diazepam, Midazolam), aber auch Neuroleptika (Droperidol) – oft in Kombination mit kurzwirksamen Opiaten (Fentanyl, Alfentanil) – eingesetzt.

Diazepam

Die intravenöse Applikation von Diazepam geht mit einer unangenehm hohen Thromboserate oberflächlicher Venen einher. Durch Zusatz eines Lipids als Lösungsmittel entstand das Präparat Diazemuls, bei dem Probleme mit Thrombosen praktisch nicht mehr auftreten. Die klinische Wirkung vergleichbarer Dosierungen ist sehr unterschiedlich ausgeprägt (8). Es kommt vor, daß die Wirkung länger anhält und einen zweiten Gipfel erreicht (9, 10). Beim 70 kg schweren Patienten liegt die Dosis zwischen 5 und 20 mg.

Midazolam

Dieses Benzodiazepin hat im Vergleich zu Diazepam eine kürzere Wirkdauer (11) und ist daher für kurze Eingriffe wie Intubationen eher geeignet, wenn nicht eine Allgemeinanästhesie folgen soll. Es ist wasserlöslich und offenbar frei von einer thrombophlebitischen Potenz (12). Bei i.v.-Gabe beträgt die Dosis für einen 70 kg schweren Patienten 2–7.5 mg.

Fentanyl

Gewöhnlich wird dieses Opiatderivat zusammen mit Droperidol angewandt, was einer Neuroleptanalgesie entspricht. Husten- und Beißreflexe sind abgeschwächt. Sehr häufig lassen sich die Patienten unter dieser Medikation endotracheal intubieren, obwohl sie noch in der Lage sind, Anweisungen zu befolgen. Bei i.v.-Applikation liegt die Dosis für den 70 kg schweren Patienten bei 50–150 μg.

Phenoperidin

Wenn nach Intubation eine längere Analgesie erwünscht ist, kann Phenoperidin angewandt werden. Die Dosis für einen 70 kg schweren Patienten beträgt 0.5–1 mg.

Antisalivatorische Medikation

Wann immer möglich sollte man bei Intubationen im Wachzustand die Patienten mit einem speichelflußhemmenden Medikament prämedizieren. Atropin (0.3–0.6 mg, i.v. oder i.m.), Scopolamin (0.3–0.4 mg, i.v. oder i.m.) oder Glycopyrroniumbromid (0.3 mg, i.v. oder i.m.) sind dazu geeignet. Die Reduktion der Speichelsekretion führt nicht nur zu einem verminderten Schluckbedürfnis des Patienten, sondern erhöht auch die Wirksamkeit der oberflächlichen Lokalanästhesie.

Techniken der Lokalanästhesie

Die örtliche Betäubung

In der folgenden Erörterung werden oberflächenaktive Lokalanästhetika erwähnt, die im weiteren nicht namentlich spezifiziert werden. Zu ihnen gehören:

Kokain 4–10 % (Spray oder Paste)
Lidocain 4–10 % (Spray oder Gel)
Amethocain (= Tetracain) 60 mg (Pastillen)

Wegen seiner großen therapeutischen Breite ist Lidocain das am häufigsten angewandte Oberflächenanästhetikum.

Oberflächenanästhesie der Nasenschleimhaut

Die Nasengänge werden mit spitzförmigen Tupfern, die zuvor mit Lokalanästhetikumlösung getränkt werden, tamponiert. Meist wird für diesen Zweck Kokain mit seinen intrinsisch, vasokonstriktorischen Eigenschaften gebraucht. Allerdings muß zur Vermeidung systemisch toxischer Wirkungen die überflüssige Lösung vor Einlegen der Tamponade abgestreift werden. Alternativ kann man die Nasenschleimhaut unmittelbar vor Intubation mit Lidocain oder Kokain einsprühen.

Oberflächenanästhesie im oropharyngealen und laryngealen Bereich

„Spray-as-you-go". Die Oberflächenanästhesie kann entlang des Intubationswegs fortlaufend durchgeführt werden. Man beginnt an Mund oder Nase und bewegt sich langsam in Richtung auf den Kehlkopf und die infraglottische Region zu. Trotz der Vorteile moderner Spraybehälter (Abb. 6.1), die bei jedem Hub eine definierte Medikamentendosis abgeben, sind auch alte Zerstäuber wie z. B. der nach *Swerdlow* (Abb. 6.2) durchaus von Nutzen, da man mit ihrer stumpfen Düse gefahrlos bis in den Kehlkopf und die Trachea vordringen kann. Eine Überdosierung läßt sich ebenfalls einfach vermeiden, da man gleich zu Beginn die für den Patienten berechnete Lokalanästhetikummenge in die Zerstäuberkammer einfüllt (Tab. 6.1).

Tab. 6.1 Maximaldosis für Lokalanästhetika bei örtlicher Applikation

Lidocain	3 mg/kg
Kokain	1.5 mg/kg
Amethocain	0.8 mg/kg

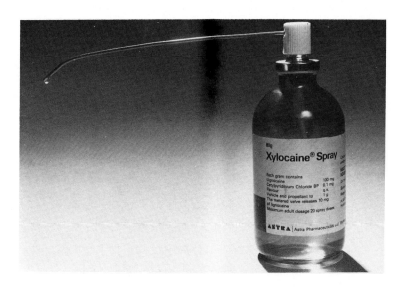

Abb. 6.1 Dosierspray.

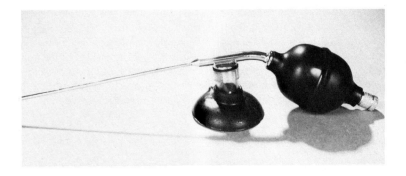

Abb. 6.2 Zerstäuber nach *Swerdlow*.

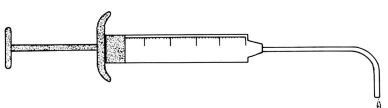

Abb. 6.3 Spritze nach *Labat*.

Pastillen. Eine Anästhesie im Mund- und oberen Rachenraum kann man erreichen, wenn man dem Patienten 30 min vor Intubation eine Tetracainpastille (60 mg) zum Lutschen verabreicht.

Gurgeln. Eine Alternative zur Einnahme von Pastillen stellt Gurgeln mit 4% Lidocain-Gel dar. Das Gel schmeckt bitter, kann aber durch Zusätze geschmacklich verbessert werden.

Ultraschallverneblung. In einer Studie wurden 10 ml reines 4%iges Lidocain (400 mg) in einem Ultraschallvernebler zerstäubt. Bei 95% von 1000 Patienten, die 10 min lang über eine Maske das vernebelte Lokalanästhetikum inhalierten, konnte eine Oberflächenanästhesie bei der Vorbereitung zur Bronchoskopie erreicht werden (13). Dabei lagen die Serumspiegel von Lidocain unter der toxischen Dosis von 5 μg/ml.

Die Labat-Spritze. Kehlkopf und infraglottische Region können mit einer *Labat*-Spritze (Abb. 6.3) oder einem ähnlich gebogenen Applikator anästhesiert werden. Der Patient sitzt dem ausführenden Arzt direkt gegenüber. Die Zunge wird herausgestreckt und an der Spitze mit einem Tupfer vom Arzt oder dem Patienten selbst gehalten. In dieser Situation kann der Arzt mit einem angewärmten Spiegel eine indirekte Laryngoskopie durchführen, um die Tropfen aus der Spritze gezielt fallen zu lassen. Um eine gute Anästhesie zu erreichen, muß der mit dieser Technik vertraute Arzt natürlich nicht unbedingt eine indirekte Laryngoskopie vornehmen.

Der gebogene Applikator der Spritze wird genau in der Mittellinie über den Zungenrücken eingeführt, während die Zunge weiter in herausgestreckter Position festgehalten wird. Der Patient wird aufgefordert, flach zu atmen und Husten zu unterdrücken. Dann läßt man das Lokalanästhetikum tropfenweise auf und in den Kehlkopfeingang fallen. *Fry* (14) empfahl, zusätzlich Lokalanästhetikum unter Sicht mit dem Kehlkopfspiegel auch in die Recessus piriformes zu applizieren und damit die N. laryngei superiores zu anästhesieren.

Punktion des Ligamentum cricothyreoideum. Die infraglottische Schleimhaut läßt sich nach Punktion des Ligamentum cricothyroideum oder transtracheal anästhesieren. Die am weitesten verbreitete Bezeichnung für diese Methode lautet transtracheale Anästhesie.

Der Kopf des Patienten wird in maximaler Extension gehalten. Am Übergang vom Mundboden zur vorderen Halsfläche läßt sich in der Mittellinie die Incisura thyroidea superior leicht palpieren.

Unterhalb des Schildknorpels befindet sich der Ringknorpel. Der Raum zwischen ihnen wird durch das Ligamentum cricothyroideum überbrückt, das bei der Mehrzahl der Patienten einfach zu identifizieren ist (Abb. 6.4). Genau in der Mittellinie und mitten zwischen beiden Knorpeln wird die Punktionsstelle mit einem Kreuz auf der Haut markiert.

Nach Hautdesinfektion wird an der Punktionsstelle eine Hautquaddel mit Lidocain gesetzt. Dann wird die Nadel im rechten Winkel in die Haut eingeführt und durch das Band in das Lumen der oberen Trachea eingeführt. Als Nadel eignet sich die 21 Gauge „Butterfly"-Kanüle mit kurzem Schlauchansatz, auf den eine Spritze aufgesetzt ist. Die Gefahr, daß die Nadel ab-

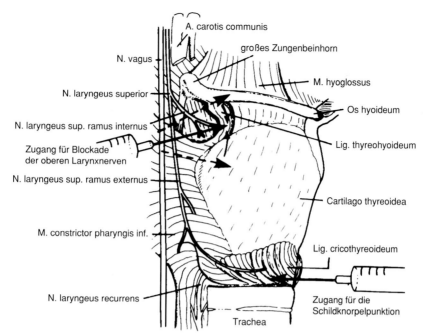

Abb. 6.4 Darstellung der anatomischen Beziehungen von Zungenbein, Schild- und Ringknorpel, sowie die Wege einer Injektionsnadel bei einer Punktion des Lig. cricothyreoideum oder Blockade des N. laryngeus superior. Modifiziert nach *Zuck*, mit freundlicher Genehmigung des Autors und des Herausgebers der Anaesthesia.

bricht oder den Kehlkopf traumatisiert, ist gering. Die korrekte Punktion wird dadurch bestätigt, daß Luft aspiriert werden kann. Danach werden 2 ml des Lokalanästhetikums in die Trachea injiziert. Dies löst oft heftige Hustenanfälle aus. Wenn man die Injektion am Ende der Inspiration vornimmt, wird das Lokalanästhetikum während der Exspiration rasch in Richtung der infraglottischen Region gehustet. Dadurch werden die Schleimhaut in diesem Bereich und die Unterfläche der Stimmlippen anästhesiert. Die Anästhesie läßt sich bis in die distalen Bereiche des Respirationstrakts ausdehnen, wenn man ein zweites Mal bei Exspiration und Oberkörperhochlagerung des Patienten injiziert. So kann der Patient auf eine Bronchoskopie vorbereitet werden. Sobald die Lokalanästhetikumlösung die Carina erreicht, tritt wieder heftiger Husten ein, der die Anästhesie oberhalb der Injektionsstelle zu verstärken hilft.

Regionale Blockaden

Regionale Nervenblockaden führen zu kompletter Analgesie bei Anwendung kleiner Mengen des Lokalanästhetikums.

Blockade des N. maxillaris

Mit der Blockade des N. maxillaris erreicht man, wie berichtet wurde (16), eine vollständige Anästhesie nahezu der gesamten Oberfläche der Nasenhöhle, was eine nasale Intubation sehr erleichtern kann.

Anatomie

Sensorische Fasern des zweiten Trigeminusastes laufen über das Ganglion pterygopalatinum und versorgen den harten und weichen Gaumen, das Septum und die laterale Wand der Nasenhöhle sowie den Nasopharynx (s. Kap. 1, Abb. 1.2 und 1.3).

Methode

Eine 4 cm lange Nadel wird am Ansatz vorsichtig um 45 Grad abgewinkelt, ohne sie abzubrechen, und dann durch das Foramen palatinum majus (Abb. 6.5) am posterolateralen Gaumen in den Canalis palatinus major eingeführt. Die Nadel wird bis in die Fossa pterygopalatina vorgeschoben, wie in Abb. 6.6 und 6.7 dargestellt.

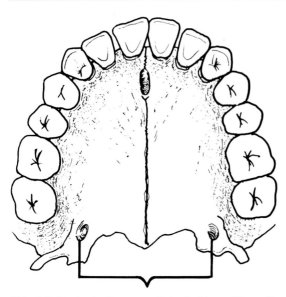

Abb. 6.5 Der harte Gaumen mit den beiden größeren Foramina palatina. Nach *Baddur* et al. (16), mit freundlicher Genehmigung des Herausgebers der Anesthesia Progress.

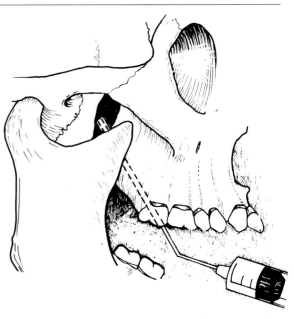

Abb. 6.7 Seitenansicht des Schädels mit Darstellung des Zugangs für die Kanüle in die Fossa pterygopalatina. Nach *Baddur* et al. (16), mit freundlicher Genehmigung des Herausgebers der Anesthesia Progress.

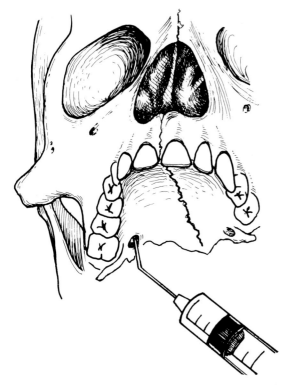

Abb. 6.6 Injektion in den Canalis palatinus major. Nach *Baddur* et al. (16), mit freundlicher Genehmigung des Herausgebers der Anesthesia Progress.

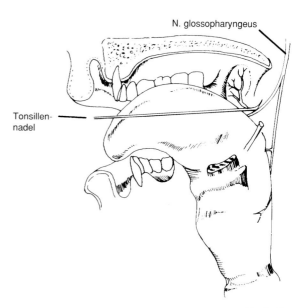

N. glossopharyngeus

Tonsillen-nadel

Abb. 6.8 Blockade des N. glossopharyngeus. Nach *De Meester* et al. (24).

Wenn dem eingespritzten Lokalanästhetikum ein Vasokonstriktor zugesetzt wird oder es selbst vasokonstriktorische Eigenschaften besitzt wie z. B. Kokain, erreicht man einen zusätzlichen Nutzen. Durch Vasokonstriktion der durch die Canales palatini laufenden gleichnamigen Arterien wird die Durchblutung der nasalen Schleimhaut vermindert.

Blockade des N. glossopharyngeus

Die beidseitige Blockade des N. glossopharyngeus führt zu einer Anästhesie im hinteren Drittel der Zunge, im Gebiet der Tonsillen und des Oropharynx. Es kommt auch zum Verlust der Tiefensensibilität, der bei einer Oberflächenanästhesie nicht erreicht wird. Auch der Beißreflex ist vollständig aufgehoben. Ein großer Nachteil dieser Methode besteht in der Lähmung der Pharynxmuskulatur und Relaxation des Zungengrundes. Dadurch kann es zur plötzlichen Atemwegsverlegung kommen, die ein sofortiges Eingreifen erfordert.

Anmerkung

Bei Patienten, die sich nicht entspannen und den Beißreflex nicht unterdrücken können, ist die Anästhesie des N. glossophayngeus eine geeignete zusätzliche Maßnahme. Sie kann die lokale Anästhesie des Kehlkopfs oder Blockade des N. laryngeus superior ergänzen. Damit durch die Hemmung des N. glossopharyngeus keine Atemwegsverlegungen entstehen, sollte seine Blockade nach den vorgenannten Anästhesien durchgeführt werden.

Methode

Nach Anästhesie des Zungenrückens wird die Zunge mit einem Spatel heruntergedrückt und der hintere Gaumenbogen gespannt. Mit einer abgewinkelten Tonsillennadel wird hinter dem hinteren Gaumenpbogen in der Mitte ungefähr 1 cm tief eingestochen (Abb. 6.8). Nach Aspiration werden 3 ml des Lokalanästhetikums injiziert und das Verfahren auf der anderen Seite wiederholt.

Blockade des N. laryngeus superior

Transmucosablock mit der Krause-Pinzette

Der N. laryngeus superior läßt sich blockieren, indem man von oral das Lokalanästhetikum mit einem Wattebausch auf den Boden des Recessus piriformis bringt, wozu sich die *Krause*-Pinzette eignet (Abb 6.9–6.11).

Methode

Nach oropharyngealer Oberflächenanästhesie wird der Patient dem behandelnden Arzt gegenüber aufrecht hingesetzt und aufgefordert, seine Zunge weit herauszustrecken. Die Zunge wird mit einem Tupfer in dieser Position festgehalten. Mit der *Krause*-Pinzette wird ein Wattebausch, der mit einer Lösung des Lokalanästhetikums durchtränkt ist, fest gefaßt und beidseits in den Recessus piriformis eingeführt, indem man von der Fossa tonsillaris dicht an der Pharynxwand entlang abwärts wandert. Die korrekte Position läßt sich seitlich

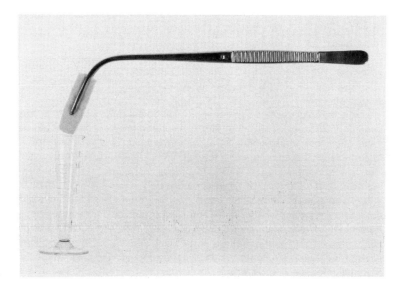

Abb. 6.9 Pinzette nach *Krause*.

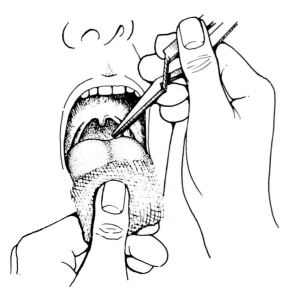

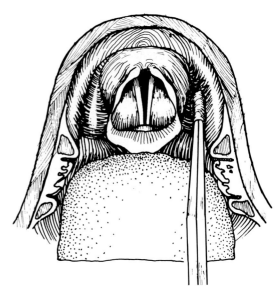

Abb. 6.10 Einführen der *Krause*-Pinzette. Die linke Hand des behandelnden Arztes hält die Zunge mit einem Gaze-tupfer fest. Nach *Macintosh* und *Ostlere* (23), mit freundlicher Genehmigung der Autoren und des Herausgebers, E.S. Livingstone.

Abb. 6.11 Blick von oben auf den Kehlkopf. Die *Krause*-Pinzette befindet sich in korrekter Position im Recessus piriformis.

der Schildknorpelfläche am Hals palpieren. Der Watte-bausch wird 1 min lang an der Stelle belassen, damit das Lokalanästhetikum durch die Schleimhaut zum Nerven diffundieren kann.

Perkutane Blockade

Methode

Man palpiert die Hörner des Zungenbeins und die oberen Hörner des Schildknorpels. Die Position wird auf der Haut am Hals markiert. Die Nervenblockade kann entweder von den Markierungen des Zungenbeins oder des Schildknorpels aus, wie in Abb. 6.4 dargestellt, begonnen werden.

Dann markiert man einen Punkt ca. 1 cm medial der Zungenbeinhörner, strafft und zieht die Haut leicht nach oben und punktiert mit einer 3 cm langen 23-Gauge-Nadel, bis man auf das Zungenbein stößt. Die Nadel wandert nach unten vom Zungenbein weg, um auf das Ligamentum thyreohyoideum zu treffen. Alternativ kann man die Nadel nach lokaler Infiltration bei der Markierung der oberen Schildknorpelhörner einführen. Dann tastet man sich weiter in Richtung auf die Schildknorpelhörner vom Schildknorpel weg zum Ligamentum thyreohyoideum (Abb. 6.4). Auf beiden Seiten werden nach Aspiration je 2 ml Lokalanaesteti-

kum vorsichtig injiziert. Wenn Luft aspiriert wird, liegt die Nadel bereits im Kehlkopf und muß bis zur Einstichstelle zurückgezogen werden. Die Nervenblockade wird auf der anderen Seite in gleicher Weise durchgeführt.

Zur Beachtung: Man muß sich davor hüten, versehentlich den Schildknorpel zu durchbohren und dort zu injizieren, da ein Lokalanästhetikumdepot an dieser Stelle zu einem Stimmlippenödem führen kann.

Systemische Toxizität der Lokalanästhetika

Die Absorption des Lokalanästhetikums über die Schleimhäute des oberen Respirationstrakts erfolgt sehr rasch. Daher muß man darauf achten, die in Tab. 6.1 wiedergegebenen Grenzdosen nicht zu überschreiten. *Foldes* (17) stellte bei Plasmaspiegeln von 5.29 μg/ml Lidocain objektive Zeichen der Überdosierung fest. Dazu gehörten Tachykardie, mäßige Hypertonie, Abflachung der T-Welle und Senkung der S-T-Strecke im EKG, zusätzlich verminderte EEG-Aktivität. Die häufigste Komplikation ist aber die zerebrale Exzitation bis hin zum generalisierten Krampfanfall. Es kann ein Prodromalstadium vorausgehen, während dessen der Patient perioral Kribbeln empfindet und einzelne zuckende Bewegungen ausführt. Daher sollten Anästhesietechniken, bei denen große Mengen Lokalanästhetikum appliziert werden müssen, nur von geübten Personen ausgeführt werden. Es muß jederzeit eine ausreichende Notfallausrüstung einschließlich antikonvulsiv wirkender Medikamente wie Diazepam oder Thiopental zur Verfügung stehen. Vor Beginn muß der Patient einen venösen Zugang erhalten.

Es gibt eine Reihe von Untersuchungen zur Absorption von Lokalanästhetika bei örtlicher Betäubung vor Intubation. Die folgenden Gesichtspunkte sind bemerkenswert:

1. Die Absorption von Lokalanästhetika erfolgt bei Kindern schneller als bei Erwachsenen. Zusätzlich gibt es bei Kindern innerhalb der verschiedenen Altersgruppen Unterschiede (18).
2. Die höchsten Lidocainplasmaspiegel nach lokaler Anästhesie findet man bei Erwachsenen zwischen der 15. und 60. Minute (18). Dies unterstreicht die Notwendigkeit einer sorgfältigen Überwachung der Patienten während der Erholungsphase.
3. Noch 3–4 h nach Applikation lassen sich hohe Spiegel wirksamer Lidocainmetaboliten nachweisen.
4. In einer Untersuchung wurde beschrieben, daß die Schätzungen von Lidocainserumkonzentrationen nach Gabe von Lidocaindosen, die 25–30 % über den vom Hersteller genannten Höchstdosen lagen, immer noch unter der toxischen Plasmakonzentration blieben. Selbst bei Patienten, die Plasmaspiegel über den als toxisch angegebenen aufwiesen, konnten keine schädlichen Reaktionen beobachtet werden (20).
5. Die Absorptionsrate ist im unteren Respirationstrakt größer als im Pharynx oder Larynx (20).

Auswirkungen auf das Herz-Kreislaufsystem

Durch Intubation im Wachzustand und lokale Anästhesie lassen sich die Blutdruckreaktionen auf die Laryngoskopie und Intubation bei Erwachsenen zwar abschwächen, aber keinesfalls vollständig unterdrücken (21). Bei Kindern wurde beobachtet, daß es nach Einsprühen des Kehlkopfs vermutlich reflektorisch zur Bradykardie kam (22). Unter Umständen wird dieser Effekt noch durch gleichzeitige Applikation von Suxamethonium oder Medikamenten für eine Allgemeinanästhesie verstärkt. Die Spitzenkonzentrationen von Lidocain im Serum erscheinen nach Lokalanästhesie zu spät, um während der Intubation auftretende Arrhythmien verhindern zu können.

Bei Durchführung einer fiberoptischen, nasotrachealen Intubation in Kombination mit einer gründlichen Lokalanästhesie sind die Blutdruckreaktionen und Pulsfrequenzanstiege am geringsten (7).

Schlußfolgerungen

Die Kombination von transtrachealer Anästhesie und präoperativ verabreichter Amethocainpastille, Sedierung und antisalivatorischer Prämedikation scheint für den wenig geübten Arzt die günstigste Methode der Anästhesie für die Intubation am wachen Patienten zu sein. Diese Techniken sollten nur dort angewandt werden, wo auch jederzeit eine entsprechende Ausrüstung für Notfälle zur Verfügung steht. Es gibt einige wohlbegründete Hinweise dafür, daß die von den Herstellern empfohlenen Höchstdosen für Lokalanästhetika jedenfalls für diesen Anwendungsbereich unnötig niedrig angesetzt worden sind. Auch bei Kindern, bei denen die Absorption am höchsten ist, scheint Lidocain in einer Dosis von 4 mg/kg ohne Komplikationen anwendbar zu sein.

Literatur

1 Tomori, Z., Widdicombe, J.G.: Muscular bronchomotor and cardiovascular reflexes elicited by mechanical stimulation of the respiratory tract. J. Physiol. 200 (1969) 25
2 Walts, L.F.: Anaesthesia of the larynx in the patient with a full stomach. JAMA 192 (1965) 705
3 D'Hollander, A.A., Monteny, E., Dewachter, B., Sanders, M., Dubois-Primo, J.: Intubation under topical supraglottic analgesia in unpremedicated and non-fasting patients: amnesic effects of sub-hypnotic doses of diazepam and innovar. Can. Anaesth. Soc. J. 21 (1974) 467
4 Kopriva, C.J., Eltringham, R.J., Siebert, M.Q.: A comparison of the effects of intravenous Innovar and topical spray on the laryngeal closure reflex. Anesthesiology 40 (1974) 596
5 Libman, R.H.: Topical anaesthesia and intubation. JAMA 236 (1976) 2393
6 Thomas, J.L..: Awake intubation. Indications, techniques and a review of 25 patients. Anaesthesia 24 (1969) 28
7 Ovassapian, A., Yelich, S.J., Dykes, M.H.M., Brunner, E.E.: Blood pressure and heart rate changes during awake fibreoptic nasotracheal intubation. Anesth. Analg. 62 (1983) 951
8 Dundee, J.W., Haslett, W.H.K.: The benzodiazepines. A review of their actions and uses relative to anaesthetic practice. Br. J. Anaesth. 42 (1970) 217
9 Baird, E.A., Hailey, D.M.: Delayed recovery from a sedative: correlation of plasma levels of diazepam with clinical effects after oral and intravenous administration. Br. J. Anaesth. 44 (1972) 803
10 Kaplan, S.A., Jack, M.L., Alexander, K., Weinfeld, R.E.: Pharmacokinetic profile of diazepam in man following single intravenous and oral and chronic oral administration. J. Pharm. Sci. 62 (1973) 1789

11 *Brown, C.R., Sanquist, F.H., Canup, C.A., Pedley, T.A.:* Clinical electroencephalographic and pharmacokinetic studies of a water-soluble benzodiazepine, midazolam maleate. Anesthesiology 50 (1979) 467

12 *Shou Olesen, A., Huttel, M.S.:* Local reaction to I.V. diazepam in three different formulations. Br. J. Anaesth. 52 (1980) 609

13 *Palva, T., Jokinen, K., Saloheimo, M., Karvonen P.:* Ultrasonic nebuliser in local anaesthesia for bronchoscopy. J. Oto-Rhino-Laryngol. 37 (1975) 306

14 *Fry, W.A.:* Techniques of topical anaesthesia for bronchoscopy. Chest 73 (1978) 694

15 *Allen, H.L.:* Letter: Rediscovering the larynx. Anesth. Analg. 62 (1983) 855

16 *Baddour, H.M., Hubbard, A.M., Tilson, H.B.:* Maxillary nerve block used prior to awake nasal intubation. Anesth. Prog. 26 (1979) 43

17 *Foldes, F.F., Malloy, R., McNall, P.G., Koukal, L.R.:* Comparison of toxicity of intravenously given local anaesthetic agents in man. JAMA 172 (1960) 1493

18 *Eyres, R.L., Bishop, W., Oppenheim, R.C., Brown, T.C.K.:* Plasma lignocaine concentrations following topical laryngeal application. Anaesth. Intensive Care 11 (1983) 23

19 *Jones, D.A., McBurney, A., Stanley, P.J., Tovey, C., Ward, J.W.:* Plasma concentrations of lignocaine and its metabolites during fibreoptic bronchoscopy. Br. J. Anaesth. 54 (1982) 853

20 *Curran, J., Hamilton, C., Taylor, T.:* Topical analgesia before tracheal intubation. Anaesthesia 30 (1975) 765

21 *Kautto, U.-M., Heinonen, J.:* Attenuation of circulatory response to laryngoscopy and tracheal intubation; a comparison of two methods of topical anaesthesia. Acta Anaesthesiol. Scand. 26 (1982) 599

22 *Mirakhur, R.K.:* Bradycardia with laryngeal spraying in children. Acta Anaesthesiol. Scand. 26 (1982) 130

23 *Macintosh, R.R., Ostlere, G.:* Local Analgesia. Head and Neck, p. 10. E.S. Livingstone, Edinburgh 1955

24 *De Meester, T.R., Skinner, D.B., Evans, R.H., Benson, D.W.:* Local nerve block anesthesia for peroral endoscopy. Annals of Thoracic Surgery 24 (1977) 278

7 Vorgehen bei schwieriger Intubation

Häufigkeit der schwierigen Intubation

In der klinischen Praxis treten Schwierigkeiten bei der Intubation meist unerwartet auf. Allerdings lassen sie sich in manchen Fällen bereits im voraus erkennen. Daher muß man die präoperative, klinische Untersuchung des Patienten sehr sorgfältig vornehmen. Nach Möglichkeit sollte man auch die Protokolle früherer Anästhesien einsehen und zusätzliche Röntgenaufnahmen des Schädels, Halswirbelsäule oder Unterkiefer anfordern, wenn dies notwendig erscheint. *Sia* und *Edens* schätzten, daß 90% aller Intubationsprobleme bereits präoperativ erkannt werden könnten und nur in 10% der Fälle unerwartete Komplikationen eintreten dürften (1). In einer prospektiven Studie aus Cardiff an 1200 Patienten war in 43 Fällen die Intubation nur unter Schwierigkeiten durchführbar. Bei 22 Patienten (51%) hatte man die Probleme im voraus erkannt und Schwierigkeiten erwartet; bei 21 (49%) traten sie überraschend auf (156). Präoperativ hatte man bei 84 Patienten eine schwierige Intubation angenommen, die sich dann aber nur bei den oben angeführten 22 Patienten tatsächlich als problematisch erwies. Daraus ergibt sich, daß Intubationsschwierigkeiten in der klinischen Praxis eher überraschend auftreten, während manche Fälle, bei denen Probleme vorweg angenommen werden, glatt verlaufen. Besonders schwierige Situationen, bei denen eine Intubation im Wachzustand unter Anwendung aufwendiger Techniken nötig ist, sind sehr selten. Ihre Häufigkeit beträgt 1–5% aller Problemfälle. In der zitierten Studie war nur bei 1 der 43 Patienten (2.3%) eine Intubation am wachen Patienten erforderlich.

Die Häufigkeit schwieriger Intubationen an einem allgemeinen Krankenhaus wurde mit 2.3% angegeben (2). Im „Cardiff Anesthetic Record System" sind zwischen 1972 und 1977 109 000 Patienten registriert worden. 65% waren endotracheal intubiert worden, aber nur bei 1% der Patienten bereitete die Intubation Schwierigkeiten. In einer kleineren, bisher nicht veröffentlichten, prospektiven Studie lag die Häufigkeit bei 3.6% von 1200 Patienten (156). Die Hälfte dieser problematischen Intubationen wurde von Mitarbeitern, die sich noch in der Weiterbildung befanden, ausgeführt. Man darf daher annehmen, daß die Häufigkeit

objektiv schwieriger Intubationen wahrscheinlich niedriger liegt. Natürlich hängt die Zahl der problematischen Intubationen auch vom Ausbildungsstand des mitteilenden Arztes, dem Patientengut und den geplanten chirurgischen Eingriffen ab. *Aro* und Mitarbeiter stellten fest, daß 85% der schwierigen Intubationen von erfahrenen Ärzten allein schon durch Zuhilfenahme eines Einführungsstabs bewältigt werden konnten (2). Nur in 15% der problematischen Intubationen (entsprechend 0.3% aller Intubationen) war die Anwendung komplizierterer Techniken erforderlich.

Es gibt mehrere Möglichkeiten, die sogenannte „schwierige Intubation" zu definieren. So kann sie je nach Sichtverhältnissen bei der Laryngoskopie in verschiedene Schwierigkeitsgrade eingeteilt werden (154).

Grad 1. Der größte Teil der Stimmritze ist sichtbar. Schwierigkeiten sind nicht zu erwarten.

Grad 2. Nur der äußerste Hinterrand der Stimmritze ist eben noch sichtbar. Leichte Schwierigkeiten können auftreten. Druck von außen auf den Schildknorpel kann den Kehlkopf in eine günstigere Position bringen.

Grad 3. Die Stimmritze ist nicht einstellbar, was zu schweren Problemen führen kann.

Grad 4. Auch die Epiglottis ist nicht sichtbar. Die Intubation erfordert aufwendige Techniken. Meistens liegen erkennbare, pathologische anatomische Bedingungen vor. Bei unauffälliger Anatomie tritt diese Situation nur sehr selten auf.

Manche Autoren klassifizieren solche Intubationen als schwierig, die von Experten entsprechend beurteilt worden sind (so auch geschehen mit den Daten aus Cardiff). Andere teilen die Intubationen nach dem Gesichtspunkt ein, ob der Anästhesist zur Intubation Hilfsmittel benötigt oder nicht. Eine weitere Möglichkeit der Kategorisierung schwieriger Intubationen berücksichtigt, welche Hilfsmittel erforderlich waren, um die Intubation erfolgreich abzuschließen. Erfahrene Ärzte sind unter Umständen in der Lage, Patienten zu intubieren, deren Stimmritze nicht einsehbar ist. Auch wenn sie selbst also keine Schwierigkeiten hatten, sollten sie im Protokoll einen entsprechenden Hinweis hinterlassen, damit bei einer späteren Gelegenheit ein weniger erfahrener Kollege gewarnt ist, wenn er diesen Patienten intubieren will. Manche Kollegen unterlassen aus Vergeßlichkeit oder falsch verstandenem Stolz eine solche Bemerkung, selbst wenn sie Intubationsprobleme hatten. Daher sind die Statistiken möglicherweise nicht immer zuverlässig. Wenn man eine prospektive Studie über die Häufigkeit von Intubationsschwierigkeiten durchführen möchte, ist eine genaue Definition des Begriffs schwierige Intubation unerläßlich.

Das Vorgehen in der klinischen Praxis

Das praktische Vorgehen bei einer problematischen Intubation hängt von den speziellen Kenntnissen und dem Instrumentarium, das zur Verfügung steht, ab sowie von der Art und Dringlichkeit des geplanten Eingriffs. Eine unerläßliche Bedingung ist, sicherzustellen, daß eine ausreichende Oxygenierung durch künstliche Beatmung aufrechterhalten werden kann, die man in den Pausen zwischen den Intubationsversuchen immer wieder aufnimmt. Die Gefahr einer Aspiration von Mageninhalt muß man auf ein Minimum begrenzen. Wenn man unversehens in die Lage gerät, eine schwierige Intubation durchführen zu müssen, sollte man speziell in der geburtshilflichen Anästhesie damit rechnen, daß der Patient möglicherweise einen vollen Magen hat. Es ist sehr wichtig, daß man sich ein gut durchdachtes und sicheres Konzept zurechtlegt, nach dem man vorgehen kann, wenn die Intubation mißlingt. Ein solches Konzept beschrieb *Tunstall* (3) (Tab. 7.1), ein anderes wird in Kapitel 9 vorgestellt.

Es ist Sache der individuellen Einschätzung, wie lange der Arzt selbst bei ausreichender Oxygenation seine Intubationsversuche fortsetzen will. Seine Entscheidung wird sowohl durch die Dringlichkeit des chirurgischen Eingriffs wie auch die Gefahr der Traumatisierungen, die durch die Intubationsbemühungen verursacht werden können, beeinflußt werden. Verzweifelte und zeitlich zu ausgedehnte Intubationsansätze, die immer wieder zu hypoxischen Zuständen führen, sollten ebenso wie Traumatisierungen vermieden bzw. diese jedenfalls auf ein Minimum reduziert werden. Ein ausreichendes Set einfacher Hilfsmittel sollte in den Operationsräumen jederzeit zur Verfügung stehen, falls Bedarf auftritt. Die „Cardiff difficult intubation box" enthält solche Hilfsmittel (4). Ihr Inhalt wird in Tab. 7.2 aufgeführt.

Zusätzlich kann von großem Nutzen sein, ein fiberoptisches Instrumentarium und in seiner Anwendung geschultes Personal zur Verfügung zu haben. Möglicherweise ist dies in naher Zukunft sogar unverzicht-

Tab. 7.1 Maßnahmen bei mißlungener Intubation

Druck auf den Ringknorpel fortsetzen

↓

Kopf des Patienten tief lagern und zur linken Seite drehen

↓

Oxygenierung durch Überdruckbeatmung. Verwendung eines naso- oder oropharyngealen Tubus; Absaugen des Pharynx, wenn nötig

↓

Wenn keine technischen Schwierigkeiten entgegenstehen, Beatmung mit Lachgas, Sauerstoff und Inhalationsanästhetikum, bis eine Spontanatmung auftritt und der Patient ausreichend tief für den chirurgischen Eingriff anästhesiert ist.	→	Wenn Ventilation und Oxygenation durch Überdruckbeatmung in Seitenlage des Patienten schwierig sind, Druck auf den Ringknorpel nachlassen
↓		↓
Einführen eines großen Magenschlauchs und Absaugen des Magens. Dann Instillation eines Antazidums		Wenn die Oxygenation immer noch nicht problemlos gelingt, Abklingen der Muskelrelaxation abwarten und den Patienten aufwachen lassen. Danach Magen entleeren, anschließend eine Inhalationseinleitung und eine Maskennarkose durchführen
↓		
Magenschlauch entfernen, Pharynx absaugen, Tisch horizontal stellen mit Seitneigung		
↓		
Anästhesie mit Maskennarkose fortsetzen; Operation durchführen		
↓		
Alternativen erwägen, z. B. Regionalanästhesie		Wiederholte und in die Länge gezogene Intubationsversuche, die zu Hypoxie führen können, sind zu vermeiden

Tab. 7.2 Inhalt der „Cardiff difficult intubation box"

Uhr zur Erfassung der Dauer des Verfahrens
nasopharyngeale Tuben (*Wendel*-Tubus)
großer Laryngoskopspatel nach *Macintosh*
Macintosh-Spatel für Linkshänder
gerader Laryngoskopspatel
Polio-Spatel
Gummieinführungsstab
Metalleinführungsstab

Ausrüstung zur retrograden Intubation:
Touhy-Nadel
Periduralkatheter
Seldinger-Draht
Haken zum Angeln des Katheters aus der Mundhöhle

Ausrüstung zur transtrachealen Beatmung:
Nadel und Kanüle
Ansatzstück für die Kanüle zum Narkosegerät

Deshalb wäre die Erstellung von Übungsprogrammen für solche Ärzte notwendig, die noch nicht die erforderliche Erfahrung haben. Zwei Drittel der Befragten hatten selbst schon retrograde Intubationen durchgeführt. Nur ein Drittel hielt sich in dieser Methode für ausreichend qualifiziert, die bei besonders schwierigen und dringlichen Intubationen eingesetzt werden soll. Dieser Fall kann durchaus eintreten, da Erfahrungen

bar. Es gibt bisher keine prospektive klinische Studie, in der die verschiedenen Intubationstechniken miteinander verglichen wurden. Deshalb kann man für den Einzelfall keine konkreten Richtlinien für die Wahl eines bestimmten Vorgehens aufstellen. Der Arzt hat alle Gesichtspunkte sorgfältig abzuwägen und sich dann zu entscheiden, welche Technik er anwenden will.

Wahl der Intubationstechnik: eine retrospektive Übersicht

Über das Thema Intubation fand im Oktober 1982 ein Symposium statt (5). Dabei konnte man einen Überblick über die Methoden und deren Bewertung gewinnen, die britische Anästhesisten anwenden, um sich die Intubation zu erleichtern. 163 Teilnehmer füllten einen Fragebogen aus. In Abb. 7.1 ist dargestellt, welche Hilfsmittel sie bei schwierigen Intubationen einsetzten. Zunächst wird auf einfache Methoden zurückgegriffen. Sie sind in der Reihenfolge der Priorität, die sie bei den Ärzten genießen, aufgeführt. Ein Drittel der Befragten nutzte ausschließlich diese Methoden und hatten keine Erfahrung mit aufwendigeren Techniken. Es verwundert einen nicht, daß die Einführungsstäbe aus Metall und Gummi auf Platz 1 und 2 der eingesetzten Hilfsmittel stehen. Welche komplizierteren Techniken noch zur Anwendung kamen, ist in Tab. 7.3 aufgelistet.
Sie sind allerdings in der klinischen Praxis so selten erforderlich, daß viele Ärzte sich keine ausreichenden Kenntnisse in ihrer Anwendung erwerben können.

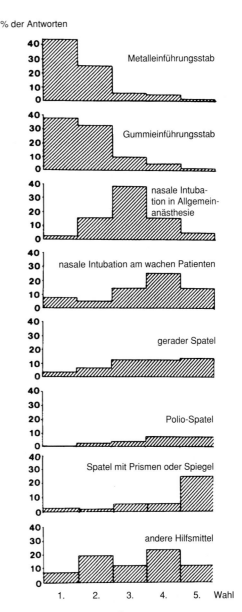

Abb. 7.1 Retrospektiver Überblick über die Auswahl einfacher Methoden und deren Stellenwert. Nach *James* und *Latto* (5), mit freundlicher Genehmigung der Autoren.

Tab 7.3 Kenntnisstand der 64 % Anästhesisten (105 von 163), die aufwendigere Intubationstechniken anwenden (5).

Methode	Anzahl (% von 163)	Anästhesisten, die diese Methode anwenden			Mittlere Fallzahl pro Anästhesist				Verhältnis von nicht-schwierigen zu schwierigen Intubationen, gemessen an der Gesamtzahl der Patienten, die diesen unterzogen wurden	Anzahl der Anästhesisten, die sich für ausreichend qualifiziert hielten, die Methode bei allen Schwierigkeitsgraden anzuwenden (in Klammern Prozentzahlen)
		%, die die Methode nur bei schwierigen Fällen einsetzen	%, die die Methode bei schwierigen und nicht-schwierigen Fällen einsetzen	%, die die Methode nur bei nicht-schwierigen Fällen einsetzen	nur schwierige	schwierige und nicht-schwierige		nur nicht-schwierige		
						schwierige	nicht-schwierige			
Retrograde Intubationstechnik	27 (16,5)	81	11	7	2,6	5,3	2,7	1,5	1/6,6	18 (66,7)
Fiberoptische Intubationstechnik	60 (36,8)	17	28	55	2,8	3,8	21,7	8,4	7/1	23 (38,3)
Fiberoptische Laryngoskopie	75 (46)	8	29	63	4	6,4	18,8	7,6	4,7/1	29 (38,7)
Lichtstab	19 (11,6)	16	26	58	8	4,6	13,2	3,7	2,3/1	7 (36,8)

Tab. 7.4 Angabe der bevorzugten komplexen Methode für erwartete/unerwartete schwierige Intubationen aus einer retrospektiven Übersicht (5)

Methode	Komplexe Methode erster Wahl (in %)	
	bei erwarteten Schwierigkeiten	bei unerwarteten Schwierigkeiten
Fiberoptische Bronchoskopie	26,9	21,5
Fiberoptische Laryngoskopie	17,2	19,6
Retrograde Methode	21,4	22,1
Lichtstab	1,8	7,3
Keine Angabe	17,2	17,7
Summe (%)	84,5*	88,2*

* Abweichung von 100%, weil Mehrfachantworten nicht berücksichtigt wurden

Tab. 7.5 Einige problemorientierte Lösungen für schwierige Intubationsfälle

Der Mund läßt sich nicht öffnen	1. Ungenügende Relaxation. Mehr Relaxationsmittel geben oder abwarten, ob Muskelerschlaffung doch noch eintritt. 2. Bei Kiefersperre in Lokalanästhesie intubieren oder durch eine Inhalationsanästhesie die Relaxation der Kiefermuskeln unterstützen. 3. Intubation am wachen Patienten, wenn der Unterkiefer permanent verschlossen ist.
Der Mund ist zwar offen, aber es gibt doch Schwierigkeiten beim Einführen des Laryngoskops	1. Tubus vom Handgriff trennen und separat einführen. 2. Polio-Spatel verwenden
Das Laryngoskop wird durch anomal stehende Zähne behindert	Man benutze einen Zahnschutz aus Plastik
Der Mund ist offen, aber der Tubus wird durch anomal stehende Zähne abgelenkt	Man benutze einen festen Einführungsstab, um die Positionierung des Tubus zu erleichtern
Die Stimmbänder sind nur partiell sichtbar Die Stimmbänder sind nicht sichtbar	Man benutze zunächst einen gummielastischen Katheter, einen Mandrin oder ein anderes einfaches Hilfsmittel
Die Epiglottis ist teilweise oder vollständig unsichtbar	Hier helfen wahrscheinlich nur komplexere Techniken weiter

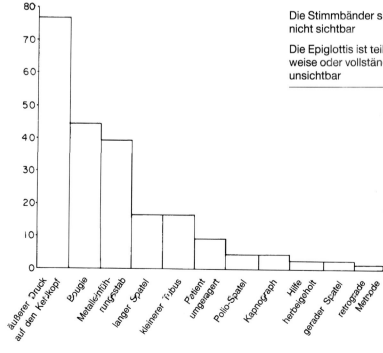

% der Patienten

Abb. 7.2 Prospektiver Überblick über einfache Techniken, die in 43 Fällen schwieriger oraler Intubationen zum Einsatz kamen (3.6% von insgesamt 1200 Fällen). Nach *Eastley* et al. (156), mit freundlicher Genehmigung der Autoren.

Tab. 7.6 Flußdiagramm eines planmäßigen Vorgehens für schwierige Intubationen bei elektiven Eingriffen in Allgemeinanästhesie (vorausgesetzt wird, daß die Gefahr für gastrischen Reflux gering ist).

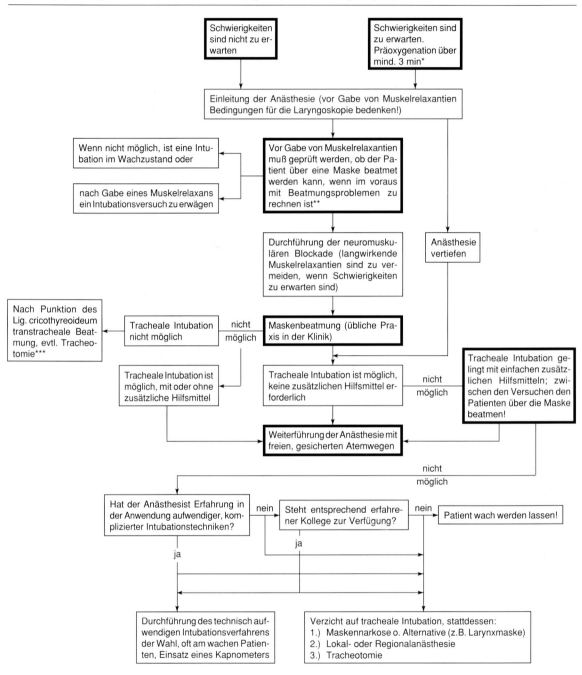

* Der Anfänger sollte vor Anästhesieeinleitung einen erfahrenen Kollegen hinzuziehen.

** Ein Patient wie z.B. ein stiernackiger Alkoholiker bereitet unter Umständen besondere Probleme. Die Einleitungsmedikamente müssen rasch nacheinander verabreicht werden, nachdem eine besonders lange Präoxygenation stattgefunden hat. Wenn die Intubation mißlingt, oder eine effektive Beatmung nicht möglich ist, muß die Spontanatmung innerhalb von 3 min wieder einsetzen. Eine Intubation im Wachzustand muß in Betracht gezogen werden.

*** Ohne sofortige Maßnahmen tritt eine lebensbedrohliche Situation ein.

mit der fiberoptischen Intubation und entsprechendes Instrumentarium noch nicht weit verbreitet sind. In Tab. 7.4 wird aufgeführt, welche der aufwendigeren Intubationstechniken die befragten Ärzte in erster Linie bei erwartet bzw. unerwartet schwierigen Intubationen wählen.

Die bereits oben zitierte, bisher unveröffentlichte Studie enthält eine Analyse der Techniken, die bei den 43 Patienten, die nur unter Schwierigkeiten zu intubieren waren, zum Einsatz kamen (156). In Abb. 7.2, die mit Abb. 7.1 eine gewisse Ähnlichkeit hat, sind sie der Häufigkeit nach angegeben.

Identifizierung des praktischen Problems

In Kapitel 5 wurden zahlreiche Ursachen schwieriger Intubationen abgehandelt. Auf der praktischen Ebene muß bei jedem Problem, das während der Einleitung einer Allgemeinanästhesie auftritt, die spezifische Ursache festgestellt werden (Tab 7.5). Zunächst versuchen Ärzte in solchen Fällen, mit einfachen, vertrauten Methoden die Schwierigkeiten, die erwartet oder unerwartet auftreten, zu bewältigen. In der Regel haben sie damit Erfolg. Aber es ist wichtig, das Vorgehen bei einer schwierigen Intubation sorgfältig zu planen. In Tab. 7.6 wird ein entsprechender Vorschlag für ausgewählte Fälle vorgestellt.

Vorgehen bei erwarteten Schwierigkeiten

Wenn eine mäßig erschwerte Intubation schon im voraus anzunehmen ist, wird man zunächst die Anästhesie wie gewöhnlich einleiten und einen Intubationsversuch vornehmen, ehe man zu aufwendigeren Mitteln greift. Solche Patienten werden vor der Einleitung mindestens 3 min präoxygeniert und erst dann relaxiert, wenn man sich vergewissert hat, daß eine ausreichende Ventilation und Oxygenation aufrechterhalten werden kann. Hat ein in der Weiterbildung befindlicher Arzt den Intubationsversuch ohne Erfolg unternommen, sollte er sich einen erfahrenen Kollegen zu Hilfe rufen, da er in der Regel nicht über ausreichende Kenntnisse in der Anwendung komplizierter Intubationstechniken verfügt. Die fiberoptische oder retrograde Intubation kann dann erforderlich sein, wenn auch der routinierte Kollege die Intubation auf einfache Weise nicht durchführen kann.

Ein völlig anderes Vorgehen ist bei präoperativ erkennbaren, äußerst schwierigen Intubationsbedingungen zu wählen, wenn man sich nicht sicher ist, ob man nach Anästhesieeinleitung eine Beatmung durchfüh-

Tab. 7.7 Auswahl der Technik bei *sehr* schwierigen Intubationsbedingungen („Cardiff-Plan"). (Geschätzte Häufigkeit: weniger als 5% der schwierigen Intubationen)

Versuch oraler oder nasaler Intubation		Alternative zu oraler und nasaler Intubation			
Fiberoptische Technik unter Lokalanästhesie	Retrograde Technik unter Lokalanästhesie	Tracheotomie in Lokalanästhesie	Operation in Regional- oder Lokalanästhesie erwägen	Beatmung über transtracheale Kanüle (131)	Bei distaler Obstruktion von Trachea oder Hauptbronchien kardiopulmonaler Bypass (157, 158)

Notfalls Hifestellung durch einen erfahrenen Kollegen.
Bereitstellung eines Kapnometers, um die korrekte Tubuslage bestätigen zu können.

ren kann. Unter solchen Umständen stellt die Intubation am wachen Patienten in Lokalanästhesie das sichere Verfahren dar (Tab. 7.7).

Auf keinen Fall sollte man für die Intubationsversuche eine Allgemeinanästhesie durchführen. Ärzte, die keine Erfahrung mit fiberoptischen oder retrograden Intubationstechniken haben, können eine blind-nasale Intubation versuchen. Dabei müssen sie sehr darauf achten, die Atemwege nicht zu verletzen und Blutungen mit möglicherweise fatalen Folgen vermeiden (6). In der Regel sind retrograde oder fiberoptische Intubationstechniken vorzuziehen. Allerdings sollte ein noch unerfahrener Arzt seine erste fiberoptische Intubation nicht ausgerechnet bei einem problematischen Patienten vornehmen. Die retrograde Intubationsmethode kann auch im Notfall versucht werden, da sie einfach auszuführen ist und keine größeren Komplikationen zu befürchten sind. Ein Arzt, der weder fiberoptische noch retrograde Verfahren beherrscht, sollte sich für eine primäre Tracheotomie in Lokalanästhesie entscheiden, um freie Atemwege zu sichern. Aber selbst diese Alternative kann sich bei Patienten mit fixierter Flexionsmißbildung des Halses als undurchführbar erweisen.

Bei kurzen Eingriffen entschließen sich manche Ärzte dazu, keine Intubation vorzunehmen und dafür eine Maskennarkose durchzuführen, während der die Spontanatmung des Patienten erhalten bleibt. Man muß sich dabei aber über die möglichen Gefahren im klaren sein, die das Freihalten der Atemwege unter diesen Umständen erschweren können (7). Patienten mit einer Mukopolysaccharidose haben einen kurzen Hals, eine hochstehende Epiglottis und Infiltrationen des nasopharyngealen Gewebes. Wenn man bei diesen Patienten einen oropharyngealen Tubus benutzt, wird die Epiglottis möglicherweise nach hinten gedrückt und verschließt den Kehlkopf. Ein nasopharyngealer Tubus dagegen hält die Epiglottis vorne zurück und dient der Aufrechterhaltung freier Atemwege, wenn sie gefährdet sind. Oft ist eine rasche Intubation nicht möglich. Das kann fatale Folgen haben, weshalb diese Methode mit großer Vorsicht anzuwenden ist. Als Alternative kann eine Operation unter Umständen auch in Lokalanästhesie durchgeführt und eine Intubation umgangen werden. Aber auch diese Möglichkeit ist bei realistischer Betrachtung nicht ohne Risiko. Wenn sich die Lokalanästhesie intraoperativ als insuffizient erweist oder in ihrer Wirkung nachläßt, kann man zu einer Einleitung einer Allgemeinanästhesie unter Notfallbedingungen gezwungen sein. Auch bei Auftreten möglicher Komplikationen wie z. B. einer totalen Spinalanästhesie würde eine Therapie äußerst schwierig, wenn eine rasche Intubation nicht möglich wäre.

Solche Fälle stellen auch für den erfahrensten Anästhesisten eine große Herausforderung dar. Die Schwierigkeiten bei der Behandlung dieser Patienten dürfen keinesfalls unterschätzt werden. Dies muß bedacht und eine entsprechende Vorgehensweise gewählt werden, um die Risiken für den Patienten klein zu halten.

Kontrolle der korrekten endotrachealen Tubuslage

In mehreren Arbeiten wurde ausführlich dargestellt, wie Methoden, die Anästhesisten gewöhnlich zur Überprüfung der richtigen Tubuslage anwenden, in 7 Fällen zu Fehlschlüssen führten (8–11) (Tab. 7.8).

Allerdings muß man betonen, daß die üblichen Tests nur bei einer verschwindend kleinen Patientenzahl zu falschen Annahmen verleiten. *Pollard* und *Junius* (8) beschrieben 4 Fälle, von denen zwei irreversible Hirnschäden erlitten. Die Thoraxexkursionen sind bei niedriger Lungen- oder Thoraxwandcompliance eher schwach ausgeprägt, und auch Atemgeräusche können bei Vorliegen einer obstruktiven Atemwegserkrankung pathologisch verändert sein, obwohl der Tubus korrekt endotracheal liegt. Andererseits sind unter Umständen Atemgeräusche, Thoraxbewegungen und das Gefühl, wie sich der Atembeutel atmungssynchron füllt und leert, scheinbar normal, auch wenn der Tubus tatsächlich in den Ösophagus eingeführt wurde (8). Bei erfahrenen Ärzten sind Probleme nur dann zu erwarten, wenn bei Intubation die Stimmritze nicht sichtbar ist. Unerfahrene dagegen können durch die anatomischen Strukturen verunsichert werden und daher das Bild des in den Ösophagus wandernden mit dem des durch die Stimmritze tretenden Tubus verwechseln. In einem Versuch an Leichen ließ sich zeigen, daß eine Beatmung auch bei ösophagealer Intubation sowohl Thoraxexkursionen als auch Bewegungen des Epigastriums verursachen kann (8). Der Magen wurde periodisch über den Ösophagus be- und entlüftet. Das Gefühl am Atembeutel war unauffällig. Bei Verschluß im unteren Ösophagusbereich traten weiter Thoraxexkursionen auf, wenn der Ösophagus gebläht und deshalb das Herz und obere Mediastinum nach vorne verschoben wurde. Dadurch hoben sich auch das Sternum und die Rippen. Allerdings war die Compliance vermindert.

Nach einer Analyse der anästhesiologischen Zwischenfälle, die der „Medical Defence Union" mitgeteilt worden waren, verstarben in den 8 Jahren von 1970 bis 1977 37 Patienten als Folge nicht erkannter ösophagealer Tubusfehllagen. 13 erlitten Hirnschäden (17). 26% der Todesfälle oder Fälle von Hirnschädigung im Operationssaal sind Fehlern zuzuschreiben, die auf versehentlicher Ösophagusintubation oder unsachgemäßer endotrachealer Intubation beruhen (17).

Tab. 7.8 Beschreibung von Fällen, bei denen die üblichen Methoden zur Bestimmung einer korrekten Tubuslage versagten

Autoren	Ausbildungsstand des intubierenden Arztes	Klinischer Kommentar	Stimmbänder sichtbar?	Beobachtung beatmungssynchroner Thoraxexkursionen	Auskultationsergebnis	Atembeutelkompression und -füllung	Zyanose	Ergebnisse
Pollard und Junius (1980) (8)	4.Ausbildungsjahr	lange Präoxygenierung; schwierige Intubation erwartet	nein	normal	normal	normal	Hautschnitt 15 min nach Narkoseeinleitung ergab dunkles Blut	Tubus wurde entfernt; zwischenzeitlich Maskenbeatmung. 2. Intubationsversuch verlief erfolgreich
	Arzt in Weiterbildung zus. mit Student	unerwartete Schwierigkeiten bei herzkrankem Patienten	nein	normal	normal	normal	ja	Herz-Kreislaufstillstand; irreversibler Hirnschaden
	Facharzt	Präoxygenation und problemlose Intubation	keine Angabe	normal	normal	normal	bei Hautschnitt dunkles Blut; aber keine klinischen Zyanosesymptome	Herz-Kreislaufstillstand bei Diagnose der Tubusfehllage; irreversibler Hirnschaden
	Klinikarzt zus. mit Facharzt	Über dem Epigastrium auskultierbare Luftinsufflation des Magens	keine Angabe	normal	normal	normal	ja	Trachealtubus entfernt; erneute Intubation
Howells und Riethmuller (1980) (9)	keine Angabe	initial Bradykardie, dann Tachykardie	nein	normal	Gasströmungsgeräusche; vereinzelt Rasselgeräusche	normal	ja	Tubus entfernt; Sauerstoffbeatmung über Maske
Cundy (1981) (10)	Arzt in Weiterbildung und Konsultant	feuchte Rasselgeräusche im Trachealtubus	keine Angabe	normal	normal	keine Angabe	ja	Tubus entfernt, erneute Intubation
Stirt (1982) (11)	vermutlich Arzt in Weiterbildung und Konsultant	blind-nasale Intubation in Lokalanästhesie; Tubus zunächst im Pharynx, dann im Ösophagus	nein	Bei Anschluß an das Kreissystem (Sauerstoff 4 l/min) Entleerung und Füllung des Atembeutels bei jedem Atemzug um ca. 150–200 ml. Luft strömt bei jedem Atemzug aus dem Tubus. Überdruckbeatmung führt zu Thoraxexkursionen und Atmungsgeräuschen	schwache Belüftungsgeräusche sowohl mitten über den Lungen als auch in den Axillarlinien	keine Angabe	nein	Tubus aus dem Ösophagus zurückgezogen und erneut blind in die Trachea hineingeschoben

Tab. 7.9 Verfahren zum Nachweis oder Ausschluß einer korrekten Tubuslage

Autoren	Methode	Zuverlässigkeit	Bemerkungen
Pollard und Junius (1980) (8)	*gebräuchliche Verfahren* 1. Vorschieben des Tubus durch die Stimmritze unter Sicht	zuverlässig	sichere Methode nur für den erfahrenen Arzt. Unerfahrene könnten die anatomischen Strukturen verwechseln und eine endotracheale Lage annehmen, obwohl der Tubus im Ösophagus liegt
	2. Auskultation von Atemgeräuschen über beiden Lungenfeldern	unzuverlässig	
	3. Beidseitig atemsynchrone Thoraxexkursionen	unzuverlässig	
	4. Charakteristisches Gefühl am Atembeutel bei manueller Beatmung	unzuverlässig	
	5. Geräusche von Luft, die am Tubus vorbei aus dem Ösophagus entweicht	unzuverlässig	
	6. Änderungen von Hautkolorit und Kreislaufparametern als Folge einer Hypoxie	bedingt zuverlässig	kein unbedingt sicheres Zeichen, aber Hinweis auf Tubusfehllage, solange diese nicht sicher ausgeschlossen werden kann.
	weniger gebräuchliche Verfahren		
	7. Auskultation über dem Magen, um bei ösophagealer Intubation Insufflationsgeräusche zu hören	bedingt zuverlässig	*bisher kein Fall bekannt, bei dem bei Anwendung dieses Verfahrens eine Fehllage nicht bemerkt wurde. Routinemäßige Methode der Autoren in Zweifelsfällen*
	8. Beobachtung epigastraler Aufblähung	unzuverlässig	
	9. Hören von Luftströmungsgeräuschen am dekonnektierten Tubus bei Druck auf das Sternum	eher unzuverlässig	
	10. Auskultation des inspiratorischen Strömungsgeräusches über der Trachea	zuverlässig	
	11. Palpation der Blockungslageänderungen bei Bewegungen am Tubus	zuverlässig	
Cundy (1981) (10)	12. Blubbergeräusche im Tubus Methoden 2. u. 3. (s. oben)	zuverlässig unzuverlässig	Fallbericht über eine ösophageale Intubation
Howells und Riethmüller (1980) (9)	Methoden 2 u. 3 (s. oben)	unzuverlässig	Atemgeräusche sind ein unzuverlässiges Zeichen für die korrekte endotracheale Tubuslage, wenn sie nicht unauffällig sind
Chander und Feldmann (1979) (12)	13. Rasches, stoßartiges Aufpumpen der Blockungsmanschette; diese kann gleichzeitig oberhalb der Incisura sterni palpiert werden. Das Verfahren wird auch zur Lagebestimmung des Cuffs in der Trachea genutzt	unzuverlässig	Durchführung bei adipösen Patienten mit kurzem Hals schwierig
Warden (1980) (13)			Präoxygenation verzögert das Einsetzen der Hypoxie und Zyanose; dadurch möglicherweise auch verzögerte Diagnose der Tubusfehllage
Ionescu (1981) (14)	14. Kapnometrie: Bei ösophagealer Tubusfehllage kein endexpiratorisches CO_2 meßbar	zuverlässig	Das einzige Verfahren, das eine Tubusfehllage im Ösophagus schnell und zuverlässig anzeigen soll. *In Zweifelsfällen einer Tubusfehllage sollte daher sofort eine Kapnometrie durchgeführt werden*
Murray und Modell (1983) (15)	Methode 14 (s. oben)	zuverlässig	Verfahren zum Nachweis der endotrachealen Intubation in den Fällen geeignet, in denen beim Einführen des Tubus die Stimmritze nicht sichtbar war. Ebenso brauchbar bei abgeschwächten Atemgeräuschen, bei intraoperativ schlecht zugänglichen Patienten und zum Nachweis einer ausreichenden Ventilation bei Anwendung eines Doppellumentubus

Zum Nachweis der korrekten Tubuslage sind viele Verfahren beschrieben worden (8–10, 12–15) (Tab. 7.9), aber einige sind offensichtlich unzuverlässig.

Wenn der Tubus unter Sicht in der Stimmritze verschwindet, kann man davon ausgehen, daß die richtige Tubuslage sicher und zuverlässig bewiesen ist (8). In einem von 7 berichteten Fällen von Fehlintubationen wurde eine Auskultation über dem Magen vorgenommen, was zur richtigen Diagnose und Korrektur der Tubuslage führte (8–11) (Tab. 7.8). In der Literatur ist kein Fall beschrieben worden, bei dem nach Auskultation über dem Epigastrium eine ösophageale Tubusfehllage unerkannt blieb. Daher sind die Autoren der Ansicht, daß nach Intubation grundsätzlich sowohl über den Lungenspitzen und der Trachea als auch über dem Epigastrium auskultiert werden sollte.

Die Messung der endexspiratorischen CO_2-Konzentration ist ein sicherer Beweis für eine korrekte Tubuslage (14–16). Ein Kapnometer ist von besonderem Nutzen, wenn bereits präoperativ von einer schwierigen Intubation ausgegangen werden muß. Allerdings wurden auch schon bei ösophagealer Ventilation erhöhte CO_2-Konzentrationen registriert (16). Bei zwei

Patienten lagen die Höchstwerte bei 4.4 bzw. 4.9 Volumenprozent. Grund dafür war die Blähung des Magens mit Exspirationsluft während der anfänglichen Maskenbeatmung. Diese CO_2-Konzentrationen ließen sich aber nur vorübergehend messen und sanken in weniger als einer Minute auf 0 (Abb. 7.3). Solche irreführenden CO_2-Messungen können zusammen mit einem Gasrückfluß und scheinbar normaler Füllung des Atembeutels auftreten. Außerdem konnte gezeigt werden, daß die Ventilation des Ösophagus durch die Bewegung des Thorax auch eine gewisse pulmonale Ventilation bewirken konnte (16) (Abb. 7.4). Das könnte eine Erklärung dafür sein, daß unter Umständen trotz Tubusfehllage schwache Atemgeräusche auskultierbar sind.

Bei ösophagealer Lage des Tubus läßt sich bei Beatmung normalerweise kein CO_2 in der Exspirationsluft registrieren (15) (Abb. 7.5). Wenn die Tubusspitze noch im Pharynx liegt, kann allerdings CO_2 meßbar sein (Abb. 7.6). In allen Fällen, in denen Zweifel über die korrekte Tubuslage bestehen und sich der klinische Zustand des Patienten verschlechtert, gilt die Regel, daß der Tubus gezogen und der Patient über eine Maske beatmet werden muß („when in doubt take it out"). Verzögerung einer effektiven Beatmung und Oxygenation führt wegen der Hypoxie zu irreversiblen Hirnschäden. Probleme, eine ösophageale Intubation zu erkennen, sollten eigentlich nur dann auftreten, wenn die Passage des Tubus durch die Stimmritze nicht beobachtet werden kann, und kein Kapnometer zur Verfügung steht. Unter diesen Bedingungen sollte die Auskultation über dem Magen während der Beatmung Klarheit schaffen.

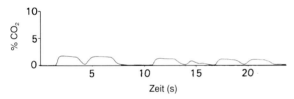

Abb. 7.3 Kapnographie während Beatmung bei versehentlicher ösophagealer Intubation. Während der Maskenbeatmung wurde eine Blähung des Magens beobachtet. Bei der ösophagealen Ventilation zeigten sich im Kapnogramm flache, unregelmäßige CO_2-Kurven, die stetig niedriger wurden. Im Beatmungsbeutel war ein Gasrückfluß zu fühlen. Nach *Linko* et al. (16), mit freundlicher Genehmigung des Herausgebers der Acta Anaesthesiologica Scandinavia.

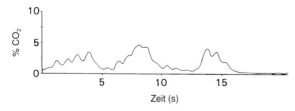

Abb. 7.4 CO_2-Messung am offenen Ende eines Endotrachealtubus bei gleichzeitiger Beatmung in den Ösophagus. Bei 18 von 20 Patienten konnten dabei Spitzenwerte für die CO_2-Konzentration in ähnlicher Höhe wie bei einer trachealen Ventilation gemessen werden. Nach *Linko* et al. (16), mit freundlicher Genehmigung des Herausgebers der Acta Anaesthesiologica Scandinavia.

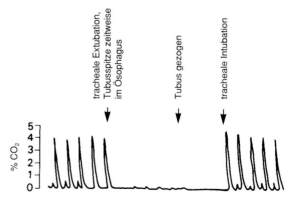

Abb. 7.5 Registrierung der CO_2-Konzentrationen im Atemgas während der trachealen Extubation, wobei die Tubusspitze zeitweilig im Ösophagus zu liegen kommt. Nach *Murray* und *Modell* (15), mit freundlicher Genehmigung der Autoren, des Herausgebers der Anesthesiology sowie des Verlegers, J.B. Lippinncott & Co.

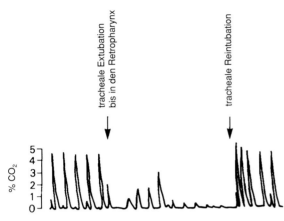

Abb. 7.6 Registrierung der CO_2-Konzentrationen im Atemgas während der trachealen Extubation, wobei die Tubusspitze zeitweilig im Retropharynx zu liegen kommt. Nach *Murray* und *Modell* (15), mit freundlicher Genehmigung der Autoren, des Herausgebers der Anesthesiology sowie des Verlegers, J.B. Lippincott & Co.

In einer Arbeit wurde beschrieben, wie man sich von der korrekten Tubuslage vergewissern kann, auch wenn die Stimmritze nicht zu sehen ist (155). Man beließ das Laryngoskop in der Mundhöhle und drückte den eingeführten Tubus unter Sicht nach hinten gegen den harten Gaumen. Dadurch war es in 21 Fällen möglich, Tubus und Stimmritze ins Sichtfeld zu rücken, obwohl während der Intubation selbst der Kehlkopfeingang nicht zu erkennen war.

Die Anwendung von Muskelrelaxantien

Wenn man eine schwierige Intubation befürchtet, muß man sich vergewissern, daß unter allen Umständen die Atemwege freigehalten werden können und eine Überdruckbeatmung möglich ist, *bevor* man Muskelrelaxantien anwendet. Die meisten Ärzte vermeiden unter solchen Umständen die Gabe nicht-depolarisierender und bevorzugen stattdessen kleinere Dosen kurzwirksamer, depolarisierender Relaxantien. Mißlingt danach die Intubation oder Beatmung, wird der Patient in den meisten Fällen nach 2–3 Minuten beginnen, wieder spontan zu atmen.

Einfache Methoden zur Erleichterung der schwierigen Intubation

In Fällen schwieriger Intubationen kann die Anwendung einer oder mehrerer Methoden, die im folgenden beschrieben werden, erforderlich werden.

Kopflagerung und Druck auf den Kehlkopf

Häufig werden Schwierigkeiten bei Intubation dadurch verursacht, daß man versäumt, den Kopf des Patienten in die geeignete Position zu bringen. Die optimale Stellung erreicht man durch Flexion der Halswirbelsäule und Extension des Kopfes im atlantookzipitalen Gelenk (18). Manchmal genügt es schon, nur die korrekte Lagerung wieder herbeizuführen, um die anatomischen Strukturen deutlich zu machen und die Intubation erfolgreich abzuschließen. Zusätzlich kann der Kehlkopf durch Ausübung von Druck auf den Schild- oder Ringknorpel nach hinten ins Sichtfeld gebracht werden. Dieses Vorgehen ist besonders hilfreich, wenn der Kehlkopf sehr weit vorne liegt und daher nicht sichtbar ist.

Schwierige Intubation als Folge des Drucks auf den Ringknorpel (*Sellick*-Handgriff)

Sellick (1961) beschrieb, daß durch Druck auf den Ringknorpel während der Narkoseeinleitung eine Aspiration vermieden werden kann (19). Der Druck auf die Vorderfläche des Ringknorpels nach hinten führt zum Verschluß des oberen Ösophagus. Dies schützt vor Regurgitation und Aspiration vor der Intubation (Abb. 7.7). Auch ein Aufblähen des Magens bei Überdruckbeatmung über eine Maske läßt sich auf diese Weise verhindern. In der Orginalarbeit wird beschrieben, daß der Handgriff bei maximaler Überstreckung von Kopf und Hals bereits vor Anästhesieeinleitung angewandt werden soll. In der heutigen klinischen Praxis wird der Patient häufig aber schon mit gebeugtem Hals und überstrecktem Kopf gelagert, um eine leichte Intubation zu gewährleisten. Allerdings empfahl auch *Sellick* in einer späteren Arbeit, daß fester Druck auf den Ringknorpel erst im Moment des Eintritts der Bewußtlosigkeit und der gleichzeitigen, kompletten Muskelrelaxation ausgeübt werden sollte (20). Bei Einhaltung dieser Vorsichtsmaßregel hielt er die Gefahr einer Ösophagusruptur bei Erbrechen (nicht bei Regurgitation) für vernachlässigbar klein. Diese Technik war als Alternative zur Anästhesieeinleitung in sitzender Position gedacht.

Gelegentlich können sich die anatomischen Bedingungen am Hals infolge des Drucks vorne am Hals so verändern, daß die Intubation schwieriger wird (21, 22). *Crawford* beschrieb eine annähernd kastenförmige Unterlage von 27 cm Länge, 10 cm Breite und 5 cm Höhe, die, vor Anästhesieeinleitung als Stütze in den Nacken geschoben, dem Krikoiddruck entgegenwirken sollte (22). Diese Nackenstütze verringert die Verzerrung der Anatomie bei Druck auf die vordere Halsfläche und damit auch das Auftreten von Intubationsschwierigkeiten.

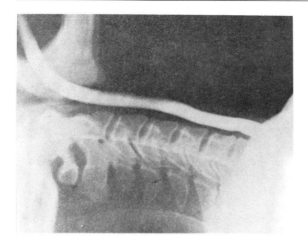

Abb. 7.7a Seitliche Röntgenaufnahme des Halses, auf der über einen im oberen Ösophaguslumen liegenden Latextubus der Ösophagus mit Kontrastmittel dargestellt wird.

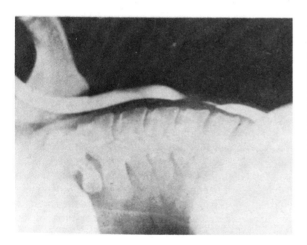

Abb. 7.7b Verschluß des Ösophaguslumens durch Druck auf den Ringknorpel in Höhe des 5. Halswirbelkörpers. Nach *Sellick* (19), mit freundlicher Genehmigung des Herausgebers des Lancet.

Wenn Intubationsprobleme bestehen, weil der Kehlkopf nur teilweise einzusehen ist, wird häufig eine Verlagerung des Kehlkopfs nach hinten durch Druck auf den Schild- oder Ringknorpel versucht. In manchen Fällen wird die Sicht auf den Kehlkopf dadurch besser. Gelegentlich verschlechtern sich aber auch die anatomischen Bedingungen, so daß zum Ausgleich des Drucks von vorne auf den Hals eine entsprechende Unterstützung im Nacken erforderlich ist. Allerdings vermag auch dieses Vorgehen nicht in allen Fällen die Sichtverhältnisse in solchem Ausmaß zu verbessern, daß der Anästhesist die Stimmlippen erkennen kann.

Elastischer Gummieinführungsstab oder Bougie

Als erster setzte *Macintosh* 1943 einen elastischen Führungsstab aus Gummi ein, um sich die Intubation zu erleichtern (34). Er fand, daß der endotracheale Tubus die Sicht auf die Stimmlippen behinderte. Daher fädelte er den Tubus mit dem gleitfähig gemachten Führungsstab auf. Dann führte er den Führungsstab vorsichtig in die Trachea ein, schob den Tubus über ihn hinweg in die Trachea vor und zog den Führungsstab wieder zurück. Diese Technik wurde auch in den Fällen angewandt, in denen der Kehlkopf nicht gut einzustellen war. Heute wird dieses Vorgehen gewöhnlich für solche Fälle empfohlen, bei denen die Stimmlippen bei der Laryngoskopie nicht sichtbar sind (Abb 7.8–7.10). Für

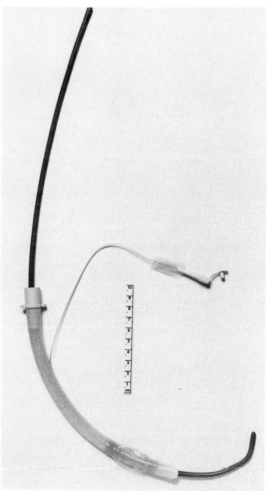

Abb. 7.8 Tubus mit Einführungsstab (Bougie).

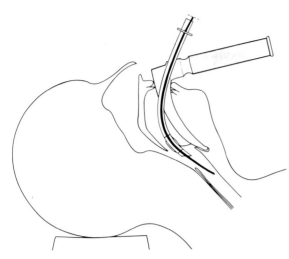

Abb. 7.9 Blindes Vorschieben des Einführungsstabs in die Trachea.

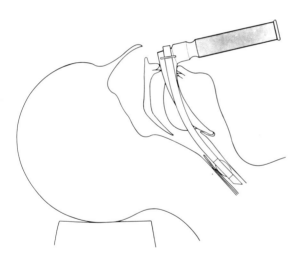

Abb. 7.10 Über den Stab gleitet der Tubus wie auf einer Schiene in die Trachea. Anschließend wird der Einführungsstab entfernt.

kurze Zeit behält der Führungsstab die Form bei, wenn er für die Intubation zurechtgebogen wird. Das distale Ende wird nach vorne gebogen, wenn es durch den Tubus hindurchgeschoben worden ist. Der Einführungsstab muß immer in der medianen Ebene gehalten werden. Dann kann man ihn blind durch die Stimmlippen vorwärtsschieben und ihn als Leitschiene für den Tubus nutzen. Es ist außerordentlich wichtig, hinterher sorgfältig zu prüfen, ob der Tubus in die Trachea gelangt ist. Zusätzlich zur Auskultation des Thorax und Beobachtung der beatmungssynchronen Thoraxexkursionen

muß man auch über dem Magen auskultieren und – wenn möglich – die endexspiratorische CO_2-Konzentration messen, um eine versehentliche ösophageale Intubation auszuschließen. Dieses Vorgehen stellt für uns das Verfahren der Wahl dar, wenn bei Intubation die Stimmlippen nicht sichtbar sind. Daher sollten geeignete Führungsstäbe in jedem anästhesiologisch genutzten Raum vorhanden sein.

Anwendung des Gummiführungsstabes bei simulierter schwieriger Intubation

Wenn ein in Weiterbildung befindlicher Arzt in die schwierige Situation kommt, bei Intubation die Stimmlippen nicht sehen zu können, wird er unter Umständen sehr unsicher. Er hat noch keine klaren Vorstellungen von den Möglichkeiten, dieses Problem zu bewältigen. Daher ist es sinnvoll, den Einsatz von Einführungsstäben im Rahmen eines Ausbildungsprogramms für schwierige Situationen planmäßig zu üben (35, 154). Dabei empfiehlt sich folgendes Vorgehen: Zunächst wird mit dem Laryngoskop der Kehlkopf eingestellt. Der Spatel wird etwas gesenkt, so daß die Epiglottis nach hinten fällt und die Stimmritze verdeckt. Bei diesem simulierten Intubationsproblem läßt sich dann die Methode nach *Macintosh* anwenden (34). Für diese Trainingssituation wurde der *Oxford*-Tubus (er ist rechtwinklig gebogen und knickt nicht ab) bevorzugt. Unter diesen kontrollierbaren Bedingungen kann das Vorgehen in einer kritischen Situation praktisch geübt werden. Damit kann man das Selbstvertrauen stärken und die Häufigkeit protrahierter oder mißlungener Intubationen vermindern. Das beschriebene Training sollte man zusätzlich zu *Tungstall*s Programm zur Schulung des Verhaltens bei fehlgeschlagener Intubation (3) durchführen.

Metalleinführungsstäbe bzw. Drähte

Einführungsstäbe aus Metall oder Drahtmandrins wurden angewandt, um Katheter (27) oder Tuben (28–30) einfacher endotracheal plazieren zu können. Diese Einführungshilfen wurden aus verschiedensten Materialien hergestellt, unter anderem auch aus Kupferdraht, Kleiderbügeldraht, Stricknadeln oder Messingstäben. Leider waren diese Stäbe potentiell gefährlich und gewöhnlich auch nicht steril. Einmal- oder mehrfachverwendbare Einführungsstäbe mit stumpfem Ende sind heute kommerziell erhältlich und weitaus sicherer in der Anwendung als die aus Haushaltsmaterialien hergestellten Stäbe mit scharfer Spitze. Routinemäßig werden Einführungsstäbe bei Intubation mit leicht biegsamen Spiraltuben benutzt, um diese gezielt vorschieben zu können. Sie sind auch bei steiferen Tuben von Nutzen, wenn diese – zum Beispiel wegen einer ungünstigen Zahnstellung – vom Intubationsweg abzuweichen drohen. Sehr häufig braucht man sie, wenn bei Intubation die Stimmlippen nicht gut einzustellen sind. Gelegentlich kann man zwar die Epiglottis sehen, aber die Stimmlippen sind vollständig verdeckt, oder nur deren hintere Kommissur läßt sich eben noch erkennen. In manchen Fällen lassen sich weder die Epiglottis noch die Stimmritze einstellen. Unter diesen Umständen nimmt man einen Einführungsstab zu Hilfe, biegt ihn zurecht, bis er die Form eines „J" hat (Abb. 7.11 und 7.12), benetzt ihn mit Gleitmittel und führt ihn in den Tubus ein. Dann werden beide zusammen in der Medianebene in Richtung auf die vermutliche Position der Stimmritze vorgeschoben. Um die Gefahr einer Traumatisierung der Trachea möglichst gering zu halten, bleibt die Spitze des starren Einführungsstabes gewöhnlich im Trachealtubus verborgen. Alternativ dazu kann man die Spitze auch über das Tubusende hinausragen lassen und versuchen, sie blind in die Trachea einzuführen. Der Tubus kann danach über den Einführungsstab wie über eine Schiene nach endotracheal vorgeschoben werden (31). Bei diesem Vorgehen sind aber selbst bei Verwendung von Einführungsstäben mit flexibler, stumpfer Spitze Verletzungen möglich.

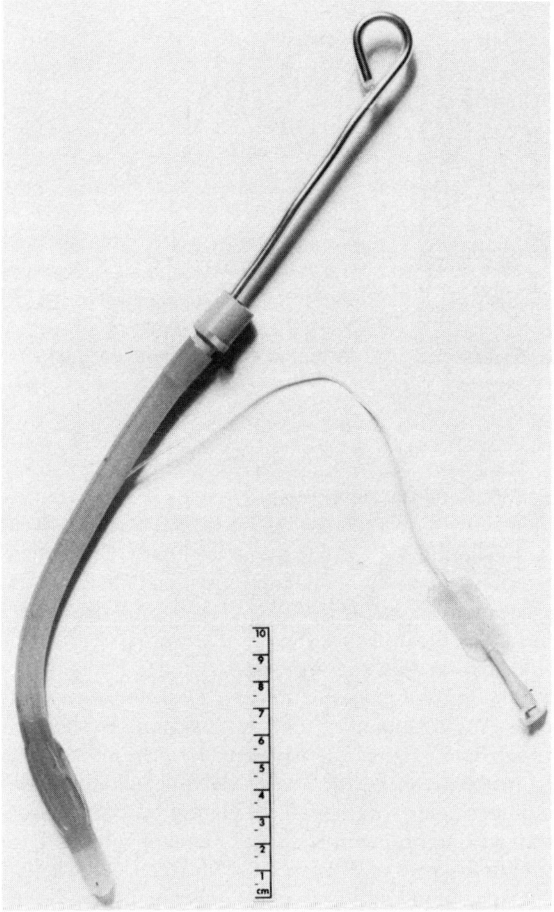

1970 wurde eine Einführungshilfe mit einem ca. 5 cm langen, flexiblen Ende und einer Lichtquelle an der Spitze vorgestellt (32). Wenn sie sich im Tubus befand, konnte man die Biegung der distalen, flexiblen Spitze über einen Zug am proximalen Ende steuern. Das Licht an der Mandrinspitze leuchtete direkt in den Pharynx und die Trachea. Es gibt keine Mitteilung über den Einsatz dieses Instruments bei schwierigen Intubationen. Auch ist es im Handel nicht käuflich zu erwerben. Möglicherweise wurde dieses Instrument durch die Entwicklung der fiberoptischen Bronchoskope, die eine direkte Sicht erlauben, überholt. Der *Salem/Resce*-Führungsstab (Flexiguide®) hat eine distale Spitze, die sich mehr oder weniger biegen läßt, wenn man den entsprechenden Mechanismus am proximalen Handgriff bedient (31). Er wird in den Tubus eingelegt und beide zusammen gezielt in die Trachea eingeführt.

Es gibt auch einen endotrachealen Tubus, der eine biegsame distale Spitze hat, die sich direkt auf den Kehlkopf richten läßt („Endotrol®" der Fa. *Mallinckrodt*). An der konkaven Seite des Tubus entlang verläuft unter der Oberfläche ein Nylonfaden von proximal nach distal. Proximal bildet er eine ringförmige

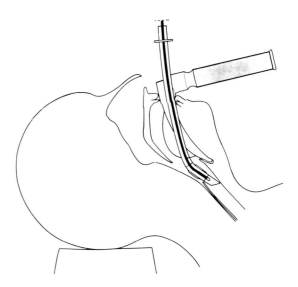

Abb. 7.11 Tubus mit einem Metallführungsstab, „J"-förmig gebogen.

Abb. 7.12 Tubus mit gebogenem Metallführungsstab zur Erleichterung der endotrachealen Intubation.

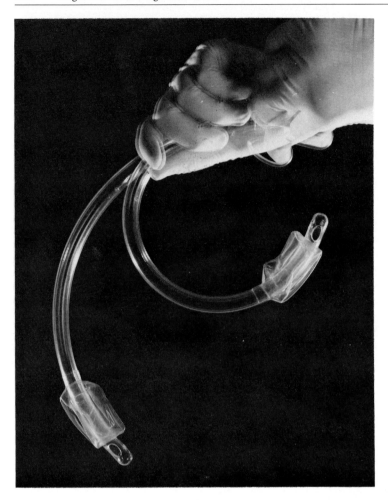

Abb. 7.13 Doppelaufnahme des „Endotrol"-Tubus mit lenkbarer Spitze. Durch Zug an der Lenkschnur wird der Tubus entsprechend gebogen.

Schleife, in die man mit dem Finger hineinfahren kann. Wenn man an dieser Schleife zieht, wird die Tubusspitze nach vorne gebogen (Abb. 7.13). Die klinische Anwendung sieht folgendermaßen aus: der Tubus wird durch die Nase oder Mund in den Pharynx und weiter auf die Stimmlippen zu vorgeschoben. Durch Zug mit dem Finger an der Schleife wird die Tubusspitze auf die Stimmritze gerichtet. Besonders nützlich scheint dieser Tubus bei nasaler Intubation zu sein. Die Verwendung einer *Magill*-Intubationszange sollte damit seltener erforderlich sein.

Der Einsatz kleinerer endotrachealer Tuben

Oft gelingt die Intubation mit einem Tubus, der einen kleineren Durchmesser hat als der, mit dem die Intubation zunächst erfolglos versucht wurde. Unter Umstän-

den muß man beim Erwachsenen sogar Tuben mit einem Innendurchmesser von 7 oder nur 6 mm verwenden. Allerdings kann dann eine Beatmung des Patienten nötig sein, weil der Atemwegswiderstand bei Spontanatmung zu groß wird. Wenn mit dem kleineren Tubus keine dichte Blockung erreicht werden kann, läßt er sich unter Anwendung eines speziellen Polyäthylenkatheters für Tubuswechsel (23), Drahtmandrins (24) oder Absaugkatheters (25) austauschen. Bei kurzen Eingriffen ist dies wahrscheinlich nicht notwendig, kann aber erforderlich werden, wenn eine längere Beatmungsdauer vorgesehen ist. Häufig werden bei operativen Eingriffen am Kehlkopf kleinere Tuben zur Intubation verwendet, um dem Chirurgen einen guten Zugang zum Operationsgebiet zu ermöglichen. Speziell für mikrolaryngoskopische Eingriffe wurden Tuben mit Innendurchmessern von 4, 5 und 6 mm und Blockungsmanschetten mit besonders großem Durch-

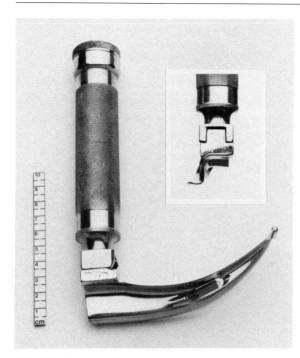

Abb. 7.14 Laryngoskopspatel nach *Macintosh*.

messer und Füllvolumen entwickelt. Diese sind im Handel erhältlich (MLT® Endotrachealtubus der Fa. *Mallinckrodt*) und auch bei schwierigen Intubationen sehr nützlich.

Laryngoskopspatel und -handgriffe

Macintosh beschrieb 1943 erstmals den Standardspatel mit Krümmung (Abb. 7.14) (36). Gewöhnlich läßt sich damit der Kehlkopf in befriedigender Weise einstellen. Für besonders große Patienten sind gelegentlich längere Spatel erforderlich, die ansonsten aber die gleiche Form haben. Dieses Laryngoskop wurde für Intubationen bei spontanatmenden Patienten entwickelt, bei denen der Kehlkopf schon bei flacher Anästhesie darstellbar sein sollte. Die Spatelspitze in der Vallecula (vom N. glossopharyngeus innerviert) berührt dabei nicht die dorsale Fläche der Epiglottis (vom N. laryngeus superior, einem Ast des N. vagus, innerviert). In Großbritannien werden fast ausschließlich *Macintosh*-Spatel zur Intubation Erwachsener angewandt. Um freie Sicht auf die Stimmlippen zu erreichen, muß nur die Spatelspitze angehoben werden. Dabei muß man darauf achten, nicht übermäßig Druck auf die oberen Schneidezähne auszuüben. Schließlich sollte man immer zwei funktionstüchtige Laryngoskope für den Fall bereithalten, daß während der Intubation bei einem die Lichtquelle ausfällt.

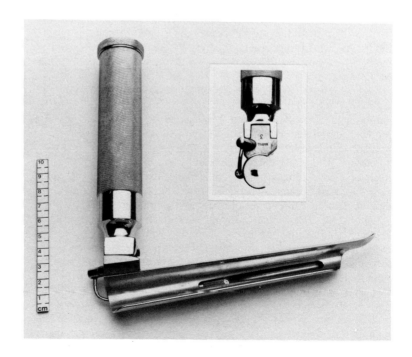

Abb. 7.15 Laryngoskopspatel nach *Magill*.

Wenn bei der Intubation Schwierigkeiten auftau-
chen, weichen die meisten Ärzte eher auf eine andere
Intubationsmethode aus, bevor sie einen anderen Spa-
teltyp einsetzen. Im Lauf der Jahre sind eine ganze
Reihe verschiedenster Spatelformen beschrieben worden. 1926 bereits stellte *Magill* ein Laryngoskop mit geradem Spatel (Abb. 7.15) vor, das er dazu benutzte, einen Katheter zusammen mit einem Exspirationstubus
durch den Kehlkopf nach endotracheal einzuführen
(37). Die Spitze dieses Spatels mußte hinter die Epiglottis plaziert werden. *Miller* verbesserte diesen Spatel 1941 (38). Sein Modell war flach statt rund, hatte ca.
5 cm vor der Spatelspitze eine leichte Biegung und ein
abgerundetes, sich verjüngendes Ende. Wegen der flachen Bauweise war die Gefahr von Zahnschäden geringer. Außerdem mußte man den Mund nicht so weit wie
beim *Magill*-Spatel öffnen können. Der *Miller*-Spatel
ist in den USA weit verbreitet und wird oft gerade bei
schwierigen Intubationen verwendet.

Es befinden sich eine Anzahl verschiedenster Laryn-
goskopmodelle auf dem Markt, die die Intubation erleichtern sollen. Manche sind mit fiberoptischen Licht-
leitern ausgerüstet, die eine verbesserte Lichtqualität
bieten (39, 40). Die meisten Laryngoskope sind für
Rechtshänder entworfen und so gebaut, daß Spatel
und Tubus vom rechten Mundwinkel des Patienten aus
eingeführt werden. Für Linkshänder und bei Patienten
mit Deformierungen der rechten Gesichtsseite oder
des rechten Oropharynx sind unter Umständen von
links einzuführende Spatel erforderlich (41). Sie sind
spiegelbildlich zu den üblichen *Miller*- oder *Macintosh*-
Spateln konstruiert und erlauben, den Tubus im linken
Mundwinkel einzuführen. Bei besonders adipösen Patienten oder Schwangeren mit großen Brüsten empfiehlt sich der Einsatz eines kürzeren Laryngoskop-
handgriffs, wenn dessen übliche Größe hinderlich ist
(42).

Eine andere Möglichkeit besteht darin, den Spatel
vom Griff zu trennen, ihn gesondert in den Mund einzuführen und danach wieder mit dem Handgriff zu verbinden, oder einen „Polio"-Spatel (Abb. 7.16) zu benutzen. Der Handgriff dieses Laryngoskops steht in
stumpfem Winkel zum Spatel. Dadurch läßt er sich
leichter in den Mund schieben. Am Standardlaryngo-
skop kann man auch eine Vorrichtung anklemmen, die
eine Ventilation während der Intubation erlaubt (Abb.
7.17) (43, 44). Diese Ausrüstung läßt längere Intubationsversuche zu und verringert das Risiko von Hypoxien. In den Spatel kann ein Absaugkanal integriert
sein, durch den man während des Intubationsvorgangs
unmittelbar absaugen kann. Laryngoskopspatel, die
mit Spiegeln oder Prismen ausgerüstet sind, werden
anderweitig besprochen (s.S. 128).

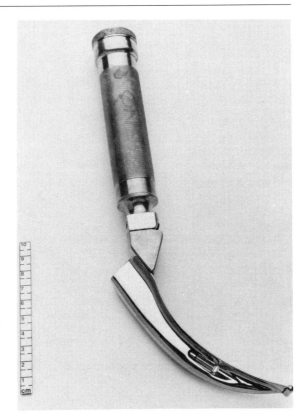

Abb. 7.16 Laryngoskop mit Poliospatel.

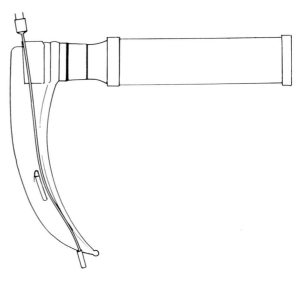

Abb. 7.17 Laryngoskopspatel mit befestigter Kanüle, die
der Form des Spatels angepaßt wurde. Nach *Galloon*
(43).

Die nasale Intubation

Die Bezeichnung blind nasale Intubation wurde zuerst von *Rowbotham* und *Magill* gebraucht, die diese Methode im ersten Weltkrieg anwandten (45). Sie fanden zufällig heraus, daß bei Anwendung von doppelten Tuben zur Beatmung ein nasal eingeführter Tubus mit größerem Durchmesser oft genau in den Kehlkopf hineinglitt. Eine Übersicht über die Geschichte der nasotrachealen Intubation findet sich bei *Elder* (46), *Gold* und *Buechel* (47) und *Pedersen* (48). Um 1937 war es üblich, die Intubation mittels eines Laryngoskops unter Sicht vorzunehmen. Daneben war aber auch die blind nasale und blind orale Intubation weit verbreitet. Die blind orale Intubation wurde entweder über einen oropharyngealen Tubus oder taktil durchgeführt. Mit Zeige- und Mittelfinger der linken Hand palpierte man die Epiglottis oder den Kehlkopf. Dann führte man den Tubus entlang der Finger ein, die ihn unter und hinter die Epiglottis in die Stimmritze leiteten (49). *Magill* (50) und *Lewis* (51) fuhren weiter fort, die blind nasale Methode für die Routine zu empfehlen und der direkten, oralen Intubation vorzuziehen. Die Anästhesisten dieser Zeit waren in der atraumatischen Ausführung der blind nasalen Intubation geübt. Erst mit dem Erscheinen der Muskelrelaxantien verschwand die Erfordernis dieser Methode weitgehend. Um weiter in Übung zu bleiben, wenden manche Ärzte diese Methode in den Fällen an, in denen eine nasale Intubation aus operationstechnischen Gründen bei elektiven Eingriffen erwünscht ist. Die blind nasale Intubation wurde sowohl in Lokalanästhesie (52, 54), in Allgemeinanästhesie (47, 55, 56) als auch ohne jede Anästhesie ausgeführt (57)

Pedersen faßte einige der Bedingungen zusammen, unter denen eine nasale Intubation am wachen Patienten erwogen werden sollte (48):

– bei entzündungsbedingt oder durch Neoplasmen verengten Atemwegen
– bei schwieriger Laryngoskopie wegen nicht ausreichender Mundöffnung, Fehlbildungen des Unterkiefers, kurzem Hals („Stiernacken") oder besonders großen, hervorstehenden oberen Schneidezähnen
– bei Gesichtsschädeldeformierungen (zum Beispiel nach Trauma)
– wenn sich eine Maske im Gesicht aus anderen Gründen nicht dicht aufsetzen läßt
– bei Halswirbelsäulenverletzungen, die die Beweglichkeit des Halses einschränken.

Bevor der Anästhesist eine Intubation im Wachzustand vornimmt, muß er die Prozedur dem Patienten ausführlich erklären. Dann wird der Patient leicht sediert und die lokale Anästhesie vorgenommen (s. Kap.

6). Anschließend wird der Patient mit gebeugtem Hals und im Atlantookzipitalgelenk überstrecktem Kopf in „Schnüffelposition" nach *Magill* gelagert (50). Ein mit reichlich Gleitmittel befeuchteter, gekrümmter nasaler Tubus wird vorsichtig durch das weitere Nasenloch in den Pharynx vorgeschoben. Eine Konstriktion der Nasenschleimhaut kann man durch lokale Anwendung von Adrenalin erreichen. Das andere Nasenloch und der Mund werden verschlossen, und das Kinn nach vorn angehoben. Dann wird der Patient aufgefordert, tief einzuatmen, und der Tubus weiter in der Medianebene vorgeschoben, während man am proximalen Ende Atemgeräusche zu hören versucht. *Gold* und *Buechel* konnten mit diesem Vorgehen 48 von 50 Patienten erfolgreich intubieren (47). Zum Nachweis der richtigen Tubuslage und Kontrolle während des Vorschiebens des Tubus eignet sich die Messung der exspiratorischen CO_2-Konzentration.

Nicht alle nasalen Intubationen lassen sich problemlos ausführen. Zur Erleichterung des Intubationsvorgangs wurden eine Reihe von Maßnahmen vorgestellt, die in Tab. 7.10 zusammengefaßt sind.

Wenn man Schwierigkeiten hat, den Tubus durch die Nase vorzuschieben, sollte man es mit einem kleineren, gut gleitfähig gemachten Tubus erneut versuchen und ihn – wenn erforderlich – um seine Achse drehen (Abb. 7.18 und 7.19). Immer wieder muß man feststellen, daß die Tubusspitze an die Vorderwand der Trachea stößt und nicht weiter gleiten will. Dieses Problem läßt sich gewöhnlich dadurch beheben, daß man den Tubus im Kehlkopf beläßt und den Hals stärker beugt, wobei sich dann der Tubus oft leicht in die Trachea hineinschieben läßt (Abb. 7.20 und 7.21). Häufig muß man die Tubusspitze zwischen den Stimmlippen hindurchlenken, wozu entweder eine *Magill*-Zange oder ein Haken benutzt werden kann (Abb. 7.22). Als Alternative läßt sich auch ein Absaugkatheter verwenden, der den Durchtritt des Tubus in die Trachea erleichtern kann (Abb 7.23–7.25) (65).

Bei erfolglosen oralen Intubationsversuchen kann man den nasalen Weg auch in Allgemeinanästhesie wählen. Die Erfolgsrate ist aber höher, wenn der Patient bei nasaler Intubation tief ein- und ausatmen kann. *Davies* beschrieb eine Variante, bei der der Patient ein Gasgemisch aus Lachgas, Sauerstoff, Halothan und 7 Vol% CO_2 inhalierte (54). CO_2 und Äther stimulieren in besonderem Ausmaß die Atmung und begünstigen damit die Intubation.

Obwohl die blind nasale Intubation technisch einfach durchzuführen ist, gelingt sie nur selten auf Anhieb. Es werden nur niedrige Erfolgsraten für den ersten Versuch mitgeteilt (30% (47), 28% (54)). *Davies* berichtete, daß die Intubation letztlich in 93 % der Fälle erfolgreich vorgenommen werden konnte. Allerdings waren bei 40% aller Fälle 4–12 Versuche erforder-

Tab. 7.10 Maßnahmen zur Erleichterung der nasotrachealen Intubation

Autoren	Anwendung in Lokalanästhesie (LA) oder Allgemeinanästhesie (AA)	Technik	Anzahl der Patienten	Erfolgsrate (%)
Brodman und *Duncalf* (1981) (58)	LA oder AA	Zunächst wurde ein *weicher, dünner Absaugkatheter* durch die Nase in den Pharynx eingeführt, über den dann der Tubus vorgeschoben wurde. Dadurch konnten Verletzungen in Nase und Rachen vermieden werden.	> 20	100%
Mackinnon und *Harrison* (1979) (59)	keine Angaben	Auf die Spitze eines nasalen Tubus wurde ein *16 F starker Gummikatheter* gesteckt und dieser dann samt Tubus durch die Nase in den Oropharynx geschoben. Dort wurde der Gummikatheter wieder abgezogen. Das Verletzungsrisiko von Nase und Pharynx konnte auf diese Weise minimiert werden.	keine Angaben	keine Angaben
Nolan (1969) (60)	AA	Bei Patienten mit prominentem Wirbelbogen des Atlas blieb der Tubus bei nasaler Intubation im Nasopharynx stecken. Nachdem man einen *Absaugkatheter* durch den Tubus in den Oropharynx geschoben und zum Mund wieder herausgeführt hatte, konnte man durch Zug an diesem Katheter die Tubusspitze in den Oropharynx lenken. Danach wurde der Katheter gezogen, und der Tubus in die Trachea vorgeschoben.	1	1 (100)
Tahir (1970) (61)	LA oder AA	Bei Kindern können im Nasopharynx die Schädelbasis oder Adenoide den Weg für den Tubus blockieren. In diesen Fällen halfen *Absaugkatheter* weiter, die in gleicher Weise wie bei *Nolan* eingesetzt wurden.	keine Angaben	keine Angaben
Yamamura et al. (1959) (62)	LA	Ein *Kinderlaryngoskopbirnchen* an einer PVC-ummantelten Leitung wurde in den Tubus bis zur Spitze eingeführt. Dann wurde der Raum verdunkelt. Die Intubation konnte erfolgen, indem man das durch den Hals durchschimmernde Licht die Mittellinie entlang beobachtete, während man den Tubus vorschob.	30	29 (96.7)
Schneiderman (1966) (63)	LA	Auf das proximale Tubusende wurde ein *durchsichtiger Plastikschlauch* gesteckt. Bei Exspiration kam es zum Niederschlag von Feuchtigkeit an der Schlauchinnenwand, der während der Inspiration wieder verschwand. Der Tubus wurde unter Beobachtung dieses Phänomens bis in den Larynx vorgeschoben.	keine Angaben	keine Angaben
Findlay und *Gissen* (1961) (64)	LA	Der nasotracheale Tubus wurde soweit in den Nasopharynx vorgeschoben, bis die Atemgeräusche am lautesten hörbar waren und anzeigten, daß die Tubusspitze kurz vor dem Kehlkopf lag. Dann wurde eine *nasogastrale Sonde 12 Ch* durch den Tubus in die Trachea geschoben, über die wiederum der Tubus in die Luftröhre gleiten konnte.	11	11 (100)
Dryden (1976) (65)	keine Angaben	Gelegentlich läßt sich der nasale Tubus in unmittelbarer Nähe des Kehlkopfs trotz gebeugtem Hals und Änderungen der Kopfposition nicht weiter vorschieben. In diesen Fällen half ein *Absaugkatheter* weiter, den man durch den Tubus bis in die Trachea einführte. Über ihn ließ sich dann der Tubus ebenfalls in die Trachea vorschieben.	keine Angaben	keine Angaben
Pedersen (1971) (48)	LA	Am proximalen Ende eines *Absaugkatheters* befestigte man einen Seidenfaden. Der Katheter wurde durch die Nase bis vor den Kehlkopf eingeführt (bis die Atemgeräusche am lautesten zu hören waren). Der Patient wurde dann aufgefordert, tief einzuatmen und der Katheter dabei bis in den Kehlkopf vorgeschoben. Über den Katheter injizierte man Lokalanästhetikum und schob dann den Tubus über den gespannten Faden und Katheter in die Trachea.	20	20 (100)
Adams et al. (1982) (66)	keine Angaben	Durch Zug an der Zunge verlagern sich die supralaryngealen anatomischen Strukturen in der Weise, daß der Tubus einen günstigeren Weg nimmt.	keine Angaben	keine Angaben
Waters (1963) (67)	AA	siehe S. 129 unter retrograde Technik		
Singh (1966) (68)	AA	Der Tubus wird durch die Nase in den Pharynx geschoben. Bei direkter Laryngoskopie wird seine Spitze durch einen oral eingeführten Haken in die Position vor den Kehlkopfeingang gebracht, während eine Hilfsperson den Tubus weiter vorschiebt.	keine Angaben	keine Angaben

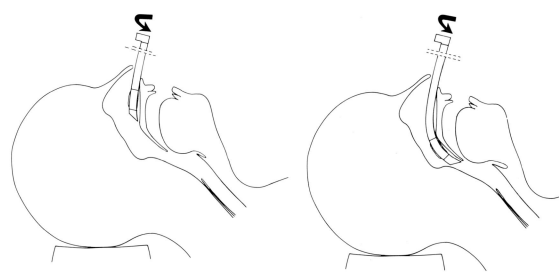

Abb. 7.18 Drehen des nasal eingeführten Tubus um seine Achse kann die Passage durch die Nase erleichtern (siehe auch Abb. 7.17).

Abb. 7.19 Drehen des Tubus um seine Achse kann das Vorschieben in den Nasopharynx begünstigen.

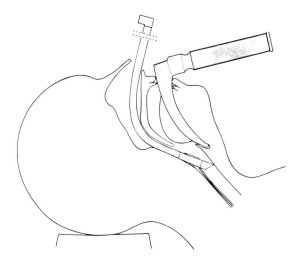

Abb. 7.20 Tubusspitze stößt an der Vorderwand der Trachea an.

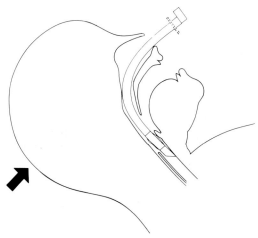

Abb. 7.21 Nach Entfernen des Laryngoskops wird der Kopf gebeugt, und der Tubus läßt sich in die Trachea schieben.

lich. Es versteht sich von selbst, daß bei häufigeren oder groben Intubationsversuchen das Risiko für Verletzungen, die katastrophale Folgen haben könnten, steigt.

In einer Gruppe, die 61 Patienten mit Unterkieferankylosen umfaßte, war eine nasale Intubation immerhin in 21 % der Fälle nicht möglich (6). Bei 5 Patienten (8.2 %) kam es zu erheblichen Blutungen. Außerdem wurde von einem Todesfall bei einem 17jährigen Mann berichtet, der nach Hypoxie auf Grund einer schweren Epistaxis eintrat. Bei 60 ähnlich gelagerten Fällen führte man als Alternative eine transtracheale Ventilation durch, wobei keine Probleme zu beobachten waren (131).

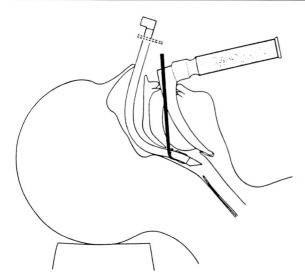

Abb. 7.22 Einsatz eines Hakens zur Führung des nasalen Tubus.

Besondere Methoden zur Durchführung einer schwierigen Intubation

Wenn einfache Techniken bei schwierigen Intubationsbedingungen nicht zum Ziel führen, können spezielle, aufwendigere Methoden erforderlich werden. Die Wahl hängt davon ab, welches Instrumentarium zur Verfügung steht, und welche Übung und Erfahrung der ausführende Arzt mit dem entsprechenden Verfahren besitzt. Wenn auch Laryngoskopspatel mit Prismen oder Spiegeln heute nur noch selten angewandt werden, wird ihr Einsatz aus historischen Gründen der Vollständigkeit halber in diesem Kapitel beschrieben.

Der Einführungsstab mit leuchtender Spitze („Light wand")

Der leuchtende Einführungsstab besteht aus einem Handgriff, der Batterien enthält, und einem mit weichem Plastik ummantelten Kupferdraht, an dessen Spitze ein kleines Birnchen montiert ist (Abb. 7.26). Er wurde zur Erleichterung der Intubation sowohl in Lokal- wie auch in Allgemeinanästhesie eingesetzt.

Ducrow stellte das Gerät vor und beschrieb seine Anwendung, wobei er zur Intubation rote Gummituben verwendete (69). Die Patienten erhielten zunächst reinen Sauerstoff, wurden dann anästhesiert und mit Suxamethonium relaxiert. Auf den passend zurechtgebogenen Lichtstab wurde ein ca. 25 cm langer 22 F Absaugkatheter geschoben. Der Lichtstab samt Katheter

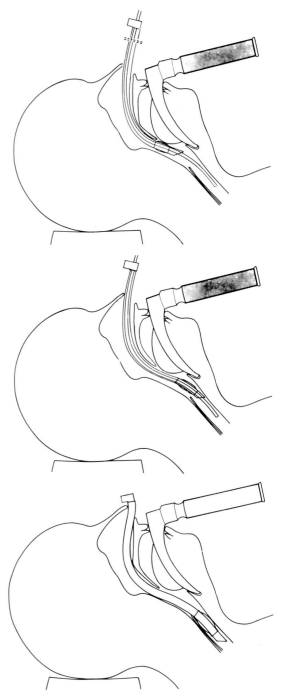

Abb. 7.23–7.25 Einsatz eines Absaugkatheters zur Erleichterung der Passage der Stimmbänder bei nasaler Intubation. Zunächst wird der Absaugkatheter durch den Tubus bis in die Trachea vorgeschoben, dann gleitet der Tubus über den Katheter in die Trachea. Anschließend wird der Absaugkatheter gezogen.

wurde der Mittellinie entlang in Richtung auf den Kehlkopf eingeführt und bei überstrecktem Hals das auf der Halsvorderseite durchscheinende Licht beobachtet. Wenn der Lichtstab in die Trachea plaziert werden konnte, war ein heller Lichtfleck in der Mitte unter dem Ringknorpel zu sehen. Nach Rückzug des Einführungsstabes wurde auf den in der Trachea belassenen ein zweiter 25 cm langer 18 F Absaugkatheter aufgesteckt. Auf die Katheter fädelte man den Tubus auf und schob ihn über sie hinweg bis in die Trachea. Während der Prozedur wurde der Raum verdunkelt. Zum Einsatz dieser Intubationstechnik suchte man sich leichte Fälle aus, um zunächst Erfahrung mit der Methode zu sammeln.

Rayburn (70) modifizierte diese Technik zu einem späteren Zeitpunkt und wandte sie bei schwierigen Intubationen sowohl in Lokal- wie auch Allgemeinanästhesie an. Er schob den beleuchteten Einführungsstab direkt in einen durchsichtigen Plastiktubus bis in die

Spitze und bog beide so zurecht, daß sie seitlich betrachtet J-förmig aussahen (Abb. 7.27). Wenn der Tubus versehentlich in den Ösophagus gelangte, verschwand der Lichtschein. Er erschien wieder, wenn man den Tubus in den Pharynx zurückzog. Bei Annäherung der Tubusspitze an den Kehlkopfeingang wurde der Lichtschein deutlich heller. Dann konnte man den Tubus vom Leuchtstab herunter in die Trachea vorschieben. Eine andere Möglichkeit bestand darin, den

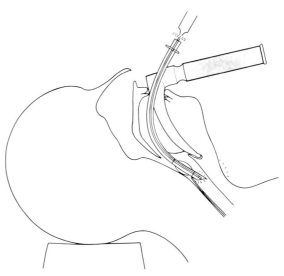

Abb. 7.27 Intubation mit Hilfe des Leuchtstabs. Seine leuchtende Spitze im transparenten Tubus kann man vorne am Hals durch die Haut sehen.

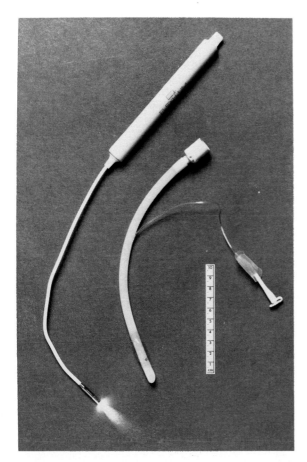

Abb. 7.26 Einführungsstab mit leuchtender Spitze („light wand", Leuchtstab).

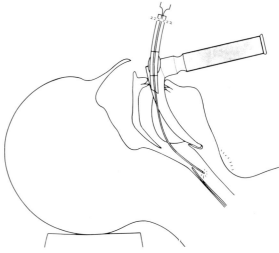

Abb. 7.28 Intubation mit Hilfe des Leuchtstabs. Seine leuchtende Spitze ragt weit über die Tubusspitze hinaus.

Einführungsstab vollständig durch den Tubus zu schieben und die beleuchtete Spitze selbst direkt in die Trachea einzuführen. Dann ließ sich der Tubus über den Einführungsstab endotracheal plazieren (Abb. 7.28). Dieses Verfahren führte bei aus unterschiedlichsten Gründen erschwerten Intubationen zum Erfolg, wurde aber für Kinder unter 2 Jahren nicht empfohlen.

Zur Erleichterung der Intubationen bei Kindern setzte man diese Methode trotz der Schwierigkeiten, die *Rayburn* bei ihrer Anwendung sah, ein, indem man einen dünnen, fiberoptischen Lichtleiter mit einer Lichtquelle benutzte (71). Dieser besonders dünne Fiberglasleiter hatte eine Länge von 23.5 cm und paßte in einen Tubus mit einem Innendurchmesser von 4 mm. Der Lichtschein durch die Haut am Hals half bei der Lokalisierung des Kehlkopfs.

Spiegel und Prismen

1956 beschrieb *Siker* einen gekrümmten Laryngoskopspatel, an dem ein Spiegel aus Edelstahl angebracht war (72). Das Laryngoskop wurde in üblicher Weise eingeführt und der Tubus mit einem Einführungsstab zum Spatelende vorgeschoben, bis man im Spiegel sehen konnte, wie sich seine Spitze auf die Stimmritze zu bewegte. Man mußte sich aber erst an die auf dem Kopf stehende Darstellung der Anatomie (Abb. 7.29) gewöhnen, wenn man mit diesem Spatel arbeitete. Es war ratsam, mit dieser Methode zunächst durch Anwendung in elektiven Fällen Erfahrungen zu sammeln. *Siker* berichtete, daß er auf diese Weise bei drei Patienten Erfolg hatte, die vorher weder mit einem gebogenen *Macintosh*- noch mit einem geraden, im Querschnitt U-förmigen *Guedel*-Spatel intubiert werden konnten.

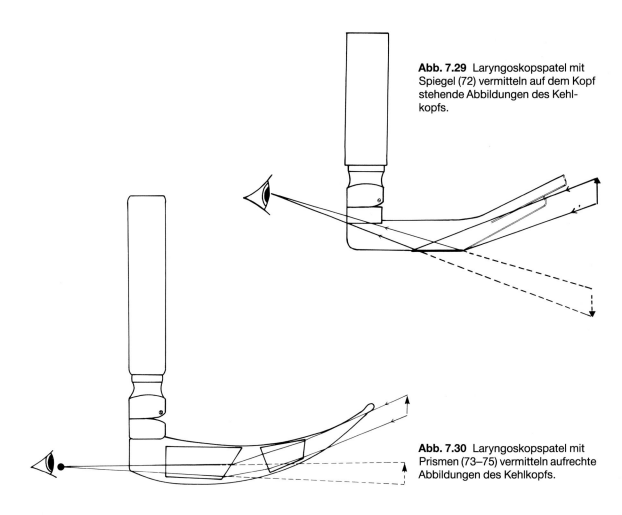

Abb. 7.29 Laryngoskopspatel mit Spiegel (72) vermitteln auf dem Kopf stehende Abbildungen des Kehlkopfs.

Abb. 7.30 Laryngoskopspatel mit Prismen (73–75) vermitteln aufrechte Abbildungen des Kehlkopfs.

Es gab ein modifiziertes Laryngoskop, bei dem ein oder zwei Prismen am Spatel montiert waren (73–75). Dadurch konnte der Lichtstrahl um bis zu 80 Grad umgelenkt (Abb. 7.30) und die Sicht auf den Kehlkopf verbessert werden. Bei späteren Varianten bestanden die Prismen aus Plastik. Das Licht stammte von einer externen Lichtquelle und wurde über eine Glasfiberleitung zum Spatel geführt. Die Intubation mit Prismenspateln ist einfacher als die mit Spiegelspateln, weil die anatomischen Verhältnisse damit nicht auf dem Kopf stehend dargestellt werden.

Die Technik mit dem Haken

1962 wurde erstmals über die Verwendung eines Hakens bei einer nasalen Intubation berichtet (76). Diese Methode ist besonders hilfreich bei Kindern, bei denen der Kehlkopf weiter vorne liegt. Zunächst stellte man den Kehlkopf mit einem Laryngoskop ein und führte den Tubus durch die Nase bis in den Oropharynx. Dann wurde die Tubusspitze mit einem Haken umfaßt und in den Larynx gelenkt, während eine Hilfsperson den Tubus vorwärtsschob (Abb. 7.22). Man war der Ansicht, daß diese Technik weniger traumatisierend und leichter ausführbar sei als der Gebrauch der *Magill*-Zange. 1965 wandte man die Hakenmethode bei erwachsenen Patienten mit schweren, fixierten Halswirbelsäulendeformitäten an (77). Zunächst versuchte man eine blind nasale Intubation im Wachzustand. Dann führte man den Haken in die Mundhöhle ein und plazierte ihn hinter das distale Ende des nasalen Tubus. Im weiteren Verlauf schob man den Tubus vor und leitete seine Spitze in den Kehlkopfeingang, den man durch die Atemgeräusche zu lokalisieren suchte. 1966 wurde beschrieben, daß man in ähnlicher Weise erfolgreich war, nachdem die blind nasale Intubation bei 3 Patienten mit Unterkieferankylose und Mikrognathie fehlschlug (68). Im Handel sind speziell geformte Haken erhältlich, die ein Vorgehen bei geringem Verletzungsrisiko gestatten.

1963 beschrieb *Waters* (67) die Durchführung der retrograden Technik zur Intubation. Zunächst schob er einen Periduralkatheter über eine *Tuohy*-Nadel durch das Ligamentum cricothyreoideum in den Oropharynx. Dann benutzte er einen Haken, um den Katheter aus dem Mund herauszufischen. Der Tubus wurde anschließend über den Katheter wie über eine Schiene in die Trachea vorgeschoben. Die Anwendung eines Hakens kann sich als schwierig oder unmöglich erweisen, wenn sich der Unterkiefer nicht öffnen läßt.

Die Anwendung des starren Bronchoskops

Aro und seine Kollegen beschrieben 1974 (2), daß sie bei 12 von 3402 Patienten (0.3 %) bei der Intubation ein starres Bronchoskop zu Hilfe nahmen. Bei weiteren 68 Fällen schwieriger Intubationen (2%) führte der Einsatz eines Einführungsdrahtes zum Erfolg. Sie führten zuerst das Bronchoskop in die Trachea ein und schoben dann eine dünne Drahtsonde mit atraumatischer Spitze durch das Instrument vor. Nach Rückzug des Bronchoskops konnte anschließend der Tubus über den Draht endotracheal plaziert werden. Diese Methode erwies sich als sicher und einfach. Sie wurde später modifiziert (78). Man fädelte zuerst den Tubus direkt auf das gleitfähig gemachte Bronchoskop auf. Anschließend führte man das Instrument in die Trachea ein. Jetzt mußte der Tubus nur noch in die Trachea vorgeschoben und das Bronchoskop entfernt werden. Diese Intubationstechniken lassen sich allerdings nur unter der Voraussetzung anwenden, daß der Mund des Patienten geöffnet werden kann.

Das starre Bronchoskop wurde auch bei Patienten eingesetzt, die nach Intubationen Trachealstenosen entwickelt hatten und zur operativen Korrektur anstanden (159). *Grillo* dilatierte die stenosierte Trachea in Allgemeinanästhesie mit Kinderbronchoskopen zunehmender Größe, wenn das Trachealumen weniger als 5 mm betrug. Dadurch konnte man verhindern, daß die spontanatmenden Patienten eine Hyperkapnie entwickelten. Sowohl intra- als auch postoperativ vermied man eine Überdruckbeatmung. Wenn das Trachealumen einen Durchmesser von mehr als 6 mm aufwies, wurde die Intubation so durchgeführt, daß der Tubus oberhalb der Stenose zu liegen kam. Bei keinem der 208 Patienten war zur Operation ein kardiopulmonaler Bypass erforderlich. Dagegen berichtete *Neville* 1969, daß in 35 Fällen mit entsprechenden trachealen Erkrankungen die Operation bei kardiopulmonalem Bypass durchgeführt wurde (160). Er meinte, daß dieses Vorgehen einfach war und keine Komplikationen mit sich brachte.

Die retrograde Intubationstechnik

Die retrograde Intubationstechnik wurde erstmalig beschrieben, als sie bei einem Patienten mit einem Tracheostoma angewandt wurde (79). Ziel dieses Vorgehens war, dem Chirurgen einen ungehinderten Zugang bei einer Operation am Hals zu ermöglichen. Deshalb wollte man auf einen Tubus durch das Tracheostoma verzichten und andererseits für eine atraumatische und einfache Intubation sorgen. In Lokalanästhesie schob man einen 16 F Katheter durch das Tracheostoma nach kranial und leitete ihn durch den Mund nach außen. Nachdem ein Tubus am Katheter festgenäht worden war, wurde er wieder nach unten und damit auch der Tubus in die Trachea gezogen. Dann wurde der Tubus vom Katheter abgeschnitten und das Tracheostoma für die Dauer der Operation verschlossen.

Tab. 7.11 Retrograde Methoden zur endotrachealen Intubation

Autoren	LA oder AA	Orale bzw. nasotracheale Intubation	Nadeltyp	Material zur retrograden Technik	Sonstiges Zubehör	Besondere Anweisungen	Klinische Indikation	Anzahl der Patienten	Erfolgsrate (%)
Waters (1963) (67)	Thiopental und LA bei Kindern	oral	*Touhy*-Nadel mit kranial gerichtetem Schliff	90 cm langer steriler PVC-*Katheter*	Haken, um den Schlauch aus dem Mund herauszuleiten	der Katheter muß straff gehalten werden. Diese Methode eignet sich nicht für Patienten mit Atemwegsobstruktionen, die auf pathologische Veränderungen des Kehlkopfs zurückgeführt werden müssen.	bei Kieferklemme und schwierigen Intubationen	keine Angaben	keine Angaben
Harmer und *Vaughan* (1980) (80)	LA	oral	*Touhy*-Nadel	*Periduralkatheter*	große, gut mit Gleitmittel versehene Absaugkatheter	der Periduralkatheter wird zum Mund herausgeleitet und der Absaugkatheter dann über den Periduralkatheter geschoben, bis er an das Lig. cricothyreoideum stößt. Ein großer, spiraldrahtarmierter Trachealtubus wird über den Absaug- und Periduralkatheter eingeführt. Danach werden die Katheter entfernt. Durch solches Vorgehen lassen sich Traumen bei der nasalen Intubation vermeiden.	bei schwierigen Intubationen	keine Angaben	keine Angaben
Dhara (1980) (82)	LA	nasal	*Touhy*-Nadel	*Periduralkatheter*	14 Ch Absaugkatheter	der Periduralkatheter wird von tracheal, der Absaugkatheter von nasal zum Mund herausgeleitet. Dann wird der Periduralkatheter durch den gekürzten Absaugkatheter hindurchgeschoben und der letztere entfernt (bei zwei Patienten kam der Periduralkatheter direkt zur Nase heraus). Auf den jetzt nasotracheal liegenden Periduralkatheter wird ein weicher roter Gummitubus aufgefädelt und nach tracheal vorgeschoben.	keine Angaben	10 (in 6 Jahren)	10 (100)
Bourke und *Levesque* (1974) (83)	keine Angaben	oral und nasal	großkalibrige Punktionsnadel	*Katheter*	kein	der Katheter sollte seitlich durch ein Loch (z. B. *Murphy*-Auge) in das Tubuslumen eingefädelt werden. Dadurch kann man Probleme beim Einführen des Tubus vermeiden, die dadurch entstehen, daß der Abstand zwischen Stimmlippenebene und dem Lig. cricothyreoideum nur 1 cm beträgt (Abb. 7.38).	bei schwierigen Intubationen	keine Angaben	keine Angaben
Powell und *Odzil* (1967) (84)	LA	oral und nasal	17 G-Nadel	*Zentraler Venenkatheter (ZVK)*	Blasenkatheter aus rotem Gummi durch die Nase bei nasaler Intubation	der ZVK sollte direkt durch das Tubuslumen oder durch ein seitliches Loch an der Tubusspitze (z. B. *Murphy*-Auge) eingefädelt werden. Der Katheter muß bei der Intubation straff gehalten werden. Man sollte ihn durch den Tubus nach oben entfernen.	Unterkieferankylose, Zungentumoren, Zervikalarthritis	15	15 (100)
Roberts (1981) (86)	keine Angaben	oral oder nasal	16G-Katheter mit Einführungsbesteck	120 cm teflonbeschichteter *Swan-Ganz*-Kathetereinführungsdraht	Laryngoskop und *Magill*-Zange sind u.U. erforderlich, um den Draht aus dem Mund herauszuleiten	häufig läßt sich der Draht leicht in den Nasopharynx und zur Nase herausleiten.	bei schwierigen Intubationen	keine Angaben	keine Angaben

In der Folge sind mehrere Beschreibungen retrograder Intubationsmethoden erschienen, bei denen unterschiedliche Utensilien als Führungsschiene perkutan durch das Ligamentum cricothyreoideum eingeführt wurden (67, 80–87, 161). Die wesentlichen Punkte der einzelnen Verfahren sind in Tab. 7.11 zusammengestellt.

Periduralkatheter (67, 80–83), zentrale Venenkatheter (84, 85), *Swan-Ganz*-Katheter (86), *Seldinger*-Einführungsdraht (87, 161) und Seiden- oder Nylonfäden sind benutzt worden, um sie nach Punktion des Ligamentum cricothyreoideum in retrograder Richtung in die Mundhöhle hochzuschieben. Zur Intubation werden sowohl der orale (80) wie auch nasale Weg (82) benutzt. Falls der Patient seinen Mund nicht weit genug

öffnen kann, sollte er in der Lage sein, die ausgewählte Führungsschiene wie z. B. einen Periduralkatheter auszuspucken. Andernfalls muß man sie mit einem Haken aus dem Mund herausfischen. *Seldinger*-Einführungsdrähte können unter Umständen wegen ihrer gewissen Starrheit Schwierigkeiten bereiten, wenn es nicht gelingt, sie aus dem Mund herauszuholen oder gleich durch die Nase zu schieben. Andererseits gelingt es gelegentlich, gerade *Seldinger*-Drähte problemlos direkt durch die Nase hindurch nach außen zu führen. Anders als bei einem weichen, in der Mundhöhle zusammengerollten Katheter kann der Patient den Draht nicht aus dem Mund ausspucken, weil er gewöhnlich an der Pharynxhinterwand zu liegen kommt. Es gibt keine vergleichende Untersuchung über Vor- und Nachteile

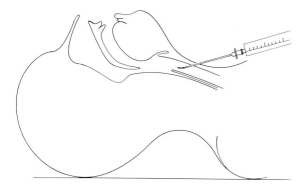

Abb. 7.31 Retrograde Intubation. Mit einer *Tuohy*-Nadel wird die Trachea durch das Lig. cricothyreoideum punktiert. Aspiration von Luftblasen in die flüssigkeitsgefüllte Spritze zeigt an, daß sich die Nadelspitze korrekt in der Trachea befindet.

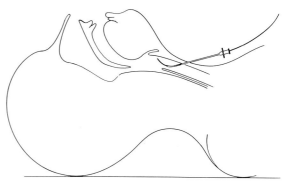

Abb. 7.32 Nach Abnahme der Spritze wird der Epiduralkatheter in kranialer Richtung eingeführt.

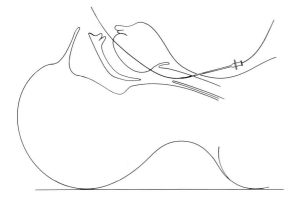

Abb. 7.33 Der Katheter wird zum Mund herausgeleitet, indem der Patient ihn ausspuckt oder man ihn mit einem Haken o.ä. herausfischt.

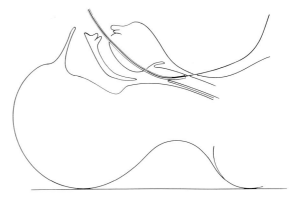

Abb. 7.34 Über den Epiduralkatheter wird ein gekühlter – und damit steifer – Absaugkatheter aufgefädelt und vorgeschoben. Die korrekte Position im Kehlkopf wird durch Kapnographie gesichert.

bei der Anwendung von Plastikkathetern und flexiblen Einführungsdrähten. Es ist aber nicht auszuschließen, daß jede Methode im Einzelfall besondere Vorteile bieten könnte. Daher sollten beide Typen von Führungsinstrumenten verfügbar sein.

Unser eigenes Vorgehen lehnt sich an das Verfahren an, wie es von *Harmer* und *Vaughan* (80) beschrieben wurde (Abb 7.31–7.37). Der Patient wird leicht sediert, und 2 ml einer 4%igen Lidocainlösung werden transtracheal durch das Ligamentum cricothyreoideum appliziert. Der Pharynx wird mit 4%igem Lidocain zur Oberflächenanästhesie eingesprüht. Nach Palpation des Ringknorpels wird direkt oberhalb davon eine subkutane Infiltrationsanästhesie und anschließend eine kleine Hautinzision vorgenommen. Dann wird das Ligament an dieser Stelle mit einer *Touhy*-Nadel punktiert, die bis in die Trachea geschoben wird. Die endotracheale Lage wird durch Aspiration von Luft in eine mit sterilem Wasser gefüllte, auf die Nadel aufgesetzte Spritze gesichert. Nach Entfernung der Spritze führt man den Periduralkatheter bis in den Pharynx hinein. Der Patient wird aufgefordert, den Katheter aus der

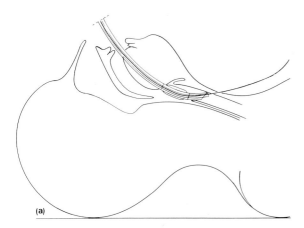

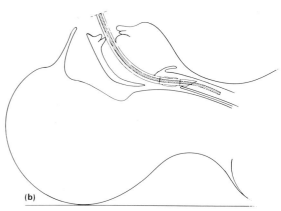

Abb. 7.35a Über den Absaugkatheter wird der Endotrachealtubus bis in den Kehlkopf vorgeschoben. Dabei wird durch Zug an beiden Enden der Epiduralkatheter gestrafft, um das Einführen zu erleichtern. Die korrekte Tubuslage wird durch Kapnographie gesichert.

Abb. 7.35b Der Epiduralkatheter wird am Hals abgeschnitten und nach oben herausgezogen. Der Absaugkatheter wird anschließend weiter in die Trachea hineingeschoben.

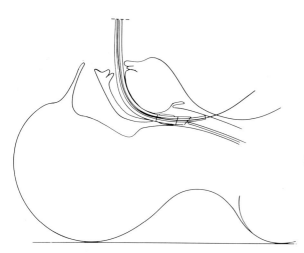

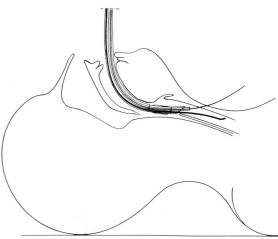

Abb. 7.36 Der Tubus kann an der Hinterwand des Kehlkopfs hängenbleiben.

Abb. 7.37 Ein elastischer Gummieinführungsstab – durch den Tubus geschoben – kann die Passage des Kehlkopfs erleichtern.

Mundhöhle auszuspucken. Nach Entfernung der *Touhy*-Nadel wird ein großer, gründlich gleitfähig gemachter Absaugkatheter über den Periduralkatheter bis in die Trachea geschoben. Dieser Absaugkatheter sollte vorher in einem Kühlschrank gelagert werden, damit er steif wird. Zur Bestätigung seiner endotrachealen Lage wird er an ein Kapnometer angeschlossen und das exspiratorische CO_2 gemessen. Über den Absaugkatheter kann jetzt der Tubus in die Trachea eingeführt und seine korrekte Lage ebenfalls durch Kapnometrie geprüft werden. Wir benutzen kleine, weiche und geschmeidige Tuben. Wenn der Tubus am Kehlkopfeingang hängenbleibt, schieben wir einen Gummieinführungsstab durch den Tubus in die Trachea und nutzen ihn dazu, den Weg des Tubus in die Trachea zu erleichtern. Anschließend wird der Periduralkatheter dicht über der Haut am Hals durchgeschnitten und der verbleibende Teil von oben entfernt. Sofort danach muß man den Absaugkatheter weiter in die Trachea vorschieben, bevor man den Tubus in seine endgültige Position bringt. Dieses Verfahren ist für Intubationen an Patienten im Wachzustand geeignet, kann aber auch bei Patienten in Allgemeinanästhesie zum Einsatz kommen, wenn vorher die Intubation auf übliche Weise unerwartet nicht gelang. Die Intubation läßt sich nach dieser Methode ziemlich schnell und einfach auch vom Anfänger durchführen.

Die Erfolgsraten sind hoch (81, 82, 84). Mißerfolge wurden nicht berichtet. *Bourke* und *Levesque* (83) beschrieben, daß sich der Tubus nicht immer zwischen den Stimmlippen hindurchschieben läßt. Er kann auch wieder in dem Moment aus der Trachea herausrutschen, wenn man den Periduralkatheter zurückzieht. Dies ist vermeidbar, indem man den Periduralkatheter durch ein seitliches Loch im Tubus einfädelt (Abb. 7.38).

Akinyemi (81) beschrieb eingehend die Komplikationen der retrograden Intubationstechnik, die er bei 12 Patienten im Alter von 9–25 Jahren mit Unterkieferankylosen, die Sekundärfolgen eines Karzinoms der Mundhöhle waren, beobachtete. Zunächst versuchte er in allen Fällen eine blind nasale Intubation in Allgemeinanästhesie. Nach 4 Fehlversuchen wandte er die retrograde Technik (67) zur nasalen Intubation an. In 5 Fällen wurden kleine Blutungen an der Punktionsstelle oder aus der Nase beobachtet. Dreimal war es schwierig, mit einem Haken den Katheter aus der Nase herauszuleiten. Bei zwei Patienten kam es zu Problemen bei der Sicherung freier Atemwege. *Akinyemi* kam zu dem Schluß, daß die aufgetretenen Probleme insgesamt von untergeordneter Bedeutung waren und eine retrograde Intubation häufiger durchgeführt werden sollte.

Die retrograde Methode eignet sich für den Einsatz bei Erwachsenen und Kindern (67, 87). Sie ist einfach

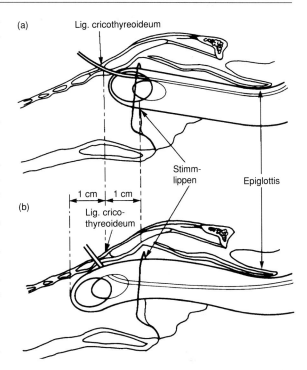

Abb. 7.38 Querschnitt durch Larynx und Trachea mit dem Endotrachealtubus und dem durch das Lig. cricothyreoideum eingeführten Katheter. (a) Der Führungskatheter wurde durch die Tubusspitze geleitet. Nach Passage der Stimmlippenebene kann der Tubus ca. 1 cm in den Kehlkopf vorgeschoben werden. (b) Der Führungskatheter wurde durch ein seitliches Loch an der Tubusspitze („*Murphy*-Auge") geleitet. Nach Passage der Stimmlippenebene kann der Tubus ca. 2 cm in den Kehlkopf vorgeschoben werden. Nach *Bourke* und *Levesque* (83), mit freundlicher Genehmigung der International Anesthesia Research Society.

zu erlernen und anzuwenden und erfordert keinen umfangreichen und teuren apparativen Aufwand. Selbst in entwickelten Ländern sind viele Krankenhäuser nicht in der Lage, die Kosten für fiberoptische Geräte aufzubringen. Dies trifft in noch größerem Ausmaß für Krankenhäuser der dritten Welt zu. Dagegen sollte es ohne weiteres möglich sein, die für eine retrograde Intubation nötigen Utensilien bereithalten zu können. Es ist ethisch nicht vertretbar, diese Technik an elektiven Patienten zu üben (Ausnahme: Patienten, die zur Laryngektomie anstehen [Anmerkung des Übersetzers]). Deshalb haben nur wenige Ärzte solche Intubationen gesehen oder sogar selbst durchgeführt. Dem kann man abhelfen, indem man die Methode durch Videoaufnahmen oder Diapositivserien vorstellt und an Trainingsmodellen oder Leichen üben läßt. Obwohl alle in der Ausbildung befindlichen Ärzte vorschriftsmäßig

Unterricht in dieser Methode erhalten haben sollten, stellte sich in einer retrospektiven Untersuchung (5) heraus, daß nur 16.5 % der Ärzte Erfahrung mit retrograden Intubationsversuchen hatten (Tab. 7.3).

Die fiberoptische Intubation

Fiberoptische Bronchoskope wurden erstmals von *Ikeda* 1968 in die klinische Praxis eingeführt (88). Gewöhnlich wird eine fiberoptische Bronchoskopie von Ärzten für diagnostische Zwecke oder zum gezielten Absaugen von Sekreten vorgenommen (89,90). Allerdings schließt die Methode Risiken wie Epistaxis, La-

ryngospasmus, Hypoxie, pulmonale Blutungen, kardiale Arrhythmien und vasovagale Reaktionen nicht aus (90–93).

Anästhesisten setzen fiberoptische Instrumente ein, um endotracheale Intubationen leichter durchführen zu können. So benutzte *Murphy* 1967 ein fiberoptisches Choledochoskop zur nasalen Intubation (94). *Taylor* und *Towey* beschrieben 1972 (95) den Einsatz eines Fiberbronchoskops. Zusätzlich gibt es eine Reihe weiterer Arbeiten über seine Anwendung (96–102). Das Fiberbronchoskop hat einen Arbeitskanal, der zur Absaugung von Sekreten oder Injektion von Lokalanästhetika außerordentlich nützlich ist. Es hat einen kleineren Durchmesser als ein Laryngoskop und gibt

Tab. 7.12 Empfehlungen und Maßnahmen zur Durchführung der fiberoptischen Intubation

Autoren	LA oder AA	Oral oder nasal	Kommentare oder Empfehlungen zur Erleichterung der Intubation mit einem fiberoptischen Instrument	Anzahl der Patienten	Erfolgsrate (%)
Sia und *Edens* (1981) (1)	LA	nasal	bei wachen Patienten besteht ein muskulärer Tonus der Zunge und Epiglottis; bei anästhesierten Patienten fallen Zunge und Epiglottis zurück, wodurch die fiberoptische Intubation erschwert wird. Auf oralem Weg wandert die Optik in spitzem Winkel in den Kehlkopf, auf nasalem in stumpfem. Erfahrung und häufiges Üben sind erforderlich. Erst nach etwa 30 erfolgreichen fiberoptischen Intubationen bei elektiven Patienten sollte man sich an schwierige Intubationen heranwagen.	keine Angaben	keine Angaben
Tahir (1972) (97)	LA oder AA	nasal	während der Intubationsversuche kann eine künstliche Beatmung durchgeführt werden, indem man den Tubus in den Oropharynx einführt und über ein besonderes Winkelstück an ein Beatmungssystem anschließt. Das Fiberbronchoskop kann am Winkelstück durch eine Schleuse hindurch in den Tubus eingeführt werden. Die Beatmung kann assistiert oder kontrolliert erfolgen; dadurch wird eine Hypoxie vermieden.	keine Angaben	keine Angaben
Davidson et al. (1975) (98)	LA	nasal (10 Pat.); oral (4 Pat.)	präoperativ sollte allen Patienten Atropin appliziert werden. Durch den Arbeitskanal des Fiberbronchoskops sollte man zusätzlich ein Lokalanästhetikum injizieren. Wenn nötig, müssen Sekrete abgesaugt werden. Die fiberoptische Intubation ist eine diffizile Prozedur und kann 10–15 Minuten in Anspruch nehmen. Bei oraler Intubation hindert ein Beißschutz den Patienten daran, auf das empfindliche Instrument zu beißen. Mögliche Komplikationen: Überdosis des Lokalanästhetikums, Regurgitation und Aspiration bei anästhesiertem Kehlkopf.	14	14 (100)
Messeter und *Petterson* (1980) (100)	LA	nasal	die fiberoptische Intubation erwies sich bei Patienten mit rheumatoider Arthritis als sichere und atraumatische Methode. Präoperative Tracheotomien waren deutlich seltener erforderlich als in einer Kontrollgruppe mit ebensovielen Patienten. Wenn bei einer Intubation überraschend Schwierigkeiten auftreten, sollte man den Patienten aufwachen lassen und später eine nasotracheale fiberoptische Intubation vornehmen. Nach wiederholten Intubationsversuchen können dabei allerdings die Sichtverhältnisse durch Blut, Schleim oder Schwellung beeinträchtigt sein.	23	23 (100)
Stiles et al. (1972) (103)	LA und AA	keine Angaben	bei 34 Patienten war eine präoperative Tracheotomie vermeidbar. Erfahrene Anästhesisten benötigen für die Methode im Schnitt nicht einmal 1 Minute. Drehungen des Tubus um seine Achse erleichtern das Vorschieben in die Trachea, wenn er am Kehlkopfeingang zunächst hängenbleiben sollte.	104	100 (96) 4 Fehlversuche wegen übermäßiger Salivation

ein viel besseres Licht ab. Allerdings ist es ein sehr empfindliches und teures Instrument, könnte aber in größeren Krankenhäusern von mehreren Abteilungen genutzt werden. Das bedeutet jedoch, daß es nur für ausgewählte Fälle zur Verfügung stehen stehen kann.

1972 (103) und 1973 (104) wurden 2 Typen von fiberoptischen Laryngoskopen beschrieben, die speziell zur endotrachealen Intubation geeignet waren. Andere Autoren berichteten über ihre Erfahrungen mit der fiberoptischen Laryngoskopie (105–109). Eine Reihe weiterer Arbeiten dokumentierte die Erfahrungen mit fiberoptischen Instrumenten (1, 95–108) und enthielt Empfehlungen zum technischen Vorgehen (Tab. 7.12).

Obwohl fiberoptische Instrumente seit langen Jahren zur Verfügung stehen, ist nur eine kleine Anzahl von Anästhesisten in ihrer Anwendung ausgebildet. Viele jedoch versuchen sich in dieser Methode, geben sie aber nach wenigen erfolglosen Bemühungen wieder auf. Einer Untersuchung zufolge haben nur 16.5% der Anästhesisten mehr als 25 Intubationen nach dieser Methode ausgeführt (110) (Tab. 7.13). Nach einer anderen Übersicht waren es nur 9%, die mehr als 30 fiberoptische Intubationen aufzuweisen hatten (5).

Tab. 7.13 Übersicht über die Anzahl fiberoptischer Intubationen in einer Gruppe von 170 Ärzten

Anzahl der Intubationen	Anzahl der ausführenden Ärzte	Prozentzahl
keine	51	30
1–5	55	32.4
6–10	22	12.9
11–25	13	7.6
> 25	28	16.5
keine Antwort	1	0.6
Summe	170	100

[Nach *Ovassapian* und *Dykes* (110) mit freundlicher Genehmigung der Autoren, des Herausgebers der Anesthesiology und des Verlages J.B. Lippincott & Co.]

Sia und *Edens* gaben die Empfehlung, daß ein Arzt erst 30 fiberoptische Intubationen in elektiven Fällen an wachen und anästhesierten Patienten erfolgreich durchgeführt haben sollte, bevor er diese Technik auch bei schwierigen Intubationen anwendet (1). Alle Autoren sind sich darin einig, daß es einiger praktischer Anwendungen bedarf, ehe man im Umgang mit dem fiberoptischen Instrumentarium geübt ist.

Ausbildungsprogramme

Um die Ausbildung in dieser Methode zu verbessern, stellten *Ovassapian* et al. ein Trainingsprogramm auf

(111–114). Einer eingehenden Demonstration des Instrumentariums schlossen sich 3 Programmschritte an. Die praktische Durchführung erfolgte als nasale fiberoptische Intubation im Wachzustand nur an solchen Patienten, die wegen elektiver operativer Eingriffe nasal intubiert werden mußten.

Teil 1: Praktische Übungen am Trainingsmodell

Hierbei hatten die Anfänger unbegrenzt Zeit, sich mit den anatomischen Verhältnissen, der Bedienung und den Sichtverhältnissen des Fiberbronchoskops vertraut zu machen.

Teil 2: Einstellung der Epiglottis und der Stimmritze

Für diesen Vorgang mußte das Einverständnis der Patienten schriftlich eingeholt werden. Dann wurden bei 6 Patienten, die sich in der Aufwachphase nach einer Anästhesie befanden, die Epiglottis und die Stimmlippen eingestellt und demonstriert. Der auszubildende Arzt hatte dabei die Gelegenheit, die Kehlkopfstrukturen und -bewegungen am Lebenden zu beobachten und Probleme durch Sekrete erkennen und überwinden zu lernen. Das Fiberbronchoskop wurde dazu durch einen nasopharyngealen Tubus eingeführt. Um die Gefahr eines Laryngospasmus zu umgehen, durfte dabei das Instrument die Stimmlippen nicht berühren. Die Arbeitsweise des Anfängers wurde bei seinen 6 Versuchen formell bewertet. Die mittlere Zeitdauer für die Darstellung der Epiglottis und Stimmlippen betrug bei 12 ausgewerteten Anfängern 1.4 min (Schwankungsbereich: 0.75–4 min) (113).

Teil 3: Intubation im Wachzustand bei 6 Patienten

Für den letzten Teil des Trainingprogramms wurden Patienten ausgesucht, bei denen wegen elektiver, operativer Eingriffe eine nasotracheale Intubation erforderlich war. Sie wurden ausführlich über das Verfahren unterrichtet und um ihr mündliches Einverständnis ersucht. Die Prämedikation bestand aus Atropin und Morphin. Zusätzlich wurden die Patienten mit 0.15 mg/kg Diazepam und 1.5 μg/kg Fentanyl intravenös sediert. Dann erfolgte eine transtracheale Injektion von 3 ml Lidocain 4% und eine nasale Applikation von Kokain 6% zur lokalen Schleimhautanästhesie. Nach einem schriftlich festgelegten Plan nahm der ausführende Arzt Schnitt für Schnitt die Intubation vor. Zunächst wurde ein nasaler Tubus von 8 mm Innendurchmesser durch die Nase in den Pharynx geschoben. Nach Absaugung wurde das Fiberbronchoskop durch den Tubus ebenfalls in den Pharynx eingeführt. Nach Identifizierung der Epiglottis und der Stimmritze konnte das Instrument in die Trachea vorgeschoben werden.

Alle Intubationsvorgänge mußten von einem erfahrenen Arzt genau überwacht werden. Allerdings gab er nur hinsichtlich der Sedierung und Lokalanästhesie beim ersten Fall Hilfestellung, es sei denn, es traten bei den weiteren Fällen Schwierigkeiten auf. Wieder wurden alle 6 Intubationen des auszubildenden Arztes formell bewertet. Die Dauer des gesamten Vorgangs einschließlich der Applikation der Lokalanästhetika, der eigentlichen Intubation und die Anzahl der Versuche (jedes Zurückziehen des Instruments aus dem Tubus) wurden registriert. Die mittlere Gesamtdauer lag bei 17.7 min (Schwankungsbereich: 9–25 min). Die eigentliche Intubation dauerte durchschnittlich 3.3 min

(Spanne: 1–8 min). Nur einer der Anfänger benötigte zur Intubation 2 Versuche (113).

Die Lernerfolge nach diesem Ausbildungsprogramm verglich man mit den Ergebnissen, die mit der herkömmlichen Methode erzielt wurden, bei der nach eingehender Demonstration des Fiberbronchoskops eine fiberoptische Intubation beobachtet wurde (112). Dabei erreichte man mit dem Trainingsprogramm signifikant bessere Resultate; die Intubation gelang bei 88.9% der Patienten im Vergleich zu 54.2% in der Kontrollgruppe (p <0.001) und auch die zur Intubation durchschnittlich erforderliche Zeit lag mit 2.8 min im Vergleich zu 4.5 min deutlich niedriger.

Nur 9 von insgesamt 371 Patienten (1.6%) gaben postoperativ bei einer Befragung an, daß sie sich nicht noch einmal im Wachzustand intubieren lassen woll-

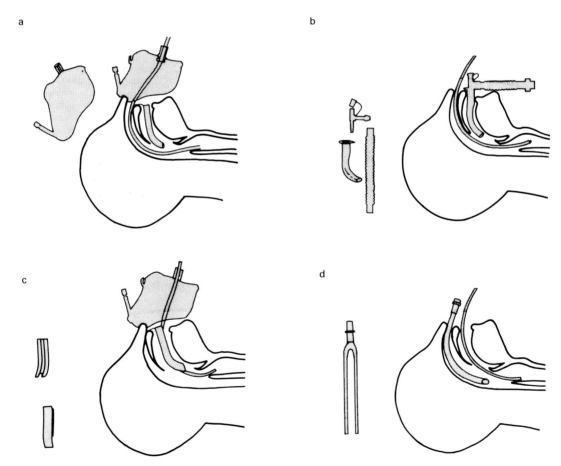

Abb. 7.39 Möglichkeiten der Beatmung während einer fiberoptischen Intubation. (a) Maske mit Schleuse für das Endoskop. (b) Oropharyngeal Tubus (*Guedel*-Tubus) mit Konnektor nach *Rowbotham* und Faltenschlauch. (c) Oropharyngealer Tubus mit medianer Rinne für die Passage des Endoskops und seitlichen Durchlässen für Absaugkatheter. (d) Binasopharyngealer Tubus. Nach *Patil* et al. (115), mit freundlicher Genehmigung der Autoren, des Herausgebers der Anesthesiology, und des Verlegers, J.B. Lippincott & Co.

ten. Allerdings hatten weitere 27 Patienten (7.3%) die Prozedur als wenig angenehm in Erinnerung; 205 Patienten (55.3%) konnten sich an den Vorgang überhaupt nicht erinnern (114).

Bei nicht nüchternen Patienten vermied man die transtracheale Injektion des Lokalanästhetikums, um die Aspirationsgefahr möglichst zu verringern. Stattdessen wurden die Stimmlippen erst unmittelbar vor der eigentlichen Intubation lokal anästhesiert, indem man das Lokalanästhetikum durch den Absaugkanal des Instruments injizierte.

Eine fiberoptische Intubation kann man auch in Allgemeinanästhesie vornehmen. In manchen Fällen kann der Vorgang allerdings erhebliche Zeit dauern. Daher ist es dringend erforderlich, daß während der Intubationsversuche eine Beatmung möglich ist. Man kann sie auf unterschiedliche Art und Weise durchführen (115) (Abb. 7.39). Erfahrungen mit dem Instrumentarium zur fiberoptischen Intubation lassen sich an Patienten gewinnen, die mit Maske über oro- oder nasopharyngeale Tuben beatmet werden oder über Masken mit einer speziellen Schleuse für das Instrument spontan atmen. Die schwierigen Intubationen sollten aber überwiegend im Wachzustand in Lokalanästhesie erfolgen.

Ursachen und Häufigkeit von Mißerfolgen

Ovassapian und Mitarbeiter untersuchten die Häufigkeit und Ursachen für Mißerfolge bei fiberoptischen Intubationen (114). Sie fanden, daß sich in wenigen Fällen das Fiberbronchoskop wegen verengter Nasengänge nicht nasal einführen ließ. Bei den verbleibenden Patienten gab es bei insgesamt 418 Intubationsversuchen nur 5 Fehlschläge (1.2%). In 3 Fällen konnte zwar das Fiberbronchoskop, nicht aber danach der Tubus in die Trachea vorgeschoben werden.

Bei 89% der Patienten ließen sich die Stimmlippen ohne weiteres einstellen, so daß dieser Vorgang als leicht klassifiziert werden konnte. Die Intubationen dauerten im Mittel 3 Minuten, wenn sie von auszubildenden Ärzten vorgenommen wurden (Tab. 7.14). Den in der Methode erfahrenen Autoren selbst gelang die Intubation in 20–30 s, wenn die Stimmlippen problemlos einstellbar waren (114).

Auch bei Patienten, die in ihrer Vorgeschichte schwierige Intubationen aufwiesen, ließ sich die fiberoptische Intubation leicht durchführen. Probleme traten dann auf, wenn besondere Bedingungen wie Verziehungen oder Verdrehungen der Anatomie der Atemwege, pathologische Veränderungen des Kehlkopfs oder ein verminderter Abstand von Epiglottisrand zur Pharynxhinterwand vorlagen oder die Sicht durch blutige Sekrete behindert wurde. Bei Sichtbeeinträchti-

gung durch Blut oder Sekrete ist die Absaugmöglichkeit über den Arbeitskanal von entscheidender Bedeutung. Die möglichen Schwierigkeiten bei der Durchführung einer fiberoptischen Intubation unterscheiden sich damit von denen bei Anwendung eines starren Instruments zur Laryngoskopie.

Wenn man anästhesierte Patienten fiberoptisch intubieren will, kann man zur Überdruckbeatmung während des Vorgangs eine spezielle Maske benutzen, die eine abdichtende Schleuse für das Instrument besitzt (Abb. 7.39) (115).

Der Einsatz fiberoptischer Instrumente bei Kindern

Die Fiberbronchoskope älterer Bauart hatten einen großen äußeren Durchmesser und konnten daher nur

Tab. 7.14 Schwierigkeitsgrade der Kehlkopfeinstellung bei 353 fiberoptischen Intubationen

	leicht	erschwert	schwierig*
Darstellung der Stimmlippen	315 (89.2%)	30 (8.5%)	8 (2.3%)
durchschnittliche Dauer der eigentlichen Intubation vom Einführen des Fiberbronchoskops bis zur erfolgreichen Intubation (min)	3.0	6.76	16.1
durchschnittliche Dauer des gesamten Vorgangs von Beginn der Sedierung bis zur erfolgreichen Intubation (min)	16.4	19.6	28.1

* leicht = schon beim Einführen des Fiberbronchoskops befindet sich die Spitze auf dem direkten Weg in Richtung des Kehlkopfeingangs, so daß keine oder nur geringe Richtungsänderungen erforderlich sind, um die Stimmlippen erkennen zu können

erschwert = zur Lokalisation der Stimmlippen muß das Fiberbronchoskop in alle Richtungen mäßig stark manipuliert werden

schwierig = erhebliche Manipulationen und Richtungsänderungen mit dem Fiberbronchoskop notwendig, bis eine Identifikation der Stimmlippen gelingt; dazu ist oft auch ein Stellungswechsel des ausführenden Arztes erforderlich

[Nach *Ovassapian* et al. (114), mit freundlicher Erlaubnis der International Anaesthesia Research Society]

bei Erwachsenen eingesetzt werden. Fortschritte in der Technologie machten es möglich, daß heute Instrumente mit einem äußeren Durchmesser von 3.2 mm zur Verfügung stehen. Diese lassen sich noch in Tuben mit einem Innendurchmesser von 4.5 mm einführen. Es liegen verschiedene Berichte über ihre Anwendung bei Kindern vor, z. B. bei einem 3jährigen Kind mit einer Halswirbelsäulenverletzung (116). Auch zur nasotrachealen Intubation von Kindern (117) und bei Obstruktionen der oberen Luftwege (118) wurden sie benutzt.

Anstatt das Fiberbronchoskop selbst in die Trachea einzuführen, kann man es auch nur vor die Stimmlippen plazieren und dann einen Führungsdraht durch den Arbeitskanal bis in die Trachea vorschieben. Nach Entfernung des Instruments wird ein Herzkatheter über den Führungsdraht geschoben, der seinerseits als Schiene für den endotrachealen Tubus dient (119).

Ein besonderen Fall stellte die Anwendung eines 3.2 mm starken Fiberbronchoskops bei der Intubation eines Neugeborenen mit angeborener Verwachsung von Unter- und Oberkiefer dar (120). Das Instrument wurde durch das eine Nasenloch, der endotracheale Tubus durch das andere eingeführt. Unter Sicht gelang es anschließend, den Tubus in die Trachea hineinzumanövrieren. Ein solches Vorgehen stellt erhebliche Anforderungen an den ausübenden Arzt. Verständlicherweise sollten sich Ungeübte, die nur gelegentlich mit dem Instrumentarium arbeiten, bei so schwierigen Fällen

zurückhalten. Im beschriebenen Fall war ein pädiatrischer Lungenspezialist unter Assistenz durch zwei weitere erfahrene Ärzte tätig geworden.

Erleichterung der orotrachealen Intubation mit einem Fiberbronchoskop

Zur Vereinfachung der orotrachealen fiberoptischen Intubation nahm man einen speziellen oropharyngealen Tubus zu Hilfe, der gleichzeitig als Beißschutz für die Fiberoptik diente (140). Dieser oropharyngeale Tubus aus durchsichtigem Plastik (Abb. 7.40) war ursprünglich für die blinde orale Intubation entwickelt worden. Seine Spitze kommt nahe dem Kehlkopfeingang zu liegen. Das fiberoptische Instrument wurde durch ihn hindurchgeschoben und fand damit die korrekte Richtung (141). Auf diese Weise ließen sich 25 schwer intubierbare Patienten schnell (in weniger als 2 min) und atraumatisch intubieren, obwohl die ausführenden Ärzte bis dahin nur 0–3 fiberoptische Intubationen durchgeführt hatten (140). In 16 Fällen erfolgte die Intubation in lokaler Anästhesie, bei den restlichen 9 Patienten wurde in Maskennarkose intubiert, wobei Masken mit abdichtender Instrumentenschleuse Verwendung fanden. Die Autoren kamen zu dem Schluß, daß die beschriebene Methode selbst bei schwierigen Intubationsbedingungen von solchen Ärzten angewandt werden könnte, die mit der Handhabung fiberoptischer Instrumente noch keine oder nur wenig Erfahrung hätten.

Als Führungsinstrumente im oben beschriebenen Sinn wurden auch modifizierte *Guedel*- sowie *Berman*-

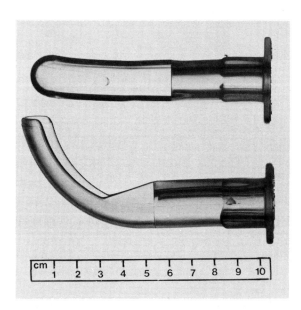

Abb. 7.40 Oropharyngeale Intubationshilfe. Nach *Williams* und *Maltabey* (141), mit freundlicher Genehmigung der International Anesthesia Research Society.

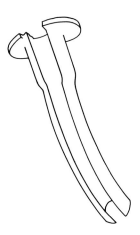

Abb. 7.41 Modifizierter *Guedel*-Tubus. Zeichnung nach *Hogan* et al. (148), mit freundlicher Genehmigung der Autoren und des Herausgebers der Anaesthesia and Intensiv Care.

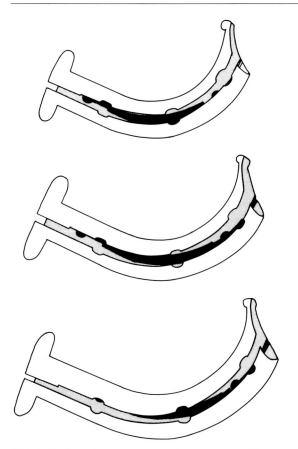

Abb. 7.42 Satz der oropharyngealen Tuben nach *Berman II*. Zeichnung nach *Hogan* et al. (148), mit freundlicher Genehmigung der Autoren und des Herausgebers der Anaesthesia and Intensiv Care.

II-Tuben (Abb. 7.41 u. 7.42) beschrieben (148). Ihr Einsatz verlief äußerst erfolgreich. Selbst ein unerfahrener Medizinstudent konnte 44 von 50 fiberoptische Intubationen vornehmen. 4 der 6 Fehlversuche wurden darauf zurückgeführt, daß Schleim auf der Optik die Sicht behinderte, was als vermeidbar galt.

Der flexible, steuerbare und röntgenstrahlendichte Führungskatheter

Ein röntgenstrahlendichter Katheter wurde so ausgerüstet, daß er von einem proximal gelegenen Handgriff aus sowohl anterior-posterior als auch nach beiden Seiten dirigiert werden konnte (121). Diesen Katheter kann man unter Durchleuchtung direkt in die Trachea lenken.

Die Intubation wird in der Röntgenabteilung vorgenommen. Zunächst führt man den nasotrachealen Tu-

bus nach Anästhesie der Schleimhaut bis in den Oropharynx ein. Durch den Tubus schiebt man anschließend den 65 cm langen Katheter vor und lenkt ihn bis in den Kehlkopf hinein, wobei man ihn auf dem Bildwandlerschirm im seitlichen Strahlengang verfolgt. Die a.-p. Durchleuchtung kann in seltenen Fällen erforderlich sein, wenn sich die Katheterspitze in der Fossa pyriformis verfängt. Wenn der Katheter bis in die Trachea vorgeschoben wird, soll der Patient langsam und tief atmen und Husten unterdrücken. Danach kann der Tubus über den als Leitschiene dienenden Katheter in die Trachea eingeführt werden (Abb. 7.43). Anschließend wird der Patient in den Operationssaal gefahren und mit der Allgemeinanästhesie begonnen.

Diese Technik führte bei einer Reihe von Patienten zum Erfolg, bei denen die Intubation auf andere Weise nicht gelungen war. Wegen seines geringen Durchmessers läßt sich der Katheter auch durch Kindertuben schieben. Die Autoren wählten dieses Verfahren bevorzugt in elektiven Fällen, bei denen präoperativ eine schwierige Intubation vorherzusehen war.

Die Kooperationsmöglichkeit mit einer Röntgenabteilung ist für diese Technik Voraussetzung, wobei mancher Anästhesist Vorbehalte dagegen haben mag, außerhalb der Operationsabteilung mit anästhesiologischen Maßnahmen zu beginnen.

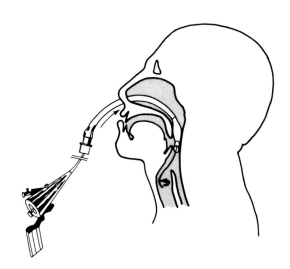

Abb. 7.43 Der steuerbare Katheter wird über das Lumen des Endotrachealtubus in die fluoroskopisch sichtbar gemachte Trachea vorgeschoben. Nach *Davidson* et al. (121), mit freundlicher Genehmigung der Autoren, des Herausgebers der Anesthesiology, und des Verlegers, J.B. Lippincott & Co.

Punktion des Lig. cricothyreoideum und transtracheale Beatmung

Die Punktion des Lig.cricothyreoideum ist eine seit langem bekannte Methode. Sie gestattet die Entnahme von Sputum, die Durchführung einer Bronchiallavage oder die Injektion von Lokalanästhetika vor einer Bronchoskopie oder Intubation am wachen Patienten. *Jacoby* und Mitarbeiter beschrieben ihre Durchführung zur perkutanen transtrachealen Beatmung als erste 1951 (122). Eine Reihe weiterer Veröffentlichungen zu dieser Methode folgte (123–129). Sie wurde angewandt bei der Wiederbelebung, während chirurgischer Routineeingriffe (124), zur Oxygenation von Patienten, die schwierig zu intubieren waren (127–129), zur Beatmung von Patienten mit Kehlkopferkrankungen während einer Mikrolaryngoskopie (130) und solchen mit Verletzungen im Gesichtsbereich oder Kiefergelenksankylosen während der Anästhesie (131). Diese Methode erwies sich als einfache und sichere Alternative zur blind nasalen Intubation (131).

1974 gab es in der englischen und walisischen Bevölkerung 13 Todesfälle wegen Verlegung der oberen Atemwege (139). Auch in der anästhesiologischen Praxis kommt es immer wieder zu letalen Ausgängen wegen Hypoxien, die als Folge einer versehentlichen ösophagealen Intubation, mißlungener Sicherung freier Atemwege oder nach anhaltendem Laryngospasmus auftreten (132). In den Fällen, wo es – aus welchem Grund auch immer – zur vollständigen Verlegung der oberen Luftwege gekommen ist, sollte man unverzüglich mit einer großlumigen Kanüle die Punktion der Membrana cricothyreoidea vornehmen (133). Die Krikothyreotomie mit einer Kanüle läßt sich rasch, einfach und gewebsschonend durchführen. Im außerklinischen Bereich kann man sie als Alternative zur Intubation ansehen.

Die Technik der krikothyreoidalen Punktion

Zunächst wird der Patient in Rückenlage mit überstrecktem Hals gelagert. Schild- und Ringknorpel werden durch Palpation identifiziert. Dann führt man eine großlumige Kanüle (14 oder 16 Gauge) durch die krikothyreoideale Membran bis in die Trachea, wobei die Nadelspitze abwärts auf die Carina gerichtet werden sollte. Die korrekte Kanülenlage läßt sich durch Aspiration von Luft in eine – am besten mit Kochsalz gefüllte – Spritze sichern. Verletzungen der Trachea durch die Führungsnadel lassen sich vermeiden, wenn man sie nach Punktion der Trachea festhält und nur die Kanüle selbst weiter in das Trachealumen vorschiebt. Anschließend wird die Kanüle festgenäht oder mit Pflaster fixiert, um sie gegen eine Dislokation zu sichern.

Dann erfolgt der Anschluß an eine Hochdruck-Sauerstoffleitung, um die Beatmung durchführen zu können. Sobald während der Inspiration der Druck in der Trachea den atmosphärischen Druck überschreitet, kommt es zu einem retrograden Gasfluß zum Kehlkopf, durch den auch bei Exspiration das Atemgas entweichen kann. Dieser aufwärts gerichtete Gasfluß trägt dazu bei, während des operativen Eingriffs das Risiko einer Aspiration zu vermindern. In den Abb. 7.44 und 7.45 ist die Anwendung dieser Technik in einem typischen Fall durch *Layman* dargestellt (131).

Smith und Mitarbeiter gaben einen Überblick über Komplikationen der transtrachealen Beatmung (129). Sie stellten fest, daß bisher keine Todesfälle nach Anwendung dieser Methode beschrieben worden waren. Bei elektiver Anwendung gab es nur selten ernste Probleme einschließlich subkutaner oder mediastinaler Luftemphyseme. Deshalb ist es außerordentlich wichtig, sich vor Beginn der Beatmung zu vergewissern, daß die Kanüle korrekt im Trachealumen liegt und nicht disloziert werden kann. Bei Obstruktion der oberen Atemwege muß außerdem auf eine ausreichende Exspiration geachtet werden. Sie kann ebenfalls behindert sein. Dies kann z. B. während einer Laryngoskopie auftreten, weshalb empfohlen wird, die Beatmung während dieses Vorgangs zu unterbrechen. Nach Einstellung des Larynx kann sie fortgesetzt werden.

Als Alternative zur Beatmung kann man die Patienten über die Kanüle auch spontan Raumluft oder Sauerstoff atmen lassen (134, 135). In einer anderen Arbeit wurde mitgeteilt, daß der Patient bei kontinuierlicher Sauerstoffzufuhr von 3 l/min über die Kanüle spontan atmen konnte (128). Ob man die Patienten spontan atmen lassen oder aber beatmen will, muß man je nach apparativer Ausrüstung und den klinischen Bedingungen entscheiden.

In Notsituationen kann es unter Umständen Schwierigkeiten bereiten, eine Verbindung zwischen der Kanüle und der Sauerstoffquelle oder einem Beatmungsgerät herzustellen. Es wurden eine Reihe selbstgefertigter, nicht käuflicher Konnektoren beschrieben, so z. B. ein Tubuskonnektor, der in das Gehäuse einer 2-ml-Spritze paßte und darin mit Pflaster fixiert wurde (136), ein Katheteransatz, der in das abgeschnittene Gehäuse einer 5-ml-Spritze eingeklebt wurde (137), oder eine Kanüle mit angeschlossener Infusionsleitung, an deren anderem Ende ein Tubusadapter befestigt wurde (138). Über diesen Adapter war der Anschluß an ein Narkosegerät möglich. Man führte die Beatmung durch, indem in regelmäßigen Abständen die Sauerstoffspülung betätigt wurde (138). Über die transtracheale Kanüle läßt sich auch eine „high frequency ventilation" durchführen. Dadurch können befriedigende Blutgase aufrechterhalten und das Aspirationsrisiko auf ein Minimum reduziert werden (149).

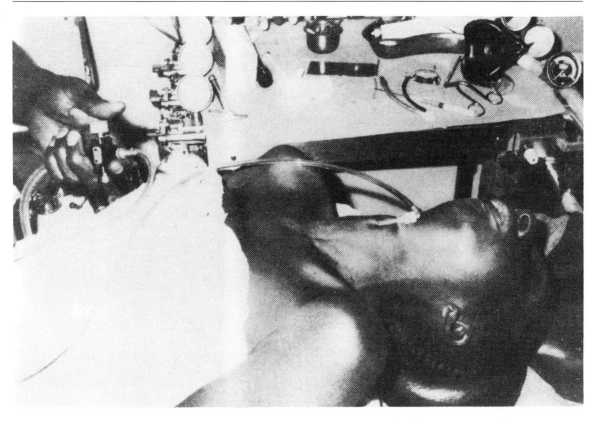

Abb. 7.44 Transtracheale Kanüle nach Fixation durch Annaht bei Extension des Kopfes und der Halswirbelsäule. Nach *Layman* (131), mit freundlicher Genehmigung des Herausgebers der Annals of the Royal College of Surgery of England.

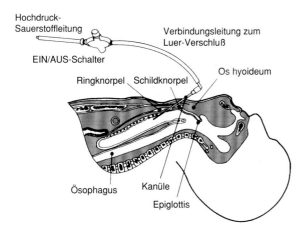

Abb. 7.45 Darstellung der Beziehung der oberen Atemwege zu Kehlkopf und transtrachealer Kanüle. Nach *Layman* (131), mit freundlicher Genehmigung des Herausgebers der Annals of the Royal College of Surgery of England.

Ein geeignetes Anschlußstück für die transtracheale Kanüle sollte in jedem Set für schwierige Intubationen verfügbar sein, damit man dieses Verfahren jederzeit im Fall einer Obstruktion der oberen Atemwege anwenden kann. An manchen Kliniken wird es routinemäßig zur Beatmung bei der Mikrolaryngoskopie eingesetzt. Die dabei gewonnene Erfahrung mit der entsprechenden Apparatur und Methode sollten einen in die Lage versetzen, den seltenen Notfall der Obstruktion der oberen Atemwege erfolgreich bewältigen zu können.

Alternative Verfahren zur endotrachealen Intubation

Einige der im folgenden beschriebenen Methoden könnten für den Kliniker von Interesse sein, auch wenn sie in der Praxis keine große Rolle spielen und – jedenfalls zur Zeit – kaum irgendwo angewandt werden.

Der Ösophagusobturator

Im unmittelbaren Klinikbereich dürfte in der Regel jederzeit ein Anästhesist oder anderer Arzt zur Verfügung stehen, der in der Lage ist, eine Intubation rasch und ohne größere Umstände durchzuführen.

Außerhalb der Klinik sind in manchen Fällen, z. B. bei einer Wiederbelebung, möglicherweise alternative Methoden erforderlich. Dies gilt besonders dort, wo es an der entsprechenden Ausrüstung oder Erfahrung für endotracheale Intubationen fehlt. In manchen Ländern führen auch entsprechend ausgebildete medizinische Hilfskräfte (z. B. Rettungssanitäter) bei Herz-Kreislauf- und Atemstillstand am Notfallort Wiederbelebungsmaßnahmen durch, die über Basismaßnahmen hinausgehen. Gewöhnlich beginnen sie in solchen Fällen unverzüglich mit einer Mund-zu-Mund- oder Mund-zu-Nase- Beatmung. Zum Teil sind die Helfer aber auch in der Durchführung einer endotrachealen Intubation gut ausgebildet (142). Allerdings sollten sie auch über die Indikationen und Kontraindikationen der Intubation genau Bescheid wissen.

Als Alternative bietet sich eine Methode an, über die *Don Michael* 1968 (143) berichtete. Er beschrieb den Ösophagusobturator, mit dem einerseits der Ösophagus geblockt und andererseits eine pulmonale Ventilation ermöglicht wird. Dieses Instrument fand Eingang in die Praxis, weil damit die unangenehme Mund-zu-Mund- oder Mund-zu-Nase-Beatmung vermieden werden konnte; zum anderen verhinderte es die Gasinsufflation und in der Folge die Überdehnung des Magens mit der Gefahr einer pulmonalen Aspiration. Der Ösophagusobturator wird seit 1972 eingesetzt. Man schätzt, daß er bis 1980 in etwa 1.5 Millionen Fällen Anwendung fand (144).

Der Ösophagusobturator (Abb. 7.46) sieht aus wie ein großer Tubus. Sein distales Ende ist verschlossen. In dem Teil, der im Pharynx zu liegen kommt, befinden sich mehrere kleine Öffnungen. Am proximalen Ende wird eine spezielle Maske aufgesetzt. Der Ösophagusobturator wird blind in den Mund eingeführt, ohne daß eine Laryngoskopie erforderlich ist. Mit dem Daumen der linken Hand faßt man hinter die Zunge, mit dem Mittel- und Zeigefinger an das Kinn, und hebt es samt Unterkiefer nach oben. Dann schiebt man den Ösophagusobturator tiefer, wobei man nicht zu kraftvoll vorgehen sollte. Er sitzt nun an der Pharynxhinterwand und sollte sich leicht in den Ösophagus vorschieben lassen (Abb 7.47–49). Wenn sich der Obturator in richtiger Position im Ösophagus befindet, wird sein Blockungsballon aufgepumpt und die Maske dicht über Mund und Nase gehalten. Der Patient wird nun durch Mund-zu-Tubus-Beatmung oder mit einem Beatmungsbeutel ventiliert. Die in den Tubus geblasene Luft kann durch die kleinen Löcher in den Pharynx und

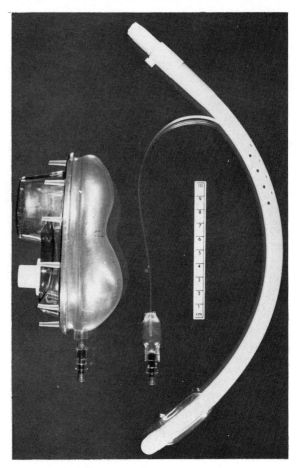

Abb. 7.46 Der Ösophagusobturator.

von dort in die Trachea gelangen. Der distale Tubusverschluß und die Blockung verhindern, daß die Luft auch in den Magen gelangen kann. Die korrekte Lage des Ösophagusobturators muß durch Auskultation der Atemgeräusche in beiden Lungen sowie über dem Magen überprüft werden, um eine versehentliche endotracheale Lage auszuschließen.

Es gibt eine ganze Reihe klinischer Arbeiten über den Ösophagusobturator. Eine Studie beschäftigte sich mit seiner Anwendung durch ausgebildetes, medizinisches Hilfspersonal. Es führte bei Patienten mit Herz-Kreislaufstillstand am Notfallort Wiederbelebungsmaßnahmen durch und nahm auch den Ösophagusobturator zu Hilfe (145). Nach dem Transport in die Klinik wurden die Patienten endotracheal intubiert und der Obturator gezogen. Damit die Helfer dazu in der Lage waren, absolvierten sie ein Trainingsprogramm von insgesamt 16 Stunden. Ihre Kenntnisse wurden überprüft, bevor sie den Ösophagusobturator außerhalb des Klinikbereichs anwenden durften. Der Test

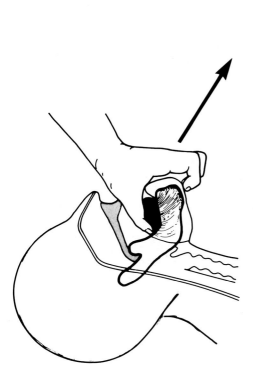

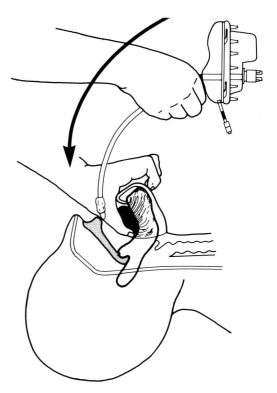

Abb. 7.47 Das Einführen des Ösophagusobturators. Der Unterkiefer wird zwischen dem linken, intraoral plazierten Daumen und den Fingern gefaßt und nach vorne angehoben.

Abb. 7.48 Der Ösophagusobturator wird in die Mundhöhle eingeführt.

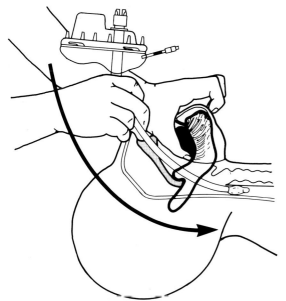

Abb. 7.49 Der Ösophagusobturator wird blind in den Ösophagus vorgeschoben, wobei grobe Kraftanwendung vermieden werden sollte.

galt als bestanden, wenn ihnen die „Intubation" mit dem Obturator an einer Leiche in weniger als 15 sec gelang.

In einer anderen Studie wurde der Einsatz des Ösophagusobturators in 300 Fällen, bei denen es außerhalb der Klinik zu einem Herz-Kreislaufstillstand gekommen war, sorgfältig verfolgt. Die Autoren verglichen ihre Ergebnisse mit denen einer früheren Studie über die Erfolge der kombinierten Anwendung von Beatmungsmasken und oropharyngealen Tuben bei Reanimationen (146). Sie fanden keine wesentlichen Unterschiede im Ablauf der Wiederbelebung und dem anschließenden Transport auf eine Intensivstation. Es wurde aber auch über Probleme berichtet, die medizinische Hilfskräfte beim Einsatz des Ösophagusobturators hatten oder später Ärzte im Notaufnahmeraum betrafen, wenn sie sich nach Einlieferung des Patienten mit diesem Instrument konfrontiert sahen (145). In 8 Fällen war seine Handhabung problematisch, bei 13 Patienten erfolgte versehentlich eine endotracheale Intubation und in weiteren 11 Fällen gelang es nicht, das Instrument bis in den Ösophagus vorzuschieben. Bei 5 der 13 Patienten blieb die akzidentelle tracheale Fehllage des Obturators unerkannt, was zum Tod der Patienten führte (1.7% Todesfälle wegen trachealer Fehllage bei insgesamt 4.3% versehentlichen trachealen Fehllagen des Ösophagusobturators). Nach anderen Autoren war es in 5–10% aller Fälle nicht möglich, den Ösophagusobturator einzusetzen oder eine endotracheale Intubation vorzunehmen (144). Schwierigkeiten gab es auch durch undichte Ösophagusblockungen oder dann, wenn die Maske während der Beatmung nicht dicht zu halten war. Bei 10% der Patienten ließen sich Verletzungen des Ösophagus bei der Autopsie nachweisen. Eine Ösophagusruptur wurde bisher nicht beschrieben, obwohl dies eine zwar seltene, aber gut erkennbare Komplikation darstellt. Zur Vermeidung einer solchen Verletzung wurde die Spitze des Ösophagusobturators modifiziert. Sie hat heute statt des spitz zulaufenden Endes eine abgerundetes, kugelförmiges Aussehen.

In einer Studie verglich man den PaO_2 von Patienten, die zur Fahrt in die Klinik mit einem oropharyngealen Tubus oder Ösophagusobturator versorgt worden waren, mit dem PaO_2, der zu beobachten war, wenn die Patienten nach Ankunft im Notaufnahmeraum tracheal intubiert worden waren. Dabei stellte man ganz erhebliche Verbesserungen des arteriellen Sauerstoffpartialdrucks nach Intubation fest (Abb. 7.50). In anderen Arbeiten erwies sich die Oxygenation über den Ösophagusobturator als ebenso effektiv wie nach trachealer Intubation. Wenn das medizinische Hilfspersonal sowohl in der Technik der endotrachealen Intubation als auch der Anwendung des Ösophagusobturators ausgebildet war und im Notfall freie Wahl hatte, entschieden sich fast 35% für den Einsatz des Obturators, die anderen 65% für eine endotracheale Intubation (147).

Ein wesentlicher Vorteil des Ösophagusobturators liegt darin, daß es in der Klinik während des Intubationsvorgangs seltener zu Erbrechen in die oberen Atemwege kommt. In der Patientengruppe mit Obturator fand sich bei 17% Erbrochenes im Pharynx, bei der Gruppe, die mit Maske oder oropharyngealem Tubus versorgt worden war, bei 36%. Bei den oben genannten Patienten mit Ösophagusobturator war aber in 56% der Fälle bereits vor Einsatz des Obturators Erbrochenes im Pharynx bemerkt worden. Die Autoren kamen deswegen zu dem Schluß, daß der einzige Vorteil des Ösophagusobturators gegenüber Maske und oropharyngealem Tubus in der verminderten Häufigkeit von Aspirationen liegt (145).

Es gibt keine eindeutige Aussage darüber, welche Bedeutung der Ösophagusobturator in der Klinik in solchen Fällen hat, bei denen eine endotracheale Intubation nicht gelingt. Es wäre denkbar, daß er bei nicht nüchternem Patienten zur Verringerung des Aspirationsrisikos eingesetzt wird, wenn sich eine Operation nicht aufschieben läßt. Andererseits läßt sich die Intubation bei Anwendung spezieller Techniken in den allermeisten Fällen erfolgreich ausführen.

Der nasopharyngeale Tubus

Nasopharyngeale Tuben sind in der anästhesiologischen Praxis schon viele Jahre bekannt. Von *Elam* und

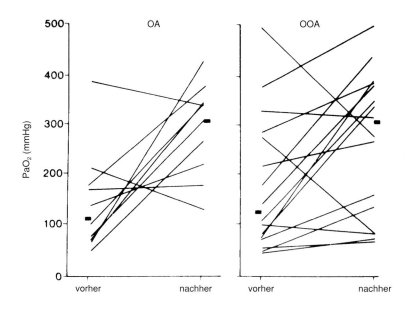

Abb. 7.50 Oxygenation vor und nach endotrachealer Intubation bei 2 Gruppen von Patienten. In der ersten Gruppe wurde anfänglich vor Intubation ein oropharyngealer Tubus (OA) eingesetzt, in der zweiten ein Ösophagusobturator (OOA). Nach *Donen* et al. (145), mit freundlicher Genehmigung der Autoren und des Herausgebers des Canadian Anaesthetists Society Journal.

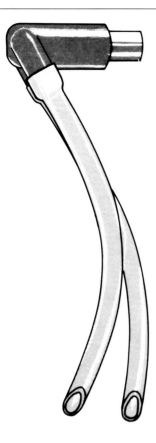

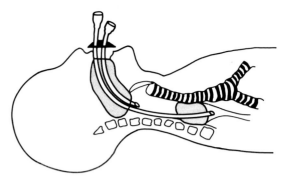

Abb. 7.52 Der pharygeale-tracheale Doppellumentubus in situ mit oraler und ösophagealer Blockungsmanschette. Nach *Hooks* et al. (152), mit freundlicher Genehmigung der International Anesthesia Research Society.

Der pharyngeale-tracheale Doppellumen-Tubus

Als Alternative zum Ösophagusobturator entwickelte man einen Doppellumentubus, der sich aus einem kurzen und einem langen Tubus zusammensetzt. Außerdem besitzt er eine proximale Blockungsmanschette mit 150–200 ml Inhalt und eine distale mit 30 ml (Abb. 7.52). Sein ösophagealer Teil kann bei akzidenteller trachealer Intubation auch als endotrachealer Tubus dienen (152). In einer vorläufigen Studie an 10 Patienten zeigte sich, daß man über dieses Instrument eine effektive Ventilation erreichen konnte. Ein Vorteil gegenüber dem Ösophagusobturator liegt auch darin, daß man zur Beatmung keine zweite Hand braucht, um die Maske dicht zu halten.

Die Kehlkopfmaske

Die Kehlkopfmaske besteht aus einer flachen Maske mit aufblasbarem Randwulst, in deren Inneres ein Tubus mündet (Abb. 7.53) (153). Dieses Instrument wird mit nach hinten gerichteter Maskenöffnung oral eingeführt und um 180 Grad gedreht, während es tiefer in den Pharynx vorgeschoben wird (Anm. des Übersetzers: In der aktuellen Gebrauchsanleitung wird beschrieben, daß die Larynxmaske mit der Öffnung nach vorne über die Zunge hinweg durch die Mundhöhle bis in den Pharynx geschoben werden soll. Dadurch entfällt die Drehung). Bei Erreichen des Hypopharynx kommt die Maskenöffnung gewöhnlich korrekt über dem Kehlkopfeingang zu liegen. Dann wird der Maskenrand je nach Größe der Larynxmaske mit einem definiertem Volumen Luft gefüllt. Die Maskenposition muß unter Umständen leicht korrigiert werden, bis eine völlige Abdichtung erreicht wird. Diese Methode bietet sich als Alternative zur endotrachealen Intuba-

Abb. 7.51 Zusammengesetzter, binasaler pharyngealer Tubus. Zwei *Wendel*-Tuben von *Ruesch* werden auf einen *Puritan*-Gummiadapter gesteckt. Zeichnung nach *Elam* et al. (150), mit freundlicher Genehmigung der International Anesthesia Research Society.

Mitarbeitern wurde 1969 ein binaso-pharyngealer Tubus vorgestellt (150, 151). Er bestand aus zwei weichen nasopharyngealen Tuben, die proximal über ein geeignetes Y-Stück mit Adapter miteinander verbunden waren (Abb. 7.51). Dieser besondere Tubus wurde sowohl bei elektiven Operationen als auch Reanimationen eingesetzt, wobei das Alter der Patienten zwischen 2 und 92 Jahren lag. Eine Überblähung des Magens während der Beatmung war eher unwahrscheinlich, da bei zu hohem Beatmungsdruck überschüssiges Atemgas über den Mund entweichen konnte. Sein Einsatz bei Patienten mit vollem Magen verbot sich allerdings. Der binasale Tubus wurde für solche Fälle empfohlen, bei denen eine endotracheale Intubation schwierig oder unmöglich schien oder Personal mit Intubationserfahrung nicht zur Verfügung stand.

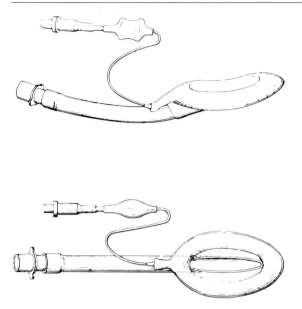

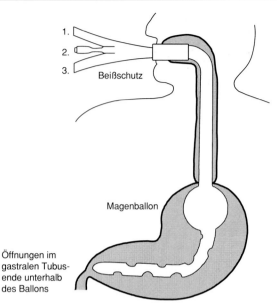

Abb. 7.53 Prototyp der Larynxmaske nach Brain (inzwischen kommerziell erhältlich). Nach *Brain* (153).

Abb. 7.54 Oral oder nasal anwendbarer, vor Erbrechen und Aspiration schützender gastraler Tubus (ONAT: oral, nasal, anti-vomiting, anti-aspirating gastric tube). Ein dreilumiger Tubus: (1) sichert den Druckausgleich zwischen Luftdruck und intragastralem Druck. (2) dient der Blockung des gastralen Ballons mit sterilem Wasser und (3) zur Absaugung von Mageninhalt.

tion oder Beatmung über eine Gesichtsmaske an. Sie wird in solchen Fällen für nützlich gehalten, in denen schwierige Intubationsbedingungen vorliegen.

Der oral oder nasal anwendbare Magentubus zur Erbrechens- und Aspirationsprophylaxe (ONAT= oral, nasal anti-vomiting, anti- aspirating gastric tube)

Dieser dreilumige Tubus soll den nicht nüchternen Patienten vor Erbrechen und Aspiration schützen, bevor er intubiert wird oder wenn er nicht intubiert werden kann. Der Tubus wird oral oder nasal eingeführt und bis in den Magen vorgeschoben (Abb. 7.54). Über das erste Lumen kann man den Magen absaugen, um ihn zu entlasten, über das zweite einen Blockungsballon im Magen aufblasen, der eine Regurgitation verhindern soll. Das dritte Lumen dient zum Druckausgleich zwischen intragastralem und atmosphärischem Druck. Der Einsatz dieses Instrument ist auch mit einer endotrachealen Intubation kombinierbar. Er könnte in solchen Fällen besonders nützlich sein, wenn bei einem Patienten mit vollem Magen eine schwierige Intubation vorauszusehen ist.

Der gastrale Tubus ist als zusätzliche Maßnahme zu anderen, häufiger angewandten Methoden zu betrachten, die geeignet sind, das Aspirationsrisiko für den nicht nüchternen Patienten auf ein Minimum zu reduzieren. Dazu zählen Medikamente, die die Magenentleerung beschleunigen und den gastro-ösophagealen

Verschlußdruck erhöhen sollen, ebenso eine ausreichende Präoxygenation vor Anästhesiebeginn, der *Sellick*-Handgriff am Ringknorpel sowie eine rasche Narkoseeinleitung („Crush-Einleitung").

Schlußfolgerungen

Jeder Arzt sollte ein klares Handlungskonzept für den Fall haben, daß er bei einer Intubation in Schwierigkeiten gerät oder diese mißlingt. Es gibt keine einfache, völlig risikolose Patentlösung für alle Fälle, aber das Risiko für den Patienten muß auf ein Minimum reduziert werden.

Um einen Arzt in Weiterbildung mit einfachen und später aufwendigeren Intubationstechniken vertraut zu machen, sind entsprechende Trainingsprogramme von großer Bedeutung. Es wäre sinnvoll, die verschiedenen Techniken, die zur Bewältigung schwieriger Intubationen empfohlen werden, in prospektiven Studien zu untersuchen. Damit ließe sich eine Entscheidung für ein bestimmtes Verfahren auf vernünftiger, berechenbarer Grundlage treffen. Allerdings sind die Planung und Durchführung solcher Studien angesichts der kleinen Anzahl schwieriger Intubationen problematisch. Zur Zeit fällt dem Kliniker die Wahl der geeigneten Intubationsmethode aus der großen Zahl beschriebener Verfahren schwer. Wer nur über ein beschränktes Repertoire an Intubationstechniken verfügt, kann in die Situation geraten, einen Patienten nicht intubieren zu können, wenn einfache Verfahren nicht zum Erfolg führten. Um die Sicherheit für die Patienten zu erhöhen, sind Verbesserungen in der klinischen Praxis erforderlich.

Literatur

1 Sia, R.L., Edens, E.T.: How to avoid problems when using the fiberoptic bronchoscope for difficult intubations. Anaesthesia 36 (1981) 74

2 Aro, L., Takki, S., Aromaa, U.: Technique for difficult intubation. Br. J. Anaesth. 43 (1974) 1081

3 Tunstall, M.E.: Failed intubation drill. Anaesthesia 31 (1976) 850

4 Allen, C.T.B.: Apparatus for emergency intubation in laryngeal obstruction. Anaesthesia 31 (1976) 263

5 James, W., Latto, I.P.: Retrospective Intubation Survey. Unpublished data Presented to Welsh Society of Anaesthetists. 1982

6 Layman, P.R.: An alternative to blind nasal intubation. Anaesthesia 38 (1983) 165

7 Kemthorne, P.M., Brown, T.C.K.: Anaesthesia and the mucopolysaccharidoses: A survey of techniques and problems. Anaesth. Intensive Care 11 (1983) 203

8 Pollard, B.J., Junius, F.: Accidental intubation of the oesophagus. Anaesth. Intensive Care 8 (1980) 183

9 Howells, T.H., Riethmuller, R.J.: Signs of endotracheal intubation. Anaesthesia 35 (1980) 984

10 Cundy, J.: Accidental intubation of the oesophagus. Anaesth. Intensive Care 9 (1981) 76

11 Stirt, J.A.: Endotracheal tube misplacement. Anaesth. Intensive Care 10 (1982) 274

12 Chander, S., Feldman, E.: Correct placement of endotracheal tubes. N.Y. State J. Med. 79 (1979) 1843

13 Warden, J.C.: Accidental intubation of the oesophagus and preoxygenation. Anaesth. Intensive Care 8 (1980) 377

14 Ionescu, T.: Signs of endotracheal intubation. Anaesthesia 36 (1981) 422

15 Murray, I.P., Modell, J.H.: Early detection of endotracheal tube accidents by monitoring carbon dioxide concentration in respiratory gas. Anesthesiology 59 (1983) 344

16 Linko, K., Paloheimo, M., Tammisto, T.: Capnography for detection of accidental oesophageal intubation. Acta Anaesthesiol. Scand. 27 (1983) 199

17 Utting, J.R., Gray, T.C., Shelley, F.C.: Human misadventure in Anaesthesia. Can. Anaesth. Soc. J. 26 (1979) 472

18 Jackson, C.: The technique of insertion of intratracheal insufflation tubes. Surg. Gynecol. Obstet. 17 (1913) 507

19 Sellick, B.A.: Cricoid pressure to control regurgitation of stomach contents during induction of anaesthesia. Lancet II (1961) 404

20 Sellick, B.A.: Rupture of the oesophagus following cricoid pressure? Anaesthesia 37 (1982) 213

21 Rosen, M.: Deaths in obstetric anaesthesia (editorial). Anaesthesia 36 (1981) 145

22 Crawford, J.S.: The "contra cricoid" cuboid aid to tracheal intubation. Anaesthesia 37 (1982) 345

23 Millen, J.E., Glauser, F.L.: A rapid simple technic for changing endotracheal tubes. Anesth. Analg. 57 (1978) 735

24 Finucane, B.T., Kupshik, H.L.: A flexible stilette for replacing damaged tracheal tubes. Can. Anaesth. Soc. J. 25 (1978) 153

25 Williams, J.H.: A method of changing tracheostomy tubes in small children. Anaesthesia 28 (1973) 343

26 Rowbotham, S.: Intratracheal anaesthesia by the nasal route for operations on the mouth and lips. Br. Med. J. 2 (1920) 590

27 Caine, C.W.: Endotracheal intubation. Anesthesiology 9 (1948) 553

28 Ballantine, R.I.W., Jackson, I.: Anesthesia for neurosurgical operations. Anesthesia 9 (1954) 4

29 Cass, N.M., James, N.R., Lines, V.: Difficult direct laryngoscopy complicating intubation for anaesthesia. Br. Med. J. II (1956) 48

30 Bowen, R.A.: An introducer for difficult intubation. Anaesthesia 22 (1967) 150

31 Edge, W.G., Whitman, J.G.: Chondro-calcinosis and difficult intubation in acromegaly. Anaesthesia 36 (1981) 677

32 Henderson, J.B., Bontrager, E., Morse, H.T.: An articulated stylet for endotracheal intubation. Anesthesiology 32 (1970) 71

33 Salem, M.R., Mathrubhutham, M., Bennett, J.: Difficult intubation. N. Engl. J. Med. 295 (1976) 879

34 Macintosh, R.R.: An aid to oral intubation. Br. Med. J. 1 (1949) 28

35 Cormack, R.S., Lehane, J.: Simulating difficult intubation. Br. J. Anaesth. 55 (1983) 1155p.

36 Macintosh, R.R.: A new laryngoscope. Lancet I (1943) 205

37 Magill, I.W.: An improved laryngoscope for anaesthetists. Lancet I (1926) 500

38 Miller, R.A.: A new laryngoscope. Anesthesiology 2 (1941) 317

39 Lewis, J.J.: Autoclavable Macintosh laryngoscope with high intensity fibreoptic illumination for routine anaesthesia use. Anesthesiology 43 (1975) 573

40 Greenblatt, G.M.: Fiberoptic illuminating laryngoscope with remote light source – further development. Anesth. Analg. 60 (1981) 841

41 Lagade, M.R.: Use of the Left-Entry laryngoscope blade in patients with right-sided oro-facial lesions. Anesthesiology 58 (1983) 300

42 Datta, S., Briwa, J.: Modified laryngoscope for endotracheal intubation of obese patients. Anesth. Analg. 60 (1981) 120

43 Galloon, S.: The Toronto ventilating laryngoscope. Br. J. Anaesth. 45 (1973) 912

44 Lee, S.T.: A ventilating laryngoscope for inhalation anaesthesia and augmented ventilation during laryngoscopic procedures. Br. J. Anaesth. 44 (1972) 874

45 Rowbotham, E.S., Magill, I.W.: Anaesthetics in the plastic surgery of the face and jaws. Proc. R. Soc. Med. 14 (1921) 17

46 Elder, C.K.: Naso-endotracheal intubation: advantages and technique of "blind intubation" Anesthesiology 5 (1944) 392

47 *Gold, M.I., Buechel, D.R.:* A method of blind nasal intubation for the conscious patient. Anesth. Analg. 39 (1960)
257

48 *Pedersen, B.:* Blind nasotracheal intubation: A review and
a new guided technique. Acta Anaesthesiol. Scand. 15
(1971) 107

49 *Sykes, W.S.:* Oral endotracheal intubation without laryngoscopy: A plea for simplicity. Anesth. Analg. 16 (1937)
133

50 *Magill, I.W.:* Endotracheal anaesthesia. Am. J. Surg. 34
(1936) 450

51 *Lewis, I.:* Anaesthesia in general practice. Endotracheal
anaesthesia. Br. Med. J. 2 (1937) 630

52 *Chandra, P.:* Blind intubation. Br. J. Anaesth. 38 (1966)
207

53 *Singh, A.:* Blind nasal intubation. Anaesthesia 21 (1966)
400

54 *Davies, J.A.H.:* Blind nasal intubatin with propanidid. Br.
J. Anaesth. 44 (1972) 528

55 *Wycoff, C.C.:* Aspiration during induction of anesthesia: its
prevention. Anesth. Analg. 38 (1959) 5

56 *Thomas, J.L.:* Awake intubation. Anaesthesia 24 (1969) 28

57 *Salem, J.E.:* Intubation of conscious patients with combat
wounds of upper respiratory passageway in Vietnam. Oral
Surg. 24 (1967) 701

58 *Brodman, E., Duncalf, D.:* Avoiding the trauma of nasotracheal intubation. Anesth. Analg. 60 (1981) 618

59 *Mackinnon, A.G., Harrison, M.J.:* Nasotracheal intubation: an atraumatic technique. Anaesthesia 34 (1979) 910

60 *Nolan, R.T.:* Nasal intubation: an anatomical difficulty
with Portex tubes. Anaesthesia 24 (1969) 447

61 *Tahir, A.H.:* A simple manoeuvre to aid the passage of a nasotracheal tube into the oropharynx. Br. J. Anaesth. 42
(1970) 631

62 *Yamamura, H., Yamamoto, T., Kamiyama, M.:* Device for
blind nasal intubation. Anesthesiology 20 (1959) 221

63 *Schneiderman, B.I.:* An aid for blind nasoendotracheal intubation. Anesthesiology 27 (1966) 93

64 *Findley, C.W., Gissen, A.J.:* A guided nasotracheal method
for insertion of an endotracheal tube. Anesth. Analg. 40
(1961) 640

65 *Dryden, G.E.:* Use of a suction catheter to assist blind nasal intubation. Anesthesiology 45 (1976) 260

66 *Adams, A.L., Cane, R.D., Shapiro, B.A.:* Tongue extension as an aid to blind nasal intubation. Crit. Care Med. 10
(1982) 335

67 *Waters, D.J.:* Guided blind endotracheal intubation. Anaesthesia 18 (1963) 158

68 *Singh, A.:* Blind nasal intubation. A report of the use of a
hook in three cases of ankylosis of the jaw. Anaesthesia 21
(1966) 400

69 *Ducrow, M.:* Throwing light on blind intubation. Anaesthesia 33 (1973) 827

70 *Rayburn, R.L.:* Light wand intubation. Anaesthesia 34
(1979) 667

71 *Foster, C.A.:* An aid to blind nasal intubation in children.
Anaesthesia 32 (1977) 1038

72 *Siker, E.S.:* A mirror laryngoscope. Anesthesiology 17
(1956) 38

73 *Huffmann, J.P., Elam, J.O.:* Laryngoscopy. Anesth.
Analg. 50 (1971) 64

74 *Huffman, J.P.:* The application of prisms to curved laryngo-
scopes: a preliminary study. J. Am. Assoc. Nurs. Anesth. 36
(1968) 138

75 *Huffman, J.P.:* The development of optical prism instruments to view and study the human larynx. J. Am. Assoc.
Nurs. Anesth. 38 (1970) 197

76 *Bearman, A.J.:* Device for nasotracheal intubation. Anesthesiology 23 (1962) 130

77 *Munson, E.S., Cullen, S.C.:* Endotracheal intubation in a
patient with ankylosing spondylitis of the cervical spine.
Anesthesiology 26 (1965) 365

78 *Mirakhur, R.K.:* Technique for difficult intubation. Br. J.
Anaesth. 44 (1972) 632

79 *Butler, F.S., Cirillo, A.A.:* Retrograde tracheal intubation.
Anesth. Analg. 39 (1960) 333

80 *Harmer, M., Vaughan, R.S.:* Guided blind oral intubation.
Anaesthesia 35 (1980) 921

81 *Akinyemi, O.O.:* Complications of guided blind endotracheal intubation. Anaesthesia 34 (1979) 590

82 *Dhara, S.S.:* Guided blind endotracheal intubation. Anaesthesia 35 (1980) 81

83 *Bourke, D., Levesque, P.R.:* Modification of retrograde
guide for endotracheal intubation. Anesth. Analg. 53
(1974) 1013

84 *Powell, W.F., Ozdil, T.:* A translaryngeal guide for tracheal
intubation. Anesth. Analg. 46 (1967) 231

85 *Graham, W.P., Kilgore, E.S.:* Endotracheal intubation in
complicated cases. Hospital Physician 3 (1975) 60

86 *Roberts, K.W.:* New use for Swan-Ganz introducer wire.
Anesth. Analg. 60 (1981) 67

87 *Borland, L.M., Swan, D.M., Leff, S.:* Difficult pediatric
intubation: a new approach to the retrograde technique.
Anesthesiology 55 (1981) 577

88 *Ideka, S.:* The flexible bronchofiberoscope. Keio J. Med.
17 (1968) 1

89 *Sackner, M.A., Wanner, A., Landa, J.:* Applications of
bronchofiberscopy. Chest 62 (1972) 70S

90 Editorial. Hazards of fibreoptic bronchoscopy. Br. Med. J.
1 (1979) 212

91 *Dubrawsky, C., Awe, R.J., Jenkins, D.E.:* The effect of
bronchofiberscopic examination on oxygenation status.
Chest 67 (1975) 137

92 *Britton, R.M., Nelson, K.G.:* Improper oxygenation during bronchofiberscopy. Anesthesiology 40 (1974) 87

93 *Albertini, R., Harrel, J.H., Moser, K.M.:* Hypoxemia during fiberoptic bronchoscopy. Chest 65 (1974) 117

94 *Murphy, P.:* A fibreoptic endoscope used for nasal intubation. Anaesthesia 22 (1967) 489

95 *Taylor, P.A., Towey, R.M.:* The broncho-fiberscope as
an aid to endotracheal intubation. Anaesthesia 44 (1972)
611

96 *Conyers, A.B., Wallace, D.H., Mulder, D.S.:* Use of the fiberoptic bronchoscope for nasotracheal intubation. Can.
Anaesth. Soc. J. 19 (1972) 654

97 *Tahir, A.H.:* The bronchofiberscope as an aid to endotracheal intubation. Br. J. Anaesth. 44 (1972) 1118

98 *Davidson, T.M., Bone, R.C., Nahum, A.M.:* Endotracheal
intubation with the flexible fiberoptic bronchoscope. Eye
Ear Nose Throat 54 (1975) 346

99 *Mulder, D.S., Wallace, D.H., Woolhouse, F.M.:* The use of
the fibreoptic bronchoscope to facilitate endotracheal in-

tubation following head and neck trauma. Trauma 15 (1975) 638

100 *Messeter, K.H., Pettersson, K.I.:* Endotracheal intubation with the flexible fiberoptic bronchoscope. Anaesthesia 35 (1980) 294

101 *Aps, C., Towey, R.M.:* Experiences with fibre-optic bronchoscopic positioning of single-lumen endobronchial tubes. Anaesthesia 36 (1981) 415

102 *Vredevoe, L.A.:* New techniques for fiberoptic intubation and laryngeal examination. Anesth. Analg. 60 (1981) 617

103 *Stiles, C.M., Stiles, Q.R., Denson, J.S.:* A flexible fiber optic laryngoscope. JAMA 221 (1972) 1246

104 *Davis, N.J.:* A new fiberoptic laryngoscope for nasal intubation. Anesth. Analg. 52 (1973) 807

105 *Raj, P.P., Forestner, J., Watson, T.D., Morris, R.E., Jenkins, M.T.:* Techniques for fiberoptic laryngoscopy in anaesthesia. Anesth. Analg. 53 (1974) 708

106 *Dennison, P.H.:* Four experiences in intubation of one patient with Still's disease. Br. J. Anaesth. 50 (1978) 636

107 *Davies, J.R.:* The fiberoptic laryngoscope in the management of cut throat injuries. Br. J. Anaesth. 50 (1978) 511

108 *Anderton, J.M.:* The use of the flexible fiberoptic laryngoscope. Br. J. Anaesth. 50 (1978) 1267

109 *Lloyd, E.E.I.:* Fiberoptic laryngoscopy for difficult intubation. Anaesthesia 35 (1980) 719

110 *Ovassapian, A., Dykes, M.H.M.:* Difficult pediatric intubation – an indication for the fiberoptic bronchoscope. Anesthesiology 56 (1982) 412

111 *Ovassapian, A., Dykes, M.H.M., Golman, M.E.:* Fiberoptic nasotracheal intubation: a training program. Anesthesiology 54 (1980) S352

112 *Ovassapian, A., Yelich, S., Dykes, M.H.M., Golman, M.E.:* Fiberoptic nasotracheal intubation: Stepwise training versus traditional teaching. Anesthesiology 55 (1981) A347

113 *Ovassapian, A., Yelich, S.J., Dykes, M.H.M., Golman, M.E.:* A training programme for fiberoptic nasotracheal intubation. Use of model and live patients. Anaesthesia 38 (1983) 795

114 *Ovassapian, A., Yelich, S.J., Dykes, M.H.M., Brunner, E.E.:* Fiberoptic nasotracheal intubation – incidence and causes of failure. Anesth. Analg. 62 (1983) 692

115 *Patil, V., Stehling, L.C., Zauder, H.L., Koch, J.P.:* Mechanical aids for fiberoptic endoscopy. Anesthesiology 57 (1982) 69

116 *Hemmer, D., Lee, T.S., Wright, B.D.:* Intubation of a child with a cervical spinal injury with the aid of a fiberoptic bronchoscope. Anaesth. Intensive Care 10 (1982) 163

117 *Rucker, R.W., Silva, W.J., Worcester, C.C.:* Fiberoptic bronchoscopic nasotracheal intubation in children. Chest 76 (1979) 56

118 *Vauthy, P.A., Reddy, R.:* Acute upper airway obstruction in infants and children. Evaluation by the fiberoptic bronchoscope. Ann. Otologica 89 (1980) 417

119 *Stiles, C.M.:* A flexible fiberoptic bronchoscope for endotracheal intubation in infants. Anesth. Analg. 53 (1974) 1017

120 *Alferey, D.D., Ward, C.F., Harwood, I.R., Mannino, F.L.:* Airway management for a neonate with congenital fusion of the jaws. Anesthesiology 51 (1979) 340

121 *Davidson, A.J., Reynolds, A.C., Stewart, E.T.:* Use of a flexible radiopaque directable catheter for difficult tracheal intubation. Anesthesiology 55 (1981) 605

122 *Jacoby, J.J., Hemelberg, W., Reed, J.P., Gillespie, B.:* A simple method of artificial respiration (demonstration). Am. J. Physiol. 167 (1951) 798

123 *Spoerel, W.E., Narayanan, P.S., Singh, N.P.:* Transtracheal ventilation. Br. J. Anaesth. 43 (1971) 932

124 *Jacobs, H.B.:* Needle-catheter brings oxygen to the trachea. JAMA 222 (1972) 1231

125 *Smith, R.B.:* Transtracheal ventilation during anesthesia. Anesth. Analg. 53 (1973) 225

126 *Chakravarty, K., Narayanan, P.S., Spoerel, W.E.:* Further studies on transtracheal ventilation: the influence of upper airway obstruction on the patterns of pressure and volume. Br. J. Anaesth. 45 (1973) 733

127 *Smith, R.B., Myers, E.N., Sherman, H.:* Transtracheal ventilation in paediatric patients. Br. J. Anaesth. 46 (1974) 313

128 *Attia, R.B., Battit, G.E., Murphy, J.D.:* Transtracheal ventilation. JAMA 234 (1975) 1152

129 *Smith, R.B., Schaer, W.B., Pfaeffle, H.:* Percutaneous transtracheal ventilation for anaesthesia and resuscitation: a review and report of complications. Can. Anaesth. Soc. J. 22 (1975) 607

130 *Carden, E., Becker, G., Hamood, H.:* An improved percutaneous jetting system for use during microlaryngeal operations. Can. Anesth. Soc. J. 24 (1977) 118

131 *Layman, P.R.:* Transtracheal ventilation in oral surgery. Ann. R. Coll. Surg. Engl. 65 (1983) 318

132 Report on Confidential Enquiry into Maternal Deaths in England and Wales 1973–75. HMSO, London 1979

133 *Atkinson, R.S., Rushman, G.B., Lee, J.A.:* A Synopsis of Anaesthesia. 8th edn., P. 856. John Wright, Bristol 1977

134 *Lee, T.H.:* Needle tracheostomy for acute upper airway obstruction. Br. Med. J. 1 (1978) 281

135 *Clarke, S.W., Cochrane, G.M.:* Emergency tracheostomy. Practitioner 215 (1975) 340

136 *Stinson, T.W.:* A simple connector for transtracheal ventilation. Anesthesiology 47 (1977) 232

137 *Hilton, P.J.:* A simple connector for cricothyroid cannulation. Anaesthesia 37 (1982) 220

138 *DeLisser, E.A., Muravchick, S.:* Emergency transtracheal ventilation. Anesthesiology 55 (1981) 607

139 Mortality Statistics England and Wales 1974. Office of Population Censuses and Surveys London. HMSO, London 1977

140 *Rogers, S.N., Benumof, J.L:* New and Easy techniques for fiberoptic endoscopy – aided tracheal intubation. Anesthesiology 59 (1983) 569

141 *Williams, R.T., Maltabey, J.R.:* Airway intubator. Anesth. Analg. 61 (1982) 309

142 *Cobb, I.A., Alvarez, H., Medic, I.:* In: Proceedings of Third Conference on National Standard for Emergency Care, pp. 179–182. American Heart Association, New York 1973

143 *Don Michael, T.A., Lambert, E.H., Mehran, A.:* Mouth to lung airway for cardiac resuscitation. Lancet II (1968) 1329

144 *Don Michael, T.A., Gordon, A.S.:* The oesophageal obturator airway: a new device in emergency cardiopulmonary resuscitation. Br. Med. J. 281 (1980) 1531

145 *Donen, M., Tweed, W.., Dashfsky, S., Guttormson, B.:* The esophageal obturator airway: An appraisal. Can. Anaesth. Soc. J. 30 (1983) 194

146 *Tweed, W.A., Bristow, G., Donen, N.:* Resuscitation from cardiac arrest: assessment of a system providing only basic life support outside of hospital. Can. Med. Ass. J. 122 (1980) 297

147 *Williams, J.H.:* The oesophageal airway. Br. Med. Med. J. II (1979) 798

148 *Hogan, K., Harpur, M.H., Pollard, B.J.:* Use of a pharyngeal guide to aid intubation with the fibreoptic laryngoscope. Anaesth. Intensive Care 12 (1984) 18

149 *Klain, M., Keszler, H., Stool, S.:* Transtracheal high frequency jet ventilation prevents aspiration. Crit. Care Med. 11 (1983) 170

150 *Elam, J.O., Titel, J.H., Feingold, A., Weisman, H., Bauer, R.:* Simplified airway management during anaesthesia or resuscitation: a binasal pharyngeal system. Anesth. Analg. 48 (1969) 307

151 *Weisman, H., Weis, T.W., Elam, J.O., Bethune, R.M., Bauer, R.:* Use of double nasopharyngel airways in anaesthesia. Anesth. Analg. 48 (1969) 356

152 *Hooks, P.J., Scarberry, E.H., Bryan-Brown, C.W.:* The pharyngeal tracheal lumen (PTL) airway: a one handed emergency resuscitation tube. Anesth. Analg. 63 (1984) 229

153 *Brain, A.I.J.:* The laryngeal mask – a new concept in airway management. Br. J. Anaesth. 55 (1983) 801

154 *Cormack, R.S., Lehane, J.:* Difficult tracheal intubation in obstetrics. Anaesthesia 39 (1984) 1105

155 *Ford, R.W.J.:* Confirming tracheal intubation in a simple manoevure. Can. Anaesth. Soc. J. 30 (1983) 191

156 *Eastley, R., Latto, I.P., Ng, W.S., Vaughan, R.S., James, W., Draper, M.:* Prospective survey of incidence causes and management of difficult intubation in 1200 patients (unpublished data), 1984

157 *Wilson, R.F., Steiger, Z., Jacobs, J., Sison, O.S., Holsey, C.:* Temporary partial cardiopulmonary bypass during emergency operative management of near total tracheal obstruction. Anesthesiology 61 (1984) 103

158 *Maharaj, R.J., Whitton, I., Blyth, D.:* Emergency extracorporeal oxygenation for an intratracheal foreign body. Anaesthesia 38 (1983) 471

159 *Grillo, H.C.:* Surgical treatment of postintubation injuries. J. Thorac. Cardiovasc. Surg. 78 (1979) 860

160 *Neville, W.:* Discussion of *Grillo, H.C.:* J. Thorac Cardiovasc. Surg. 57 (1969) 52

161 *McLean:* Guided blind oral intubation. Anaesthesia 37 (1982) 605

8 Fallberichte

Zur Bewältigung schwieriger Intubationen sollte man sein Vorgehen sorgfältig planen. In manchen Fällen treten aber rasch und unerwartet Probleme auf, die den Arzt zur Änderung seiner Vorgehensweise zwingen. Er muß versuchen, mit der Situation entsprechend seinem Können fertig zu werden. Die folgenden Fallberichte sollen die möglichen Schwierigkeiten beim Freihalten der Atemwege oder bei der trachealen Intubation veranschaulichen und beschreiben, wie sie in der Praxis überwunden wurden.

Auftreten einer Obstruktion der oberen Luftwege während einer Maskennarkose, die eine fiberoptische Intubation erforderte

Voruntersuchung und Befund

Ein 48jähriger Mann wurde zur transurethralen Blasensteinentfernung in die Klinik eingewiesen. Er wies multiple Skelettmißbildungen auf. Für den Anästhesisten waren der kurze Hals sowie eine erhebliche Kyphoskoliose in der oberen Brustwirbelsäule besonders bemerkenswert (Abb. 8.1). Auf einer Thorax-Röntgenaufnahme konnte man mehrere Halbwirbel als Ursache der Kyphoskoliose erkennen. Im Bereich der Halswirbelsäule fand sich eine Fusion zwischen C1/2, C3/4 und C4/5, Gelenke bestanden zwischen C2/3, C5/6 und C6/7. Bei der Untersuchung zeigte sich, daß der Hals nur sehr beschränkt extendiert werden konnte. Der Unterkiefer ließ sich auch nur wenig öffnen. Zusätzlich litt der Patient an einer arteriellen Hypertonie. Während der Untersuchung durch den Anästhesisten lag der Blutdruck bei 205/115 mmHg. Über der Aortenklappe war ein systolisches Geräusch zu hören. Der chirurgische Eingriff wurde zunächst verschoben und eine geeignete Therapie eingeleitet.

Der weitere Ablauf

Am Tag vor dem geplanten Eingriff wurde der Patient – einer von vielen auf dem Operationsplan einer stark frequentierten urologischen Abteilung – erstmalig von einem Anästhesisten gesehen. Er wurde mit 0.6 mg Atropin und 50 mg Pethidin prämediziert. Eine Stunde

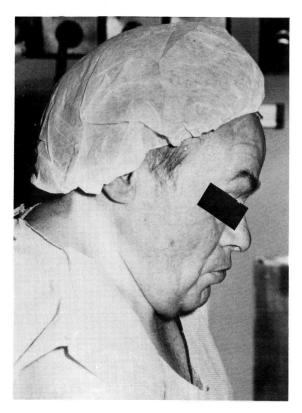

Abb. 8.1 Darstellung des kurzen Halses des Patienten bei neutraler Kopfhaltung.

vor Operationsbeginn erhielt er 0.5 g Ampicillin als Antibiotikaprophylaxe. Zunächst atmete der Patient reinen Sauerstoff. Nach Gabe von 4 ml Althesin (Alfadion) folgte eine Inhalationsanästhesie mit Lachgas, Sauerstoff und Enflurane. Fünf Minuten später kam es plötzlich zu einer Obstruktion der oberen Atemwege. Der Patient entwickelte eine deutliche Zyanose. Die Beatmungsversuche blieben ohne Erfolg, und auch der Einsatz eines oropharyngealen Tubus half nicht weiter. Daraufhin relaxierte man den Patienten mit 100 mg Suxamethonium i.v. und versuchte vorsichtig, die Lungen mit reinem Sauerstoff zu beatmen. Erst nach ungefähr 2 Minuten waren Muskelfaszikulationen zu beobachten, was wahrscheinlich auf einer verlängerten

Kreislaufzeit beruhte. Nach Einsetzen der Relaxation verbesserte sich die Oxygenation, aber es gelang nur unter großen Schwierigkeiten, die Atemwege freizuhalten. Versuche, den Kehlkopf einzustellen und den Patienten zu intubieren, schlugen wegen der eingeschränkten Mundöffnung, des kurzen Halses und mißgestalteter Atemwege fehl. Man konnte die Epiglottis nicht erkennen. Daraufhin wurde die Anästhesie ausgeleitet und die Operation abgesetzt.

Der Patient wurde zu uns in die Universtätskliniken von Wales verlegt und die Operation für den folgenden Tag geplant. Man entschloß sich, eine retrograde Intubation zu versuchen. Für den Fall eines Mißlingens bereitete man sich auf eine fiberoptische Intubation vor. Man begann die retrograde Intubation in Lokalanästhesie, konnte jedoch die *Tuohy*-Nadel nicht korrekt plazieren. Es gelang schließlich, mit einer 16 Gauge Kanüle die Trachea zu punktieren. Aber man konnte den durch sie eingeführten Nylonfaden in der Mundhöhle nicht finden. Wegen dieser Probleme gab man die retrograden Intubationsversuche auf und begann mit der fiberoptischen Intubation. Nach Gabe von Lokalanästhetikum in Nase und Pharynx führte man das Fiberbronchoskop von nasal durch den Kehlkopf bis in die Trachea vor. Der Kehlkopf war deformiert und ödematös geschwollen. In der Trachea konnte man deutlich Spuren einer Blutung sowie Koagel erkennen. Der Tubus ließ sich ohne Probleme über die Fiberoptik nach endotracheal vorschieben. Anschließend wurde eine balanzierte Anästhesie eingeleitet. Nach der Operation erfolgte die Extubation, als der Patient wach war. Er wurde in den Aufwachraum verlegt, wo in regelmäßigen Abständen seine Blutgase kontrolliert wurden. Der weitere postoperative Verlauf war komplikationslos.

Diskussion

Dieser Fall zeigt beispielhaft, welche Gefahren drohen, wenn man bei einem solchen Patienten eine Maskennarkose versucht. Die gefährlichen Atemwegsprobleme traten plötzlich und unerwartet auf, wodurch der Patient in Lebensgefahr geriet.

Möglicherweise hätte man mit einem nasopharyngealem statt einem oropharyngealen Tubus die Obstruktion der Atemwege beseitigen können. Dies wurde nicht versucht. Die Gabe von Suxamethonium in dieser Situation war sicherlich riskant. Sie hatte aber zur Folge, daß danach eine manuelle Beatmung möglich war und die Oxygenation des Patienten verbessert wurde. In dieser Notsituation wäre die Ventilation über eine transtracheale Kanüle problematisch gewesen.

Auch die retrograde Intubation war bei diesem Patienten selbst unter elektiven Bedingungen außerordentlich schwierig, da seine deformierte Halswirbelsäule in Flexionsstellung versteift war. In einer Notfallsituation wäre sie bei solchen Patienten unmöglich. Zur damaligen Zeit hatten wir mit der retrograden Intubationstechnik noch keine große Erfahrung. Wir meinen aber, daß der Versuch erfolgreich verlaufen wäre, wenn wir statt eines Nylonfadens einen Periduralkatheter benutzt hätten. Der geschilderte Fall beweist, wie wichtig es ist, für derartige Patienten einen mit der fiberoptischen Bronchoskopie vertrauten Arzt zur Hand zu haben.

Notfallmäßige Tracheotomie nach erfolglosem Intubationsversuch

Voruntersuchung und Befund

Eine 37 Jahre alte Frau wurde zur Untersuchung einer thyreoglossalen Fistel in die HNO-Abteilung überwiesen. Sechs Monate früher war sie wegen eines submental gelegenen Tumors vorgestellt worden, der im Lauf der Zeit schmerzhaft gerötet und angeschwollen war. Er war vor der Überweisung in die HNO-Abteilung zweimal von Allgemeinchirurgen drainiert worden. Bei Aufnahme befand sich die Patientin in einem guten Zustand. Sie hatte keine wesentlichen Vorerkrankungen.

Der weitere Ablauf

Der Eingriff wurde 10.00 Uhr morgens in Intubationsanästhesie durchgeführt. Durch einen transversalen Hautschnitt resezierte man zunächst ellipsenförmig Narbengewebe und entfernte dann den Rest der thyreoglossalen Zyste zusammen mit dem zentralen Teil des Zungenbeins. Die Präparation erfolgte bis nahe an den Zungengrund. Die Operationswunde wurde mit einer Intrakutannaht verschlossen. Gegen 12.00 Uhr mittags kam die Patientin in den Aufwachraum. Der weitere Verlauf war unauffällig, so daß die Patientin um 13.00 Uhr auf die Station verlegt werden konnte. Gegen 18.00 Uhr klagte sie über Halsbeschwerden. Um 20.00 Uhr verabreichte man ihr wegen Halsschmerzen Aspirin. Zur gleichen Zeit fiel im oberen Halsbereich eine prominente Schwellung und Hämatombildung auf. Um 22.00 Uhr klagte die Patientin über Schluckbeschwerden, die Schwellung hatte inzwischen deutlich zugenommen. Daher entschloß man sich zur Revision der Wunde.

Als der diensthabende Anästhesist die Patientin zum ersten Mal sah, hatte sie Sprachschwierigkeiten und konnte nichts mehr schlucken. Blutig verfärbter Speichel rann ihr aus dem Mund. Sie hatte starke Schmerzen im Bereich der Operationswunde. Der gesamte vordere Halsbereich war mittlerweile bis hoch zu den Kiefergelenken stark angeschwollen. Die Patientin litt unter Atemnot, saß aufrecht und mußte ihre Atemhilfsmuskulatur einsetzen. Ihr war schwindelig, ihr systolischer Blutdruck betrug 125 mmHg im Sitzen, stieg jedoch auf 140 mmHg an, sobald sie sich in Rückenlage begab.

Die Beweglichkeit in den Kiefergelenken war stark eingeschränkt. Der Mund ließ sich nur ca. 2 cm öffnen. Die Zunge war ebenfalls stark geschwollen und wurde gegen den Gaumen gepreßt. In dieser Situation rief man einen Facharzt hinzu.

Im Anästhesieeinleitungsraum erhielt die Patientin einen venösen Zugang und wurde an ein EKG angeschlossen. Nach Präoxygenation injizierte man ihr langsam 150 mg Thiopental i.v. und beatmete sie in aufrechter Position mit 6 l O_2/min mit 1 Vol.% Fluothane. Zu Beginn war die Ventilation ausreichend, wenn auch schwierig. Dann brachte man die Patientin vorsichtig in Rückenlage, wobei es sofort zu einer partiellen Atemwegsobstruktion kam. Die Patientin wurde zyanotisch und bradykard. Man versuchte mit einer 14 Gauge Kanüle das Ligamentum cricothyreoideum zu punktieren, was jedoch wegen der Schwellung und damit veränderten anatomischen Situation nicht gelang. Daraufhin begann ein HNO-Arzt sofort mit der notfallmäßigen Tracheotomie. Sie erwies sich als außerordentlich schwierig, konnte aber mit der Wiederherstellung der freien Atemwege durch Einführung einer Trachealkanüle erfolgreich abgeschlossen werden. Der chirurgische Eingriff schloß sich an, wobei die Blutungsquelle gefunden und ein großes Koagel entfernt werden konnte. Nach Tracheotomie und Hämatomausräumung versuchte man eine Laryngoskopie. Dabei sah man ein ausgeprägtes Ödem im Mundbodenbereich sowie eine nach hinten gedrückte Epiglottis. Die Stimmritze war nicht einsehbar.

Die Patientin erholte sich nach dem Eingriff rasch. Die Tracheostomie konnte 5 Tage später aufgehoben werden. Bei einer indirekten Laryngoskopie zu diesem Zeitpunkt war die supraglottische Region noch ein wenig ödematös, die Stimmbänder aber waren sichtbar.

Diskussion

Die mit diesem Fall befaßten Ärzte waren weder mit der retrograden noch fiberotischen Intubationstechnik vertraut. Wegen der außerordentlich dringlichen Situation sowie Blut im Pharynx wäre eine fiberoptische Intubation in jedem Fall sehr schwierig gewesen. Auch die retrograde Intubation hätte sehr große Probleme bereitet, da der Hals so stark angeschwollen und die anatomischen Verhältnisse völlig verändert waren. So

mißlang die Punktion des Ligamentum cricothyreoideum tatsächlich und eine Beatmung über die Kanüle erwies sich als unmöglich. Eine Tracheotomie in Lokalanästhesie wäre sicher möglich gewesen, war aber selbst in Allgemeinanästhesie durchaus schwierig. Die in diesem Fall getroffene Entscheidung, nach Präoxygenation Fluothane mit Sauerstoff zu verabreichen und die Tracheotomie so rasch wie möglich anzustreben, war riskant, wenn auch unter den gegebenen Umständen möglicherweise die Methode der Wahl.

Spinalanästhesie nach mißlungener fiberoptischer Intubation

Untersuchung und Befund

Eine 22jährige Patientin mit einer schweren rheumatoiden Arthritis wurde wegen einer geplanten Totalendoprothese vorgestellt. Außerdem lag bei ihr eine in Flexionsstellung fixierte HWS-deformierung vor (Abb. 8.2). Ihre Trachea war nur auf einer Länge von 1 cm über der Incisura jugularis tastbar. Wegen des Unterkiefers war der Zugang zum oberen Anteil der Trachea und dem Ligamentum cricothyreoideum versperrt. Zudem ließ sich der Mund wegen Mitbeteiligung der Temporomandibulargelenke nur begrenzt öffnen.

Anästhesiologisches Vorgehen

Das gesamte Vorgehen wurde mit der Patientin präoperativ eingehend besprochen, um ihr die Angst zu nehmen und ihre Kooperation zu erreichen. Die Prämedikation bestand aus 10 mg Diazepam oral und 0.4 mg Scopolamin i.m. 2 Stunden vor Beginn der Operation. 30 min präoperativ erhielt sie eine Kautablette mit 60 mg Tetracain. Man wollte zunächst die fiberoptische Intubation im Wachzustand versuchen. Um eine Atemdepression zu vermeiden, wurde die Sedierung mit 5 mg Diazepam und 0.05 mg Fentanyl langsam i.v. verabreicht. Dann punktierte man die Trachea oberhalb der Incisura jugularis mit einer 21 Gauge „Butterfly"-Nadel, während die Patientin auf dem Rücken lag, und injizierte Lokalanästhetikum in die Trachea. Dies führte zu mehreren heftigen Hustenstößen, wodurch sich das Medikament bis zum Kehlkopf ausbreiten konnte. Nach Prüfung der Durchgängigkeit der Nasengänge erhielt die Schleimhaut der ausgewählten Seite eine Oberflächenanästhesie mit 4%igem Lidocain.

Anschließend wurde das Fiberbronchoskop durch die Nase bis in den Pharynx vorgeschoben, wobei man wiederholt bei Bedarf Lidocain 4% durch den Arbeitskanal des Instruments spritzte. Obwohl die Stimmlip-

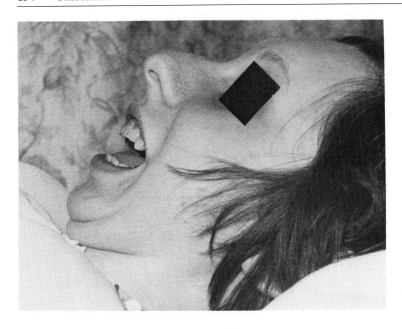

Abb. 8.2 Maximale Mundöffnung und Extension des Halses.

pen sichtbar waren, gelang es dem Anästhesisten nicht, die Fiberoptik zwischen ihnen hindurchzumanövrieren. Dabei hatte er im Jahr zuvor dieses Verfahren bereits 20mal erfolgreich angewandt.

Daraufhin wurde die Patientin in Seitenlage gebracht und eine Spinalanästhesie angelegt. Das Ergebnis war eine einseitige Blockade, was möglicherweise auf anatomische Veränderungen in Folge der rheumatoiden Arthritis zurückgeführt werden konnte.

Diskussion

Eine Maskenanästhesie über einen längeren Zeitraum sollte man nur in solchen Fällen vornehmen, bei denen alle anderen in Frage kommenden Methoden ohne Erfolg versucht wurden. Als Folge einer zu flachen Anästhesie kann es zum Laryngospasmus kommen. Das Freihalten der Atemwege kann gelegentlich schwierig, manchmal sogar unmöglich sein. Es besteht Aspirationsgefahr, solange sich der Patient nicht in Seiten- oder *Trendelenburg*lage befindet. Bei Patienten in Allgemeinanästhesie erhöhen blind nasale oder fiberoptische Intubationsversuche die Gefahr eines Laryngospasmus oder Erbrechens.

Methoden der lokalen oder regionalen Anästhesie sind unter der Voraussetzung vorzuziehen, daß sie nicht zu einer Situation führen, in der eine notfallmäßige Intubation notwendig wird. Da beim Versuch einer Epiduralanästhesie das Risiko einer unerwarteten totalen Spinalanästhesie besteht, erscheint es günstiger, von vornherein eine Spinalanästhesie mit entspre-

chend angepaßter Lokalanästhetikumdosis vorzunehmen. Damit läßt sich auch die Gefahr einer systemischen Intoxikation bei entsprechender Absorption des Lokalanästhetikums vermeiden. Ein zerebraler Krampfanfall könnte fatale Folgen haben, wenn gleichzeitig Probleme bestehen, freie Atemwege aufrechtzuerhalten.

Die Intubation im Wachzustand schien in diesem Fall eine vernünfige Entscheidung zu sein. Die retrograde Intubationstechnik war prakisch unmöglich, da man bei der Patientin keinen Zugang zum Ligamentum cricothyreoideum hatte. Auch eine blind nasale Intubation hatte man erwogen. Sie wäre aber wegen der in Flexionsstellung versteiften Halswirbel nicht möglich gewesen. Die fiberoptische Intubation schlug vermutlich wegen des spitzen Winkels zwischen Pharynx und Larynxeingang fehl.

Der Anästhesist hatte bisher in 20 Fällen Erfahrung mit der fiberoptischen Methode gesammelt. Das reichte wahrscheinlich nicht aus, um bei dieser Patientin das Bronchoskop in die gewünschte Richtung zu manipulieren. Es gehört regelmäßige Übung in Routinefällen dazu, um die Intubation in schwierigen Fällen erfolgreich durchführen zu können.

Maskenanästhesie zur elektiven Sectio caesarea

Untersuchung und Befund

Die Patientin litt an einem *Still*-Syndrom und war auf einen Rollstuhl angewiesen. Sie hatte sich bereits früher einer Hüftoperation unterzogen, bei der Versuche einer fiberoptischen Intubation durch einen geübten Anästhesisten fehlgeschlagen waren (s. vorherigen Fall). Die ersatzweise angelegte Spinalanästhesie hatte eine einseitige Blockade bewirkt. Sie war schwanger, hatte eine Schwangerschaftsabbruch verweigert und wurde in der 20. Schwangerschaftswoche in die geburtshilfliche Abteilung eingewiesen.

Bei einer Größe von 130 cm wog sie 60 kg. Ihr Hals war praktisch unbeweglich, der Mund ließ sich nur begrenzt öffnen. Die Schultern waren versteift und nur das linke Ellenbogengelenk und die Handgelenke waren eingeschränkt beweglich. Auch die Hüft- und Kniegelenke waren versteift. Die Lungenfunktionsprüfung ergab eine restriktive Lungenerkrankung mit einer maximalen Flußrate von 120 l/min. Man beschloß, sie in der 36.Schwangerschaftswoche durch eine elektive Sectio caesarea zu entbinden. Die Patientin verweigerte ihre Zustimmung sowohl zu einer lokalen Infiltrationsanästhesie als auch zum erneuten Versuch einer fiberoptischen Intubation. Diese ungewöhnliche klinische Situation ließ dem Anästhesisten nur wenig Spielraum. Dazu kam, daß sich die Patientin bereit erklärt hatte, in einer Fernsehsendung aufzutreten, die sich mit der Problematik ihrer Entscheidung, das Kind auszutragen, beschäftigte. Sie hatte einer Aufzeichnung der Anästhesie und Operation zugestimmt.

Methode

Als Prämedikation erhielt sie 1 Stunde vor Op Atropin (0.6 mg i.m.) sowie Ranitidin (150 mg oral) und ½ Stunde präoperativ Magnesiumtrisilikat (30 ml oral). Nach 10 min Präoxygenation in Halbseitenlage wurde die Anästhesie mit Thiopental (125 mg i.v. in mehreren Einzeldosen von 25 mg) eingeleitet, dann dem Inspirationsgas 50% Lachgas und 10% Kohlendioxid beigemischt, bevor nach ungefähr 3 min mit der Gabe von Äther begonnen wurde, als die Patientin ruhig atmete. Ein mit Gleitmittel bestrichener, nasopharyngealer 32-F-Gummitubus wurde eingelegt und während der Einleitung Druck auf den Ringknorpel ausgeübt. Die Sectio verlief ohne Komplikationen. Die Atemwege konnten ohne Probleme freigehalten werden. Nach Entwicklung des Kindes wurde Ergometrin (0.25 mg i.v.) verabreicht. Die Anästhesie wurde bis zum Operationsende aufrechterhalten. Während der Aufwachphase brachte man die Patientin in Linksseiten- und Kopftieflage und stabilisierte sie mit mehreren Kissen in dieser Position, was man präoperativ bereits ausprobiert hatte. Sie erhielt reinen Sauerstoff und wachte ohne Übelkeit und Erbrechen auf. Innerhalb 1 Stunde konnte sie in ihrem Zimmer aufrecht sitzen, sich mit ihrem Mann unterhalten und ihr Kind erstmals stillen.

Diskussion

Diese mutige Mutter realisierte sehr wohl die Gefahren, die mit der Fortsetzung der Schwangerschaft verbunden war. Wegen ihrer negativen Erfahrungen mit der mißlungenen fiberoptischen Intubation im Wachzustand wollte sie auf keinen Fall einem neuerlichen Versuch zustimmen. Die stattdessen damals durchgeführte Spinalanästhesie hatte eine einseitige Blockade zur Folge gehabt, was an eine anatomische Mißbildung denken ließ. Daher war es wahrscheinlich, daß auch eine epidurale Anästhesie nicht den gewünschten Erfolg gehabt hätte. Die sichere und vernünftige Alternative der lokalen Infiltrationsanästhesie wurde von ihr genauso strikt abgelehnt wie jede andere Technik, die eine Intubation im Wachzustand erlaubt hätte. Man erwog auch die Intubation in Allgemeinanästhesie. Eine direkte Intubation wäre schwierig gewesen, eine retrograde mußte wegen des ungünstigen Zugangs zum Ligamentum cricothyreoideum bei Fehlstellung des Halses in Beugestellung ausgeschlossen werden. Daher blieb als Methode der Wahl nur eine Allgemeinanästhesie ohne Intubation übrig. Die Aspirationsgefahr wurde durch die Gabe von H_2-Antagonisten und Antazidum vermindert. Die Wahl der Inhalationsanästhetika Lachgas und Diäthyläther wurde durch die große Erfahrung mit diesen Stoffen bestimmt. Um die Spontanatmung während der Einleitung nicht allzusehr zu dämpfen, darf Thiopental bei dieser Anästhesie keinesfalls überdosiert werden. Es kommt sonst zu großen Schwierigkeiten, wenn Äther beigemischt wird. Die zusätzliche Kohlendioxidgabe beschleunigt die Einleitung. Bis zum Ende der Äthereinleitung wurde der Druck auf den Ringknorpel aufrechterhalten. Unter dieser Anästhesie trat keine vermehrte uterine Blutung auf. Wäre sie zu beobachten gewesen, hätte man sie mit Syntocinon therapiert, gleichzeitig die Ätheranästhesie flacher gehalten und mit wiederholter intravenöser Gabe von Pethidin (5–10 mg) ergänzt. Der im Umgang mit Äther ungeübte Anästhesist hätte ersatzweise auch 1 Vol% Halothan einsetzen können.

Manche Anästhesisten, die keine Erfahrung mit Äthernarkosen hatten, kritisierten nach der Fernsehausstrahlung das Vorgehen. Sie hielten die Phonationen während der Anästhesie für Zeichen einer behinderten Atmung. Es trat kein postoperatives Erbrechen auf, wie es bei einer Minderheit der Mütter gelegentlich gesehen wird. In jedem Fall sollte die Anästhesie aufrechterhalten werden, bis die Operation beendet und der Verband angelegt sind, um Erbrechen noch in Halbseitenlage zu vermeiden. Während der Aufwachphase sollte sich die Patientin in Seiten- sowie Kopftieflage befinden. Mit der gewonnenen Erfahrung sollte die Anästhesie in ähnlichen Fällen leichter gelingen, wenn nicht wieder gefilmt wird.

Die elektive Anwendung der retrograden Intubationstechnik

Untersuchung und Befund

Ein 40jähriger Mann war zu einer Totalendoprothese im Hüftgelenk vorgesehen. Nachdem auch das obere Drittel des Femurschafts reseziert werden sollte, war der Einsatz einer Langschaftprothese geplant. Der Patient litt an einem voll ausgebildeten *Still*-Syndrom und schwerer, ankylosierender Spondylitis.

Da auch beide Kiefergelenke betroffen waren, konnte er bei der Untersuchung den Mund nur 2 cm weit öffnen (Abb. 8.3). Es fanden sich zusätzlich eine Nasenseptumdeviation und beidseits nasale Polypen; die Überstreckung des Halses war massiv eingeschränkt. Weitere wesentliche Probleme lagen nicht vor.

Der weitere Ablauf

Man entschied sich für die Anwendung der retrograden Intubation nach *Waters* in modifizierter Weise (s.S.

129). 1 Stunde vor Operation wurde der Patient mit Diazepam (5 mg oral) prämediziert. Eine halbe Stunde vor Operation erhielt er eine Tetracain-Lutschtablette (60 mg). Im Einleitungsraum wurde er an das EKG angeschlossen, der Blutdruck gemessen und ein venöser Zugang gelegt. Danach bekam er intravenös Fentanyl (0.1 mg) und Droperidol (5 mg). Das weitere Vorgehen war wie folgt:

1. Zur Oberflächenanästhesie wurde Lidocain in die Mundhöhle gesprüht (Abb. 8.4).
2. Mit unverdünntem 1%igem Lidocain setzte man über dem Ligamentum cricothyreoideum eine Hautquaddel und macht einen kleinen Hautschnitt (Abb. 8.5).
3. Mit einer 23 G-Kanüle punktierte man das Ligamentum cricothyreoideum und schob sie bis in die

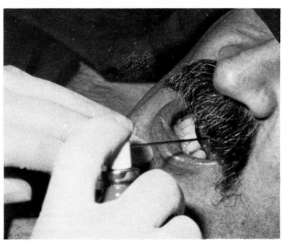

Abb. 8.4 Einsprühen der Mundhöhle.

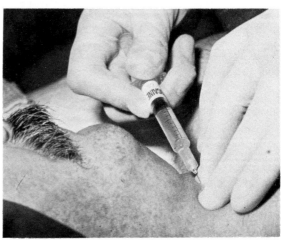

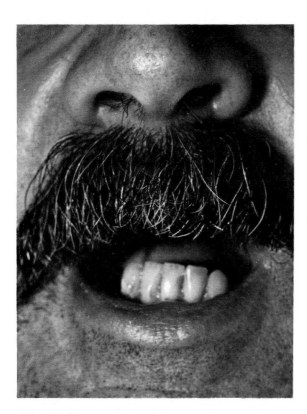

Abb. 8.3 Eingeschränkte Kieferbeweglichkeit mit minimaler Mundöffnung.

Abb. 8.5 Hautquaddel mit Lokalanästhetikum über dem Lig. cricothyreoideum.

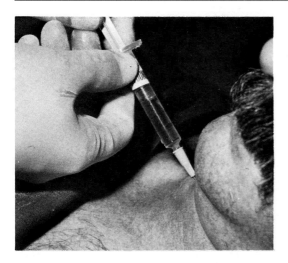

Abb. 8.6 Aspiration von Luft in die mit Flüssigkeit gefüllte Spritze.

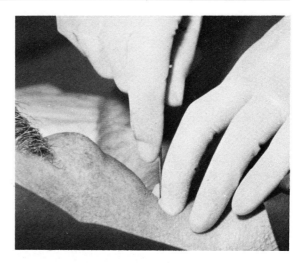

Abb. 8.7 Einführen der *Tuohy*-Nadel.

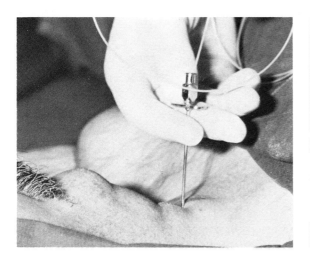

Abb. 8.8 Einführen des Periduralkatheters.

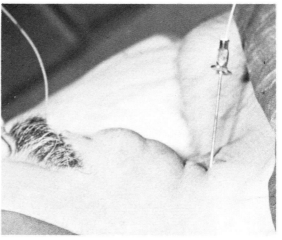

Abb. 8.9 Herausleiten des Katheters aus dem Mund.

Trachea. Die korrekte Kanülenlage wurde durch Luftaspiration in die mit Kochsalz gefüllte Spritze bestätigt (Abb. 8.6). Es folgte die Injektion von 4 ml Lidocain 4% in die Trachea zum Ende einer Exspiration.

4. Dann schob man eine 16 G-*Tuohy*-Nadel durch das Ligamentum cricothyreoideum, wobei der Kanülenschliff kopfwärts zeigte (Abb. 8.7).
5. Nach Entfernung des Trokars wurde ein Epidural katheter durch die Nadel eingeführt (Abb. 8.8).
6. Als der Katheter in den Pharynx gelangte, wurde der Patient aufgefordert, ihn auszuspucken. Er

wurde dann soweit gezogen, daß er ca. 20 cm zum Mund heraushing (Abb. 8.9).

7. Die *Tuohy*-Nadel wurde gezogen und über den verbliebenen Katheter ein 16 G-Absaugkatheter, der 1 Stunde im Kühlschrank gelegen hatte, durch den Mund bis in die Trachea geschoben (Abb. 8.10).
8. Über den Absaugkatheter wurde nun ein Spiraltubus bis in die Trachea vorgeschoben. Dabei wurde ein sanfter Druck auf den Katheter ausgeübt, um ihn in Richtung auf die Rachenhinterwand zu biegen (Abb. 8.11). Dadurch ließ sich verhindern,

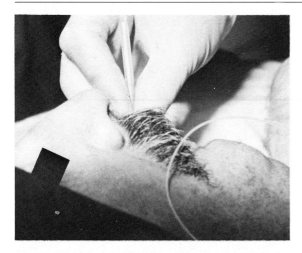

Abb. 8.10 Einführen des Absaugkatheters. Kontrolle der korrekten Position durch Kapnographie.

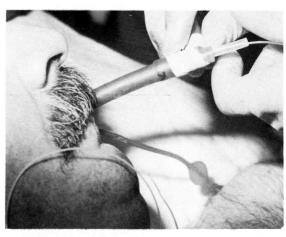

Abb. 8.11 Einführen des Endotrachealtubus. Kontrolle der korrekten Position durch Kapnographie.

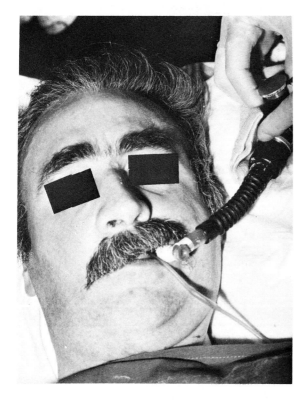

Abb. 8.12 Tubusposition nach Abschluß der retrograden Intubation und Entfernung von Peridural- und Absaugkatheter. Kontrolle der korrekten Lage durch Kapnographie.

daß die Tubusspitze an der Epiglottis hängenblieb. Die tracheale Position des Tubus wurde durch Kapnometrie bestätigt.

9. Der Epiduralkatheter wurde knapp über der Haut abgeschnitten und sein Rest nach oben herausgezogen. Gleichzeitig schob man den Absaugkatheter weiter in die Trachea hinein.

10. Das gleiche geschah mit dem Tubus, wobei der Absaugkatheter als Schiene diente und danach entfernt wurde. Der Trachealtubus wurde an das Narkosekreissystem angeschlossen (Abb. 8.12). Seine korrekte Lage wurde mittels Auskultation und Kapnometrie überprüft.

An die Intubation schloß sich eine balanzierte Anästhesie an. Am Ende der Operation erwachte der Patient rasch, so daß er extubiert werden konnte, als eine Verlegung der Atemwege nicht mehr befürchtet werden mußte.

Diskussion

Eine spinale oder epidurale Anästhesie waren in diesem Fall wegen der kompletten Ankylose der Wirbelsäule nicht möglich. Eine Maskenanästhesie mit volatilen Anästhetitika in Spontanatmung wäre nur als letzter Ausweg in Frage gekommen, da man die Atemwege nicht mit Sicherheit hätte freihalten können. Eine primäre Tracheotomie wäre wegen der Beugefehlstellung des Halses extrem schwierig geworden. Davon abgesehen, wollte der Patient dazu keine Einwilligung geben. Der nasale Intubationsweg war auf Grund der oben er-

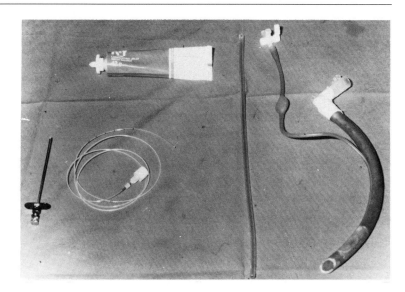

Abb. 8.13 Die erforderliche Ausrüstung: Endotrachealtubus, Absaugkatheter, Periduralkatheter und *Touhy*-Nadel.

wähnten anatomischen und pathologischen Veränderungen versperrt. Die fiberoptische Intubation schied ebenfalls aus, weil in der betreffenden Klinik zur damaligen Zeit noch kein entsprechendes Instrument zur Verfügung stand.

Wir meinen, daß solche Situationen in Kliniken hier bei uns wie auch in Entwicklungsländern nicht ungewöhnlich sind. Unter solchen Umständen ist die retrograde Intubationstechnik als eine ideale Methode zu betrachten, die schon in manchen Fällen mit Erfolg angewandt worden war. Die nötigen apparativen Voraussetzungen sind leicht zu beschaffen (Abb. 8.13).

Die transtracheale Beatmung bei einer Trachealstenose

Untersuchung und Befund

Dieser Fall betraf eine 50-jährige Patientin, die Jahre zuvor in einen schweren Verkehrsunfall verwickelt war. Sie war danach lange Zeit zunächst über einen oralen Tubus, später über ein Tracheostoma beatmet worden. Als Folge hiervon entwickelte sich eine tracheale Fibrose und Stenose im Bereich der Blockungsmanschetten. Nachdem sie von den Unfallfolgen genesen war, führte man bei ihr eine Trachearesektion im Bereich der Stenose durch. Die Anastomosierung der Tracheaenden erfolgte mit einer Drahtnaht. Der postoperative Verlauf war komplikationslos. In der Folgezeit bildete sich an der trachealen Anastomose ein Granulom, was erneut zu einer Verengung führte. Jetzt wurde die Patientin zur endoskopischen Entfernung der Drahtnaht und Abtragung des Granuloms vorgestellt.

Bei der klinischen Untersuchung fiel auf, daß sie mager und sehr ängstlich war. Am Hals hatte sie Narben von den vorhergehenden Operationen. Es bestanden keine Zyanose oder Stridor in Ruhe. Bei Anstrengung litt sie allerdings unter einem massiven Stridor. Die Trachea war trotz des sie umgebenden Narbengewebes nicht verzogen. Auf den lateralen und anterioposterioren Röntgenaufnahmen des Halses war zwar die Lage der Drahtnaht gut zu erkennen, jedoch nicht der Bereich der Stenose. Im Xeroradiogramm dagegen sah man die Trachealeinengung im Bereich der Anastomose deutlich (Abb. 8.14). Der verbliebene Durchmesser betrug noch annähernd 5 mm. Bei der Kehlkopfspiegelung waren der Larynx gut sichtbar, die Stimmbänder beidseits beweglich.

Methode

Am Abend sowie 2 Stunden vor Operation erhielt die Patientin Lorazepam (2 mg). Nach Anlage des venösen Zugangs am Unterarm lagerte man die Patientin mit überstrecktem Hals ähnlich wie bei einer Schilddrüsenoperation. Über der tiefsten noch tastbaren Stelle der Trachea knapp über der Incisura jugularis setzte man eine Hautquaddel und infiltrierte auch die tieferen Schichten mit 1%igem Lidocain. Mit einer 14 G-Teflonkanüle punktierte man vorsichtig die Trachea im anästhesierten Bereich unterhalb der Stenose. Nachdem man die korrekte Lage der Kanüle mittels Kapnometrie gesichert hatte, nähte man sie sorgfältig fest.

Während die Patientin reinen Sauerstoff atmete, wurde die Anästhesie mit Etomidate in Infusion und

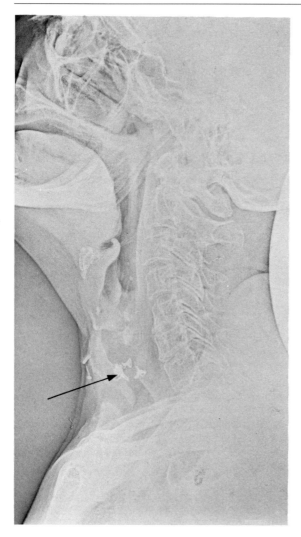

Abb. 8.14 Darstellung der erheblichen Trachealstenose im Bereich der Drahtnähte im lateralen Xeroradiogramm.

Während des operativen Eingriffs wurde die Anästhesie mit kontinuierlicher Infusion des Etomidate sowie ergänzenden Fentanylgaben aufrechterhalten. Bei Operationsende antagonisierte man den Muskelrelaxantienüberhang mit Atropin und Neostigmin. Nach Wiedereinsetzen einer ausreichenden Spontanatmung beendete man die transtracheale Beatmung. Die Herz-Kreislaufüberwachung wies während des operativen Eingriffs keinerlei Unregelmäßigkeiten auf. Nachdem die Patientin wieder bei Bewußtsein war, konnte man die transtracheale Kanüle entfernen. Der weitere Verlauf war unauffällig.

Diskussion

Die transtracheale Beatmung schien in diesem Fall die geeignetste Methode zu sein. Sie ermöglichte den freien Zugang zum Kehlkopf und chirurgischen Operationsgebiet und ließ eine erneute Tracheotomie vermeiden, die von der Patientin zudem ausdrücklich abgelehnt worden war. Eine Tracheotomie wäre technisch auch sehr schwierig geworden, weil sie unterhalb der Stenose im narbig verändertem Gebiet hätte durchgeführt werden müssen. Eine erneute Stenose wäre nicht auszuschließen gewesen. Alternative Methoden wurden verworfen. Nachdem die Trachea an ihrer engsten Stelle einen Durchmesser von nur noch 5 mm aufwies, wäre als größtmöglicher nur ein 2.5–3-mm-Tubus denkbar gewesen. Außerdem hätte er den operativen Zugang behindert. In ähnlicher Weise hätte auch ein Absaugkatheter gestört, der über die Stenose hinweggeschoben worden wäre und nach Anschluß an eine Hochdruck-Sauerstoffquelle die Belüftung der Lunge ermöglicht hätte. Die Möglichkeit eines kardiopulmonalen Bypasses war als letzter Ausweg in Erwägung gezogen worden.

Bei der Durchführung einer transtrachealen Beatmung muß man äußerst sorgfältig vorgehen. Die korrekte Lage der Kanüle in der Trachea muß bewiesen sein und ihre Fixierung muß jede Lageänderung ausschließen. Eine Überdruckbeatmung in das Gewebe kann ein massives Emphysem verursachen, was eine Nottracheotomie erheblich erschwert. Zum andern muß während der Exspiration für einen ungehinderten Gasfluß gesorgt werden. Dies gilt besonders für den Zeitraum vor und nach dem operativen Eingriff, wo man einen oro- oder nasopharyngealen Tubus zu Hilfe nehmen sollte. Während der Operation ist darauf zu achten, daß Blut sorgfältig abgesaugt wird, bevor es koagulieren und zum Exspirationshindernis werden kann.

einem Bolus von 0.3 mg Fentanyl eingeleitet. Nach Eintritt der Narkose schloß man die Kanüle an eine Sauerstoffquelle mit etwa 5 mbar an und begann, die Lunge intermittierend zu belüften. Man wählte ein Inspirations-Exspirations-Verhältnis von ungefähr 1:4, um eine ausreichende Exspirationsdauer zu erreichen. Nachden dies sicher gelang, wurde die Patientin mit Pancuronium (5 mg) relaxiert. Um einen freien Gasfluß in der Exspirationsphase zu sichern, benutzte man einen oropharyngealen Tubus, bis das Operationsendoskop in Position gebracht werden konnte.

9 Schwierige und unmögliche Intubationen in der Geburtshilfe

Einführung

In der sich im 3-Jahresrhythmus wiederholenden, vertraulichen Untersuchung über mütterliche Todesfälle in den Jahren 1975–1978 (1) waren 30 Fälle als vermeidbar und in Zusammenhang mit der Anästhesie stehend klassifiziert worden. In 16 Fällen war eine schwierige Intubation Ursache für den tödlichen Ausgang, in 7 zusätzlich mit einer Aspiration von Mageninhalt verbunden. Das entspricht einer Letalitätsrate von 1 zu 6000 bei der Sectio caesarea. Da aber Schwierigkeiten bei der Intubation weitaus häufiger auftreten als Todesfälle, rechnet man mit einer mißlungenen Intubation auf 300 Kaiserschnittentbindungen (2). Daher sollte man sich bei jeder Sectio caesarea auf dieses Problem vorbereiten.

Durch eine präoperative Untersuchung kann sich der Anästhesist auf offensichtliche pathologische oder anatomische Besonderheiten einstellen. In solchen Fällen kann man den erfahrensten verfügbaren Arzt hinzuziehen und sofort die notwendige apparative Ausrüstung vorbereiten. Eine eingehende Befunderhebung kann nicht immer möglich sein, aber selbst eine kurze Untersuchung der Patientin vor Anästhesiebeginn kann dem Anästhesisten wichtige Hinweise geben und und ihn veranlassen, sich darauf einzustellen. Trotzdem werden Schwierigkeiten bei der Intubation geburtshilflicher Patientinnen in vielen Fällen nicht vorhersehbar sein. Hierzu gehören zum Beispiel Patientinnen mit Larynxödem als Folge einer Schwangerschaftstoxikose (3–7).

Kommt es zu Intubationsproblemen, sollten die Prioritäten für den Anästhesisten darin bestehen, immer eine ausreichende Oxygenation zu erreichen, die Patientin kontrolliert zu beatmen, solange sie relaxiert ist, dauernd Druck auf den Ringknorpel auszuüben, Traumatisierungen zu vermeiden (Blutungen verschlechtern die Situation zusätzlich) und die Intubationsversuche zeitlich zu beschränken. Ein gut ausgebildeter Helfer ist unverzichtbar.

Ausrüstung

An jedem anästhesiologischen Arbeitsplatz sollten verfügbar sein:

1. *Macintosh* Standardlaryngoskope (2) mit großen Spateln für Erwachsene
2. Polio-Spatel (mit einem Winkel von 135 Grad zwischen Griff und Spatel)
3. Biegsamer Metalleinführungsstab
4. Biegsame elastische Gummi- oder Metalleinführungsstäbe, die lang genug sind, daß sie nach Einführen in die Trachea dem Tubus als Leitschiene nach endotracheal dienen können
5. Trachealtuben der Größe 5–8 mm
6. Weiche nasopharyngeale Tuben (*Wendel*-Tubus aus rotem Gummi)
7. Vorbereitete Materialien für eine perkutane tracheale Ventilation (s.S. 140).

Die Schwierigkeiten bei der Intubation

Haupthindernisse bei der Intubation können sein, daß man das Laryngoskop nicht in den Mund einführen kann, die Stimmritze sich nicht einstellen läßt oder es nicht gelingt, während dieser Zeit die Atemwege freizuhalten. Man sollte sich auf 2 Intubationsversuche von je 1 Minute Dauer mit einer Beatmungspause von 30 Sekunden beschränken.

Das Laryngoskop läßt sich nicht in den Mund einführen

Dieses Problem tritt bei Patientinnen mit großen Brüsten und kurzem Hals auf und auch, wenn sich der Mund nicht weit genug öffnen läßt oder der Hals in Beugestellung versteift ist. Jede Mißbildung allein oder mögliche Kombinationen können diese Schwierigkeiten verursachen.

Man kann sich helfen, indem man den Spatel vom Laryngoskopgriff trennt, ihn gesondert in den Mund einführt und dann den Griff wieder befestigt. Gelegentlich kommt man aber nur mit einem speziellen Polio- oder ähnlich gebautem Spatel weiter, der in solchen Fällen am besten schon beim ersten Versuch zum Einsatz kommen sollte.

Die Stimmritze läßt sich nicht oder nicht vollständig einstellen, oder nur die Epiglottisspitze ist sichtbar

Man muß in jedem Fall Traumatisierungen mit nachfolgenden Blutungen durch sanftes Vorgehen bei der Laryngoskopie zu vermeiden trachten. Es ist ratsam, sein Vorgehen so zu planen, daß die Patientin nach jedem Intubationsversuch 30 Sekunden lang mit reinem Sauerstoff beatmet werden kann. Zunächst muß man prüfen, was sich durch Veränderungen der Kopflage erreichen läßt und ob der Druck auf den Ringknorpel (*Sellick*-Handgriff) korrekt ausgeführt wird. Als nächstes sollte man die Intubation mit Hilfe eines Tubus samt Einführungsstab versuchen, wobei der Trachealtubus einen kleineren Durchmesser als ursprünglich geplant haben sollte. Mißlingt dieser Versuch, kann man einen langen, elastischen Bougie-Katheter oder Einführungsstab einsetzen. Zunächst wird er in ganzer Länge mit einem Gleitmittel versehen und seine Spitze J-förmig gebogen. Dann versucht man, ihn vorsichtig hinter die Epiglottis in Richtung auf die Stimmritze zu lenken. Wenn man meint, in die Trachea gelangt zu sein – was oft bei Palpation von Kehlkopf oder Trachea außen zu fühlen ist – wird der Tubus über die Einführungshilfe wie auf einer Schiene vorwärts in die Trachea geschoben (die Einführungshilfe wird danach herausgezogen). Durch Thoraxkompression kann dann eine Exspiration bewirkt werden, wobei man diesen Luftstoß als warm empfinden sollte. Anschließend werden die Atemgeräusche während Beatmung über der Trachea, beiden Lungenspitzen und Epigastrium auskultiert. Gelingt es nicht, eine Patientin innerhalb von 2 Minuten zu intubieren, sollte man von weiteren Versuchen Abstand nehmen.

Probleme beim Freihalten der Atemwege

In diesen Fällen kann der Einsatz eines oro- oder nasopharyngealen Tubus erforderlich sein. Genügt dies nicht, muß man eine transkutane tracheale Beatmung vornehmen oder sogar eine Tracheotomie durchführen.

Vorgehen bei fehlgeschlagener Intubation

Für den Fall, daß sich eine Intubation als undurchführbar erweist, sollte man das weitere Vorgehen schon vorher planen.

Wenn die Operation verschoben werden kann, sollte die Patientin bis zum Einsetzen einer spontanen Atmung vorläufig beatmet werden. Dann wird sie in stabile Seiten- und Kopftieflage gebracht, bis sie ihr Bewußtsein wiedererlangt hat. Man schafft dadurch die Voraussetzung, als Alternative zur geplanten Allgemeinanästhesie eine Regional- oder lokale Infiltrationsanästhesie durchführen zu können. Möglicherweise gewinnt man Zeit, jemanden hinzuzuziehen, der erfahrener ist und auch aufwendigere Intubationstechniken wie z. B. die fiberoptische Intubation (s.S. 134) beherrscht.

In manchen Notsituationen wie zum Beispiel bei stärkeren Blutungen ex utero oder drohender intrauteriner Asphyxie des Feten ist die Fortsetzung der Allgemeinanästhesie sogar besonders wichtig. Wenn man die alternativen Gefahren gegeneinander abwägt, sollte man sich daran erinnern, daß in der Zeit vor 1950 die Allgemeinanästhesie zur Sectio caesarea überwiegend ohne tracheale Intubation durchgeführt wurde. Zwar sind genaue Zahlen über die daraus resultierende Letalität nicht bekannt, aber sie lagen im einstelligen Prozentbereich (d. h. < 10 %), mit großer Wahrscheinlichkeit sogar darunter. Es ist daher im Einzelfall statistisch eher unwahrscheinlich, daß es zur Katastrophe oder sogar zum Todesfall kommt, wenn man ohne Intubation freie Atemwege sichern muß. Diese Beobachtung soll aber nicht zur Bedenkenlosigkeit verleiten. Welche Vorgehensweise man in solch ungewöhnlicher Lage wählt, sollte eher von praktischen Fähigkeiten und Erfahrungen des Anästhesisten als von theoretischen Vorstellungen, wie dem Problem am besten zu begegnen sei, bestimmt werden. Es gehört zu den wesentlichen Sicherheitsfaktoren, daß der Anästhesist eine ihm vertraute Anästhesiemethode anwendet.

Planmäßiges Vorgehen

1. Zur Vermeidung des aortocavalen Kompressionssyndroms muß die Patientin in linker Halbseitenlage bleiben.
2. Wenn die Patientin nicht selbst atmet, muß sie beatmet werden. In diesem Fall muß man auf den Ringknorpel drücken.
3. Das Inspirationsgasgemisch muß Sauerstoff und Lachgas im Verhältnis 1:1 sowie 1 Vol% Halothan oder 2 Vol% Enflurane oder Forene enthalten. Wenn die Spontanatmung wieder einsetzt, wird die Anästhesie mit dem gleichen Gasgemisch aufrechterhalten. Wenn nötig, wird die Konzentration des Inhalationsanästhetikums am Verdampfer sogar erhöht.
4. Die Operation kann nun begonnen werden. Wenn die Zeit es zuläßt, kann der Operateur vorher im Bereich des Hautschnitts eine Infiltrationsanästhesie mit 0.5%igem Lidocain (50–75 ml) durchführen.
5. Wenn man im Zweifel darüber ist, ob durch eine Magensonde Erbrechen verursacht werden kann

(bei zu flacher Anästhesie), sollte man zunächst auf das Legen einer Sonde verzichten. Dies gilt auch, wenn die Spontanatmung wieder einsetzt, bis die Patientin – gewöhnlich nach Entwicklung des Kindes – tiefer anästhesiert werden kann. Bei anhaltender Relaxation kann man eine Magensonde ohne Gefahr legen und den Magen leeren. Man sollte sie wieder ziehen, wenn es ihretwegen nicht gelingt, die Maske dicht auf das Gesicht aufzusetzen, obwohl vorher der Druck in der Maskenmanschette teilweise vermindert wurde.

6. Nach Entwicklung des Kindes wird verdünntes Pethidin (20 mg) jeweils über 1 Minute intravenös verabreicht und dies im Abstand von 5 Minuten wiederholt, bis die Atemfrequenz auf 15–25/min gesunken ist. Dann kann die inspiratorische Konzentration des Inhalationsanästhetikums Halothan auf 0.5 Vol% bzw. Enflurane oder Isofluran auf 1 Vol% reduziert werden, was die Beeinträchtigung der Uteruskontraktilität vermindert. Gleichzeitig kann man die Lachgaskonzentration auf 70% erhöhen.

7. Wenn trotzdem eine vermehrte Blutung zu beobachten ist, sollte man nach Rücksprache mit dem Geburtshelfer zusätzlich Syntocinon (10 E) oder Ergometrin (0.25 mg) intravenös verabreichen.

8. Die Anästhesie wird bis zum Ende der Operation weitergeführt. Dann wird die Patientin in stabile Seiten- und Kopftieflage gebracht.

Dieses Vorgehen unterscheidet sich von einem anderen Vorschlag (*Tunstall* 1976) in folgenden Punkten:

a) Die Patientin wird zu Beginn nicht in eine Seitenlage gebracht, die häufig unpraktisch ist und eine Beatmung der Patientin sehr erschwert.

b) Der Druck auf den Ringknorpel wird zumindest so lange kontinuierlich aufrechterhalten, wie die Patientin beatmet wird.

c) Auf das Legen einer Magensonde wird verzichtet, wenn die Gefahr besteht, daß wegen erhaltener Reflexvorgänge Erbrechen ausgelöst werden kann.

d) Statt Äther oder Methoxyfluran wird Fluothane bevorzugt.

Die beschriebenen Vorgehensweisen sind praktische Vorschläge, nach denen man sich richten kann, wenn man in der geburtshilflichen Anästhesie in eine Notsituation gerät. Andere Methoden sind verschiedentlich versucht worden, so die primäre ösophageale Intubation und die Entlastung des Magens. Keine wurde in entsprechender Situation von in Weiterbildung befindlichen Anästhesisten angewandt oder auf ihre Anwendbarkeit untersucht. Möglicherweise helfen sie in verzweifelter Lage weiter, wenn alles andere versagt, sie sind zur Zeit aber nicht als Mittel der Wahl zu betrachten.

Weitere Methoden

Die primäre ösophageale Intubation mit einem Trachealtubus

Bei dieser Technik wird der Tubus primär in den Ösophagus eingeführt und geblockt. Sein proximales Ende wird im Mundwinkel unter der Beatmungsmaske plaziert. Dadurch kann sich der Magen gegebenenfalls spontan oder nach Einführen einer Sonde über den Tubus entleeren. Die Beatmung über die Maske läßt sich gewöhnlich problemlos durchführen (8), auf den Ringknorpeldruck kann verzichtet werden (9). Diese Technik läßt sich noch verbessern, wenn man in eine Beatmungsmaske unterhalb des Krümmeransatzes einen 15-mm-Tubuskonnektor einbaut, an den dann der ösophageal liegende Tubus angeschlossen werden kann. Dadurch läßt sich die Maske leichter dicht halten.

Der ösophago-gastrale Tubus (oesophageal gastric tube airway (EGTA)) (11, 12)

Dieser – ursprünglich für die kardio-pulmonale Wiederbelebung entwickelte – Tubus konnte erfolgreich bei einer adipösen Patientin eingesetzt werden, bei der die Intubation zur Anästhesie bei Sectio caesarea nicht gelang und die Beatmung Schwierigkeiten bereitete (13) (Abb. 9.1). Dabei handelt es sich um einen Tubus,

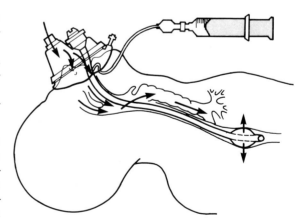

Abb. 9.1 Der ösophago-gastrale Tubus. Die eingeatmete Luft erreicht den Pharynx über Nase und Mund und dann den Larynx, indem sie um die Außenseite des Tubus strömt. Das Innenlumen des Tubus gestattet das Durchschieben eines dünneren Katheters zum Absaugen des Mageninhaltes.

der durch eine eigene Fassung in der speziellen Beatmungsmaske paßt und dessen Blockungsmanschette im Ösophagus mit 35 ml Luft aufgeblasen wird. Über den Tubus kann Mageninhalt entweichen oder aspiriert werden. Der Tubus ist so geformt, daß der Kehlkopf von der hinteren Pharynxwand weg nach vorne geschoben wird (13). Für seine Anwendung muß der Patient sehr entspannt oder anästhesiert sein, weil es sonst zu Verletzungen des Ösophagus oder zu endotrachealen Fehllagen kommen kann.

Literatur

1 Department of Health and Social Security. Report on Confidential Enquiries into Maternal Deaths in England and Wales 1976–1978. HMSO, London

2 *Evans, R., Cormack, R.S.:* Difficult intubation. Anaesthesia Points West 17 (1984) 79

3 *Brocke-Utne, J.G., Downing, A.J.W., Seedat, I.:* Laryngeal oedema associated with pre-eclamptic toxaemia. Anaesthesia 32 (1977) 556

4 *Mackenzie, A.I.:* Laryngeal oedema complicating obstetric anaesthesia, three cases. Anaesthesia 33 (1978) 271

5 *Keeri-Szanto, M.:* Laryngeal oedema complicating obstetric anaesthesia, yet another case. Anaesthesia 33 (1978) 272

6 *Jouppila, R., Jouppila, P., Hollmen, A.:* Laryngeal oedema as an obstetric anaesthesia complication. Acta Anaesthesiol. Scand. 24 (1980) 97

7 *Tillmann, Hein, H.A.:* Cardiorespiratory arrest with laryngeal oedema in pregnancy-induced hypertension. Can. Anaesth. Soc. J. 31 (1984) 210

8 *Cucchiari, R.F.:* A simple technique to minimise tracheal aspiration. Anesth. Analg. 55 (1976) 815

9 *Boys, J.E.:* Failed intubation in obstetric anaesthesia. Br. J. Anaesth. 55 (1983) 187

10 *Sivaneswaran, N., McGuinness, J.J.:* Modified mask for failed intubation at emergency Caesarean section. Anaesth. Intensive Care 12 (1984) 279

11 *Gordon, A.S.:* Improved esophageal obturator airway (EOA) and new esophageal gastric tube (EGTA). In: *Schtar, P.* (ed.): Advances in Cardiopulmonary Resuscitation, P. 58. Springer Verlag, New York 1983

12 *Campbell, W.I.:* Failed intubation in obstetric anaesthesia. Br. J. Anaesth. 55 (1983) 1040

13 *Tunstall, M.E., Geddes, C.:* "Failed intubation" in obstetric anaesthesia: An indication for use of the "Esophageal Gastric Tube Airway". Br. J. Anaesth. 56 (1984) 659

10 Endobronchiale Intubation

Die Geschichte und Entwicklung der Anästhesie in der Thoraxchirurgie – und der endobronchialen Intubation im besonderen – sind von *White* (1) und *Rendell-Baker* (2) in herausragender Weise beschrieben worden. Beide Übersichtsartikel befassen sich mit den vielfältigen Einflüssen, die zur heutigen Sachkenntnis, zu den Methoden und apparativen Ausrüstungen führten.

Die Praxis der endobronchialen Intubation im Vereinigten Königreich beschrieb *Pappin* 1979 (3). Er konnte zeigen, daß im Verlauf der letzten Jahre endobronchiale Doppellumentuben immer häufiger eingesetzt wurden. Gegenwärtig wird der Doppellumen-Tubus nach *Robertshaw* (4) am häufigsten benutzt. 72% aller Fachärzte, die Anästhesie in der Thoraxchirurgie betreiben, bevorzugen ihn (Abb. 10.1).

Im gleichen Zeitraum nahm der Einsatz von endobronchialen Einlumen-Tuben ab. In der Tat benutzt die Mehrheit der Anästhesisten endobronchiale Einlumen-Tuben nie (Abb. 10.2). Unter ihnen waren der Tubus nach *Gordon* und *Green* (5) sowie der nach *Brompton* und *Pallister* (6) am weitesten verbreitet. Zudem beschränkte sich die Indikation für diese Tuben auf solche Fälle, bei denen eine erhebliche Sekretion, Lungenödem oder bronchopleurale Fistel vorlagen. Der Rückgang der Anwendung endobronchialer Einlumen-Tuben fiel zusammen mit der Verbesserung der Lebensbedingungen für die Bevölkerung sowie der bedeutenden Fortschritte in der Antibiotikatherapie, was einen Abfall der Häufigkeit von Tuberkuloseerkrankungen zur Folge hatte. Diese Faktoren trugen ebenfalls dazu bei, daß sich die Patienten vor lungenchirurgischen Eingriffen in viel besserem Zustand befanden als früher.

Bronchusblocker werden nur noch selten eingesetzt (Abb. 10.3). Der Bronchusblocker nach *Magill* (7) ist nicht mehr in Gebrauch, der nach *Vernon-Thompson* (8) nur gelegentlich. In der Hauptsache wurden sie zu Ausbildungszwecken angewandt. *Fogarty*-Katheter (9) fanden in Einzelfällen bei Kindern, nicht jedoch bei Erwachsenen Anwendung.

Hand in Hand mit den Bronchusblockern ging auch der Gebrauch von starren Intubationsbronchoskopen immer mehr zurück. Nur noch selten wurde der Einsatz des *Magill*-Bronchoskops (10) oder des nach *Mansfield* (11) modifizierten Gerätes geübt. Die zunehmend häufigere Anwendung fiberoptischer Instru-

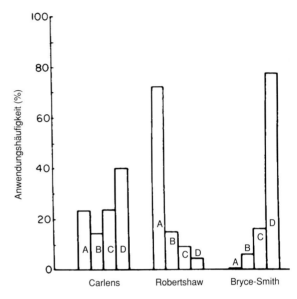

Abb. 10.1 Anwendungshäufigkeit von Doppellumen-Endobronchialtuben. A: häufig (66–100%); B: manchmal (33–65%); C: selten (1–32%); D: nie. Nach *Pappin* (3), mit freundlicher Genehmigung des Autors und Academic Press, Verleger der Anaesthesia.

mente macht es möglich, daß die starren Intubationsbronchoskope mehr und mehr durch flexible ersetzt und aus dem Instrumentarium der Anästhesisten, die in der Lungenchirurgie tätig sind, verschwinden werden.

Endobronchiale Intubationen werden daher in fortschrittlichen Ländern nach folgenden Grundsätzen durchgeführt:

1. Sie erfolgen in den meisten Fällen mit Doppellumen-Tuben und
2. nur in wenigen mit Einlumen-Tuben.
3. Bronchusblocker werden außer bei Kindern sehr selten angewandt.

In diesem Sinne soll dieses Kapitel einen Überblick über die Indikationen der endobronchialen Intubation, die in der heutigen Praxis verfügbaren Instrumente, Methoden und ihre möglichen Komplikationen geben.

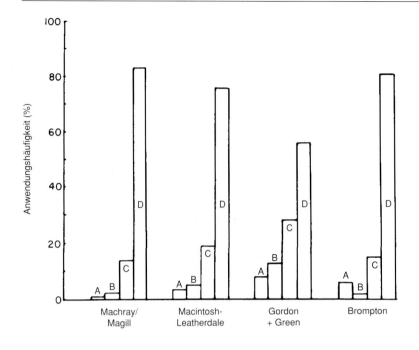

Abb. 10.2 Anwendungshäufigkeit von Einlumen-Endobronchialtuben. (Bezeichnungen wie in Abb. 10.1). Nach *Pappin* (3), mit freundlicher Genehmigung des Autors und Academic Press, Verleger der Anaesthesia.

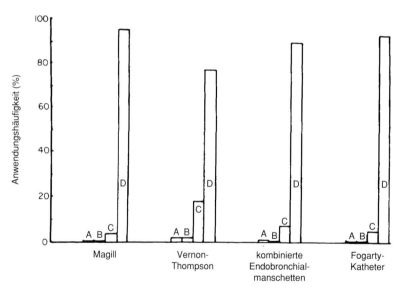

Abb. 10.3 Anwendungshäufigkeit von Endobronchialblockern. Bezeichnungen wie in Abb. 10.1). Nach *Pappin* (3), mit freundlicher Genehmigung des Autors und Academic Press, Verleger der Anaesthesia.

Indikationen für Doppellumen-Tuben

Da es für Kinder keine Doppellumen-Tuben gibt, beschränkt sich ihr Einsatz auf Erwachsene. Die Indikationen lassen sich entsprechend der vorliegenden Erkrankungen und dem Operationsgebiet einteilen.

Herzchirurgie

1. Verschluß eines persistierenden Ductus arteriosus
2. Gefäßplastik bei Aortenisthmusstenose
3. Resektion eines thorakalen Aneurysmas
4. geschlossene Mitralklappensprengung
5. Perikardektomie
6. Implantation epikardialer Schrittmacher.

Lungenchirurgie

1. Lungenresektion
2. Pleurektomie
3. Pleuropneumonektomie
4. Operative Korrektur bei einseitigem Pneumothorax
5. Zwerchfellchirurgie

Ösophaguschirurgie

1. Operative Korrektur einer Hiatushernie
2. Resektion eines Ösophagusdivertikels
3. *Heller*-Operation (Kardiomyotomie)
4. Tumorresektionen

Sonstige

1. Thoraxwandchirurgie
2. Magen- und Leberchirurgie
3. Transthorakale Korrektur von Mißbildungen der Brustwirbelsäule.

Bei allen genannten chirurgischen Eingriffen könnte die Intubation auch mit einem normalen Trachealtubus durchgeführt werden. Viele Anästhesisten und Chirurgen bevorzugen allerdings die bessere Kontrolle über die Lunge, die man bei endobronchialer Intubation hat; hinzu kommt der bessere Schutz vor Kontamination unbeteiligter Lungenabschnitte durch Eiter bei Abszessen sowie beim Vorliegen von Lungenfisteln.

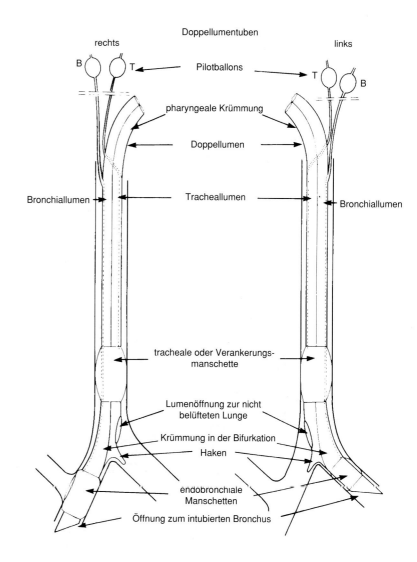

Abb. 10.4 Grundlegende Konstruktionsmerkmale von Doppellumen-Endobronchialtuben.

Das Instrumentarium

Das verfügbare Instrumentarium besteht aus verschiedenen endobronchialen Tuben und den dazugehörenden Hilfsmitteln.

Endobronchiale Tuben

Es stehen ein- oder zweilumige Tuben zur Verfügung.

1. Doppellumen-Tuben

Es gibt eine große Auswahl verschiedenster Tuben, die gewöhnlich nach ihrem Konstrukteur benannt wurden (z. B. *Robertshaw* (4)). Unabhängig vom Tubustyp gibt es grundlegende Konstruktionsmerkmale, die allen gemeinsam sind. Diese sind in Abb. 10.4 dargestellt.

Pilotballons. Die Tuben sind mit je einem Pilotballon für die endotracheale und endobronchiale Blockungsmanschette ausgestattet. Sie unterscheiden sich entweder durch farblich verschieden gekennzeichnete Verbindungsschläuche oder sind mit den Großbuchstaben T (tracheal) und B (bronchial) beschriftet. Sie dienen zur Kontrolle der Entfaltung der Blockungsmanschetten während des Auffüllens, lassen aber keinen Schluß auf die erforderliche Gasmenge, die zur dichten Blockung erforderlich ist, oder den daraus resultierenden Druck in den Manschetten zu. Ein zu hoher Füllungsdruck kann die Manschette zum Platzen bringen oder eine Bronchusruptur verursachen.

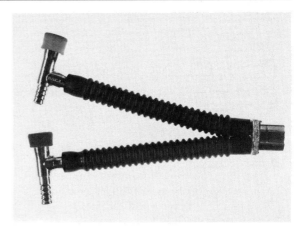

Abb. 10.5 Verbindungsschläuche mit Ansatzstücken zwischen den beiden Lumina eines Doppellumentubus und Konnektor.

Tubuskrümmung. Alle Doppellumen-Tuben weisen zwei Krümmungen auf. Die proximale ist dem Pharynx angeglichen, die distale zeigt in die Richtung des ausgewählten Hauptbronchus und soll den Weg dorthin begünstigen.

Doppellumen. Beide Lumen haben einen halbkreisförmigen Querschnitt (D-Form). Sie werden jedes für sich an ein entsprechendes Ansatzstück angeschlossen (Abb. 10.5). Zum Teil sind sie auch mit der entsprechenden Beschriftung als bronchiales oder tracheales Lumen gekennzeichnet (Abb. 10.6). Die getrennten Tubusansatzstücke sind bei korrekter Tubusplazierung

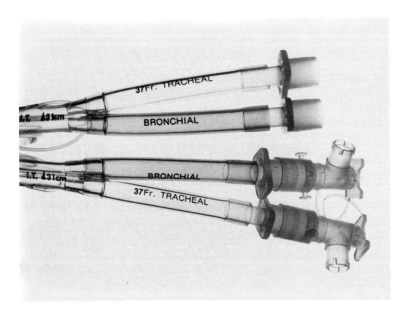

Abb. 10.6 Beschriftung der Tracheal- und Bronchiallumina von zwei Doppellumentuben.

sehr nützlich, denn sie gestatten sowohl eine seitengetrennte Beatmung wie auch Absaugung der jeweiligen Lungenseite, wenn und wann immer dies erforderlich ist.

Tracheale Blockungsmanschette. Die tracheale Blockungsmanschette dichtet nicht nur die Trachea zum Kehlkopf hin ab, sondern dient gleichzeitig auch als Halt für den endobronchial gelegenen Tubusteil, der dadurch in der Trachea fixiert wird.

Lumen zum nicht-intubierten Bronchus. Das Lumen zum nicht-intubierten Bronchus wird in der Regel blind plaziert. Im Idealfall kommt es genau gegenüber dem Abgang des Stammbronchus der Lungenhälfte zu liegen, an der die Operation vorgenommen wird.

Der Tubussporn. Der erste Doppellumen-Tubus zur endobronchialen Intubation, den *Carlens* (13) für die seitengetrennte Bronchospirometrie einführte, hatte einen seitlichen Sporn, der auf der Carina hängen blieb, wenn der Tubus in seine korrekte Position gebracht wurde. Neuere endobronchiale Tuben besitzen keine solchen Sporne mehr, da sie die Intubation erschweren und unter Umständen beträchtliche Verletzungen verursachen.

Die bronchiale Blockungsmanschette. Die bronchiale Blockungsmanschette dient dazu, den intubierten Bronchus luftdicht abzuschließen. Dadurch läßt sich während des operativen Eingriffs, wenn dies erforderlich ist, eine einseitige Beatmung durchführen. Ein zu hoher Blockungsdruck kann zur Manschettenruptur führen, die Bronchuswand schädigen oder eine Manschettenhernie verursachen, die das distale Tubusende verlegen könnte.

Lumen zum intubierten Bronchus. Das Lumen zum intubierten Bronchus mündet am distalen Ende des endobronchialen Tubus und erlaubt die Beatmung der isolierten Lungenhälfte. Während der Operation ist der Patient in der Regel, wenn auch nicht immer, auf diese Seite gelagert. Dadurch wird diese Lungenhälfte zur „abhängigen" Lungenregion. Am distalen Tubusende befinden sich gelegentlich mehrere seitliche Löcher, damit eine Beatmung auch bei Verschluß der endständigen Lumenöffnung noch möglich ist (14) (Abb. 10.7).

Schlitz zum rechten Oberlappenbronchus („Murphy-Auge"). Doppellumen-Tuben für die rechtsseitige endobronchiale Intubation besitzen seitlich am endobronchialen Anteil einen Schlitz zur Belüftung des rechten Oberlappens („*Murphy*-Auge"). Die Bronchien unterscheiden sich in anatomischer Hinsicht

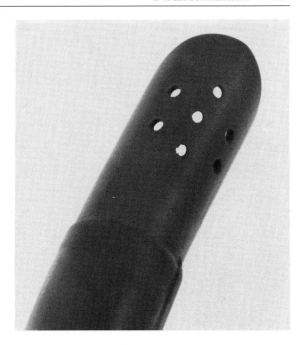

Abb. 10.7 Perforationen am distalen Ende eines endobronchialen Tubus.

(Kap. 1). Der rechte Oberlappenbronchus zweigt gewöhnlich etwa 2.5 cm unterhalb der Carina tracheae vom Hauptbronchus ab. Vor einer rechtsseitigen endobronchialen Intubation muß die Lage seines Abgangs bronchoskopisch geklärt werden. Nach Intubation muß man durch Auskultation über dem rechten Lungenoberlappen kontrollieren, ob der Schlitz korrekt am Abgang des rechten Oberlappenbronchus liegt.

2. Einlumen-Tuben

Obwohl sich die üblichen trachealen Tuben auch in den linken oder rechten Hauptbronchus vorschieben lassen, werden sie in aller Regel nicht zur endobronchialen Intubation benutzt. Ihr Einsatz wäre bei rechtsseitiger endobronchialer Intubation sogar außerordentlich gefährlich, weil Trachealtuben gewöhnlich keinen seitlichen Schlitz für die Belüftung des rechten Oberlappens haben. Für diesen Zweck wurde der heute nicht mehr gebräuchliche Tubus nach *Machray* (15) verwendet. Manche dieser Einlumen-Tuben waren so geformt, daß man sie blind in den richtigen Bronchus einführen konnte. Andere waren ähnlich wie Trachealtuben gekrümmt und wurden über Intubationsbronchoskope in Position gebracht. Unabhängig vom Tubustyp waren ihnen einige grundsätzliche Konstruktionsmerkmale gemeinsam. Diese sind in Abb. 10.8 dargestellt.

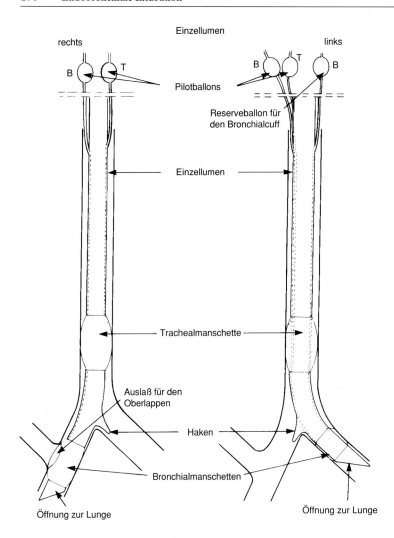

Einzellumen

rechts

links

Pilotballons

Reserveballon für
den Bronchialcuff

Einzellumen

Trachealmanschette

Auslaß für den
Oberlappen

Haken

Bronchialmanschetten

Öffnung zur Lunge

Öffnung zur Lunge

Abb. 10.8 Grundlegende Konstruktionsmerkmale von Einlumen-Endobronchialtuben.

Pilotballons. Es gibt immer mindestens zwei Pilotballons, je einen für die bronchiale und tracheale Blockungsmanschette. Sie sind entsprechend mit T und B oder mit verschiedenen Farben gekennzeichnet. Außerdem gibt es besondere Tuben für die linksseitige endobronchiale Intubation, die einen zusätzlichen Pilotballon für eine dritte Blockungsmanschette haben. Sie liegt unterhalb der bronchialen Blockungsmanschette. Dieser Tubustyp wurde ursprünglich von *Pallister* (6) vorgestellt, der dadurch die Situation einer Blockungsleckage beherrschen konnte, wenn Chirurgen bei allzu forschem Vorgehen während einer Resektion des rechten Oberlappenbronchus die bronchiale Blockung beschädigten.

Das Lumen. Das Lumen verläuft über die gesamte Länge des endobronchialen Tubus. Es kann im Querschnitt von oben nach unten unterschiedliche Form haben.

Die tracheale Blockungsmanschette. Diese ist generell länger, ähnelt in ihrem Aussehen aber denen von Tracheal- oder Doppellumen-Tuben.

Tubussporne. Sie dienten dazu, den Tubus auf der Carina zu stabilisieren. Inzwischen wurden sie in der Regel entfernt oder sind bei neueren Tubustypen gar nicht mehr vorhanden.

Die bronchiale Blockungsmanschette. Sie ist in der Regel kleiner als die tracheale und dichtet die Lunge distal des intubierten Bronchus ab. Die Blockungsmanschetten der Einzel- wie auch Doppellumen-Tuben zur rechtsseitigen endobronchialen Intubation sind sich ähnlich und weisen den Schlitz für die Belüftung des rechten Oberlappenbronchus („*Murphy*-Auge") auf. Endobronchialtuben für den linken Hauptbronchus haben oft zwei Blockungsmanschetten. Einige Tuben sind an der Spitze seitlich perforiert (14).

Für Kinder gibt es weder Einzel- noch Doppellumen-Tuben, die denen der Erwachsenen ähnlich sind. In den seltenen Fällen, in denen endobronchiale Intubationen erforderlich waren, wandte man kleine, entsprechend abgewandelte Trachealtuben zur selektiven Intubation der Hauptbronchien an. Zur korrekten Plazierung nahm man röntgenologische oder fiberoptische Instrumente oder die Auskultation zu Hilfe (16).

Bronchoskope

In der Anästhesie verwendet man drei Bronchoskoptypen: das starre *Negus*-Bronchoskop, das Intubationsbronchoskop und das Fiberbronchoskop.

Negus und Storz-Bronchoskope

Diese Geräte werden zu diagnostischen Zwecken sehr häufig eingesetzt. Der Anästhesist kann sie benutzen, um sowohl die Trachea als auch die Hauptbronchien auf mögliche Hindernisse für eine endobronchiale In-

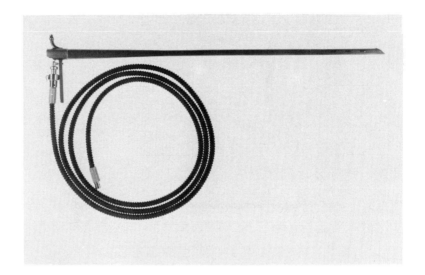

Abb. 10.9 *Negus*-Bronchoskop für Erwachsene mit fiberoptischem Zubehör.

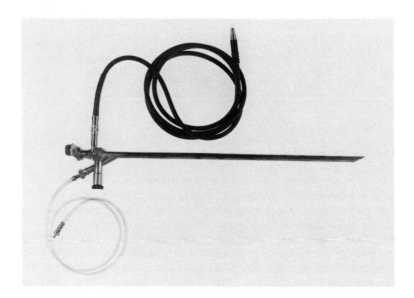

Abb. 10.10 *Storz*-Bronchoskop für Erwachsene mit *Sanders*-Injektor für künstliche Beatmung.

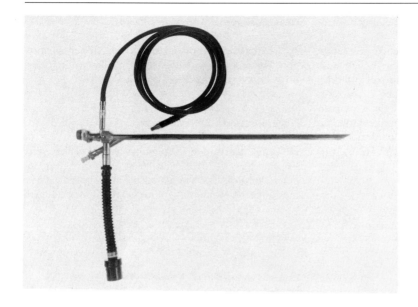

Abb. 10.11 *Storz*-Bronchoskop für Erwachsene mit Adapter für ein übliches Kreissystem.

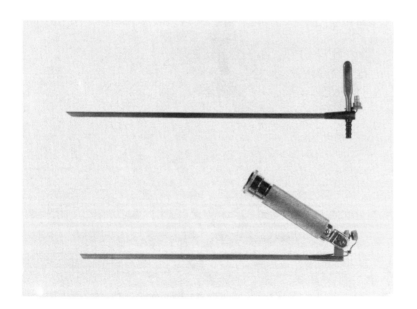

Abb. 10.12 Intubationsbronchoskope nach *Mansfield* (oben) und *Magill* (unten).

tubation zu untersuchen. Wenn eine einseitige Beatmung der rechten Lungenhälfte geplant ist, muß auch die Höhe des Abgangs des rechten Oberlappenbronchus bekannt sein. *Negus*-Bronchoskope gibt es in allen Größen für Säuglinge bis zum Erwachsenen (Abb. 10.9). Neuere Instrumente wie die der Firma *Storz* nutzen eine fiberoptische Lichtquelle und sind mit hervorragenden Optiken ausgestattet. Über diese Bronchoskope ist auch eine künstliche Beatmung möglich, wenn man den von *Sanders* (17) beschriebenen Injektor benutzt (Abb. 10.10) oder über einen Adapter ein übliches Kreissystem anschließt (Abb. 10.11).

Intubationsbronchoskope

Das von *Magill* (10) (Abb. 10.12) beschriebene Bronchoskop setzt man zur endobronchialen Intubation mit einlumigen Tuben ein, wobei die Intubation unter direkter Sicht durchgeführt wird. Im Vergleich zum

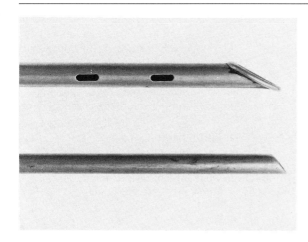

Abb. 10.13 Unterschiedliche Enden eines diagnostischen (oben) und eines Intubationsbronchoskops (unten).

Negus- oder *Storz-*Bronchoskop bestehen zwei wesentliche Unterschiede:

1. Der Durchmesser des Instruments ist kleiner als bei solchen für diagnostische Zwecke und er bleibt über die gesamte Länge des Instruments gleich.
2. Die Spitzen der Instrumente sind unterschiedlich, ihre abgeschrägten Enden sind in Abb. 10.13 dargestellt.

Das Bronchoskop nach *Mansfield* (11) (Abb. 10.12) dient dem gleichen Zweck wie das nach *Magill.*

Fiberoptisches Bronchoskop (Abb. 10.14)

Diese Instrumente werden mehr und mehr zu diagnostischen Untersuchungen eingesetzt. Ihr kleiner Durchmesser, die ausgezeichnete Optik sowie die Leichtigkeit, mit der sich Biopsien gewinnen lassen, haben die Bronchoskopie in Lokalanästhesie und Sedierung zu einem vergleichsweise angenehmen Verfahren gemacht. Fiberbronchoskope sind auch für die Durchführung einer endobronchialen Intubation geeignet.

Die endobronchiale Intubation

Bevor sich ein Anästhesist an einer endobronchialen Intubation versucht, sollte er zunächst einmal bronchoskopieren lernen. Er muß praktische Übung im Bronchoskopieren haben, bevor er fachkundig werden kann. Im folgenden werden einige Hinweise zur Durchführung gegeben.

Gewöhnlich wird die Bronchoskopie in Allgemeinanästhesie, gelegentlich auch in örtlicher Betäubung durchgeführt.

– Der Patient wird mit mäßig retroflektiertem Hals gelagert. Das starre Bronchoskop wird in der Mittellinie oder lateral durch eine passende Zahnlücke in den Mund eingeführt. Fiberoptische Instrumente können sowohl auf oralem als auch nasalem Weg vorgeschoben werden.
– Man hat zwei Möglichkeiten, zum Kehlkopf zu gelangen:

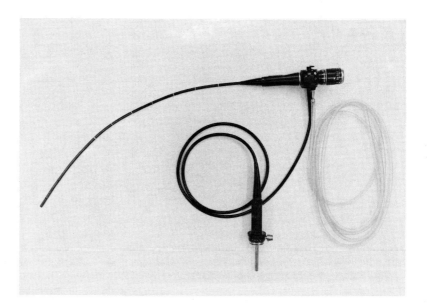

Abb. 10.14 Fiberoptisches Bronchoskop.

1. Man führt das Instrument über die Zunge vorwärts, bis man die Spitze der Epiglottis erkennt. Dann hebt man das Bronchoskop leicht an, läßt es über die Epiglottisoberfläche gleiten, bis man die Stimmlippen sieht.
2. Man führt das Bronchoskop nach hinten bis zur Pharynxhinterwand ein und bewegt es dann vorsichtig in anteriorer Richtung. Zu diesem Zeitpunkt kann es nützlich sein, vorne am Hals von außen auf durchscheinendes Licht zu achten. Wenn man das Instrument vorwärtsschiebt, nähert man sich dem Kehlkopf und kann die Stimmlippen erkennen.

– Auf dem weiteren Weg passiert man die Stimmritze und gelangt in die Trachea. Man erkennt sie an den Tracheaspangen, die als weißlich glänzende Wülste zwischen rötlichen Furchen auffallen. Dann wird das Bronchoskop bis zur Carina vorgeschoben, die Carinakante begutachtet und mit dem Instrument berührt, um einen Hinweis auf die Gewebebeschaffenheit zu bekommen (z. B. hart oder weich). Die Mündung des rechten Oberlappenbronchus sollte insbesondere dann aufgesucht werden, wenn eine selektive Beatmung der rechten Lungenhälfte vorgesehen ist. Jede Auffälligkeit muß registriert werden. Dies gilt vor allem für solche, die während der Intubation Schwierigkeiten verursachen könnten wie z. B. eine Bronchusstenose, die durch Kompression von außen verursacht wird.

Die endobronchiale Intubation mit einem Doppellumen-Tubus

1. Die blinde Methode

Der Kopf des Patienten wird, wie zur direkten Laryngoskopie üblich, korrekt gelagert. Der Doppellumen-Tubus, manchmal mit schon aufgesetzten Konnektoren, wird so gehalten, daß seine gebogene Spitze in anterio-posteriorer Ebene nach vorne zeigt (Abb. 10.15). Unter Sicht wird der Tubus zwischen den Stimmlippen hindurch in die Trachea eingeführt und das Laryngoskop meistens – wenn auch nicht immer – entfernt.

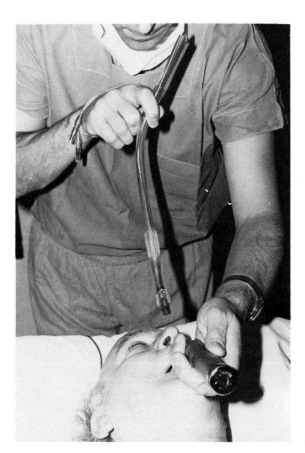

Abb. 10.15 Rechter Doppellumen-Tubus, dessen gebogene Spitze in anterio-posteriorer Ebene nach vorn zeigt.

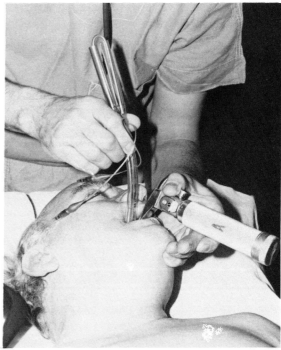

Abb. 10.16 Einführung eines Doppellumen-Tubus. Man beachte, daß Kopf und Hals in die entgegengesetzte Richtung gedreht sind.

Dann wird der Tubus um 90 Grad nach rechts oder links gedreht, je nach dem ob der rechte oder linke Hauptbronchus intubiert werden soll. Dabei kann eine Drehung von Kopf und Hals zur Gegenseite hilfreich sein (Abb. 10.16).

Nun wird der Tubus soweit vorgeschoben, bis sein distales Ende in den entsprechenden Bronchus eingetreten ist. Gewöhnlich tritt dabei ein zunehmender Widerstand auf, wenn der Tubushauptschaft an die Carina stößt.

2. Die fiberoptische Methode

Die korrekte Plazierung des Doppellumen-Tubus mißlingt bei 25 % aller blinden endobronchialen Intubationen (18). Um die Mißerfolgsrate zu senken, bediente man sich der Bronchoskopie mit flexibler Fiberoptik (19, 20).

Zunächst wird der Doppellumen-Tubus bis in die Trachea eingeführt und die Beatmungsmöglichkeit überprüft. Dann schiebt man das flexible Bronchoskop durch das bronchiale Lumen des Tubus hindurch und weiter in den entsprechenden Hauptbronchus. Wie auf einer Schiene kann der endobronchiale Tubus danach in denselben Bronchus gleiten.

Zusätzlich ergibt sich die Möglichkeit, über das tracheale Lumen mit dem Bronchoskop die Lage der bronchialen Blockungsmanschette und die der trachealen Tubusöffnung in Beziehung zum Hauptbronchus der nicht-abhängigen Lungenhälfte zu überprüfen. Eine Veröffentlichung aus neuerer Zeit (21) enthielt sogar die Empfehlung, diese Art der Anwendung fiberoptischer Bronchoskope in die Ausbildungsprogramme der Anästhesieabteilungen aufzunehmen.

Unabhängig von der Intubationsmethode muß man sich vergewissern, daß sich der Doppellumen-Tubus in korrekter Position befindet. Dazu wird zunächst die tracheale Manschette geblockt und die Belüftung beider Lungen mit dem Stethoskop auskultiert. Dann blockt man die bronchiale Manschette mit 2–5 ml Luft, bis sich der Pilotballon aufbläht, und überprüft erneut auskultatorisch, ob beide Lungen belüftet werden. Anschließend kann die Verbindung zum Tubuslumen für die Lungenseite, auf der die Operation stattfinden und die nicht belüftet werden soll (d. h. die nicht-abhängige Lunge), abgeklemmt und der Stöpsel am Tubuskonnektor geöffnet werden (Abb. 10.17).

Von der beatmeten, abhängigen Lungenseite kann nur dann Gas zur nicht-beatmeten Seite gelangen, wenn die bronchiale Blockung undicht ist. Diese Undichtigkeit führt zu einem hörbaren Gasfluß aus dem zur Atmosphäre hin offenen Tubuslumen. Die bronchiale Manschette wird schrittweise soweit gebläht, bis der hörbare Gasfluß aufhört und eine luftdichte Blok-

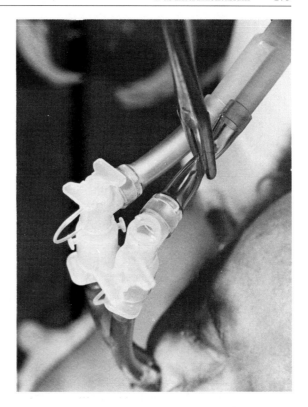

Abb. 10.17 Rechtsseitiger Doppellumen-Tubus. Man beachte, daß die Verbindung zur linken Lunge abgeklemmt und der Stöpsel am Tubuskonnektor geöffnet ist.

kung erreicht ist. Eine Auskultation der isoliert belüfteten Lunge mit dem Stethoskop ist unverzichtbar, was in besonderem Maße bei rechtsseitiger endobronchialer Intubation gilt. Wenn man die Tubuslage in ausreichender Weise überprüft hat, werden der Konnektor wieder zugestöpselt, die Klemme entfernt und der Tubus mit einer Binde oder Pflaster sicher fixiert. Der Patient kann dann in Seitenlage gebracht werden. Danach ist die Tubuslage erneut sorgfältig zu kontrollieren. Bis zur Thoraxeröffnung werden immer beide Lungen beatmet.

Folgende Probleme können auftreten:

1. Es kann schwierig sein, den Tubus in den Kehlkopf einzuführen. Man kann sich helfen, indem man mit einer *Magill*-Zange die Tubusspitze faßt und in den Kehlkopf lenkt. Eine weitere Möglichkeit besteht darin, einen biegsamen Einführungsstab durch das bronchiale Lumen zu schieben und ihn zur Tubusschienung zu benutzen. Neuerdings kommen in solchen Problemfällen Fiberbronchoskope zur Anwendung.

2. Es können Schwierigkeiten bei dem Versuch auftreten, den Tubus in die korrekte endobronchiale Position zu bringen. In solchen Fällen sollte man die Intubation mit dem jeweils kleineren Tubus (mittlere statt große, kleine statt mittlere Tubusgröße) erneut versuchen oder einen Trachealtubus allein oder in Kombination mit einem Bronchusblocker einsetzen.

Vor Thoraxeröffnung und einseitiger Beatmung muß man die folgenden Parameter notieren:

– den Frischgasfluß
– die Sauerstoffkonzentration im Frischgas
– das Atemzugvolumen
– den dazugehörigen Beatmungsdruck
– die Atemminutenfrequenz.
– Außerdem sollte man eine arterielle Blutprobe zur Blutgasanalyse abnehmen.

Die meisten der genannten Parameter müssen bei Übergang auf eine Anästhesie mit halbseitiger Beatmung entsprechend angepaßt werden.

Während der Operation kommt es zur Ansammlung von Sekreten oder Blut in den Bronchien oberhalb der Blockungsmanschetten, besonders im Bronchus der nicht-abhängigen Lunge. Daher sollte man beide Bronchien sorgfältig absaugen, bevor man die Blockungsmanschetten öffnet oder nach Lungenresektion die Blähung der Restlunge vornimmt. Das gleiche gilt auch vor der Extubation. Manche Anästhesisten führen sogar nach Extubation eine Bronchoskopie mit Bronchialtoilette durch.

Die endobronchiale Intubation mit einem Einlumen-Tubus

Die endobronchiale Intubation mit einem Einlumen-Tubus kann man in „blinder" Weise oder mit Hilfe eines Intubations- oder Fiberbronchoskop durchführen.

1. Die „blinde" Intubation

Diese Methode ist wenig befriedigend. Man versucht dabei, die konstruktionsbedingte Krümmung der Tuben beim Vorschieben zu nutzen. Nach Intubation erfolgt eine beidseitige Auskultation der Beatmungsgeräusche. Dabei sollen die Blockungsmanschetten zunächst geblockt, dann entblockt sein.

2. Die bronchoskopische Intubationsmethode

Zunächst wird der Schaft des Intubationsbronchoskops gut mit Gleitmittel eingeschmiert und dann in den Tubus mit Konnektor eingeführt (Abb. 10.18). Das Ende der Optik sollte mit der Tubusspitze abschließen und nicht darüber hinausragen (Abb. 10.19). Damit nach erfolgreicher Intubation die Beatmungsschläuche zwanglos neben der Wange des Patienten zu liegen kommen, wird der Konnektor zuvor im entsprechenden Winkel zur Hauptachse des Bronchoskops auf den Tubus montiert. Nach Prüfung der Optik wird der Kopf des Patienten wie zur Intubation üblich gelagert.

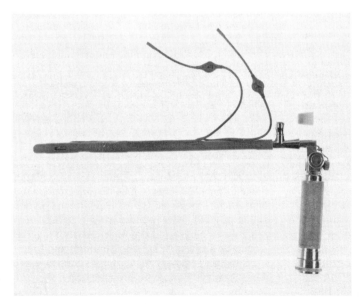

Abb. 10.18 Intubationsbronchoskop im Inneren eines rechtsseitigen Einlumen-Tubus. Man beachte die Winkelstellung des Konnektors.

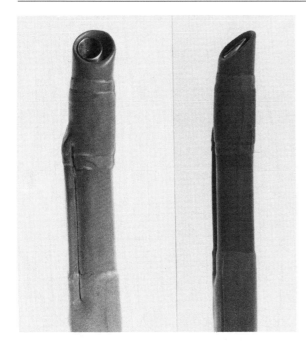

Abb. 10.19 Die Enden des Einlumen-Tubus und des Intubationsbronchoskops liegen in der gleichen Ebene.

Das Bronchoskop mit Tubus kann man in den Kehlkopf einführen, indem man den Kehlkopfeingang entweder in klassischer Weise mit Hilfe eines Laryngoskops darstellt oder ihn wie bei einer konventionellen Bronchoskopie unter Sicht durch das Instrument aufsucht. Dann muß der Kopf des Patienten überstreckt werden, wenn man das Bronchoskop mit Tubus weiter in die Trachea vorschiebt. Zusätzlich kann man den Kopf zur jeweiligen Gegenseite drehen, wie schon bei der Intubationstechnik mit Doppellumen-Tuben beschrieben wurde. Wenn die Carina in Sicht kommt, rotiert man das Intubationsbronchoskop um 90 Grad nach rechts oder links und schiebt es bis in den entsprechenden Bronchus vor. Mit der linken Hand wird danach der Tubus in seiner Lage fixiert und das Bronchoskop vorsichtig mit der rechten Hand herausgezogen. Wenn man die Oberfläche des Bronchoskops zu Anfang nicht ausreichend gleitfähig gemacht hat, kann es durchaus Schwierigkeiten bereiten, das Instrument ohne Dislokation des Tubus zu entfernen.

3. Die fiberbronchoskopische Intubationsmethode

Das Fiberbronchoskop wird soweit durch den endobronchialen Tubus geschoben, bis seine Spitze etwa 3–6 cm herausragt. Dadurch ist sie frei beweglich. Nach Einstellung des Kehlkopfs mit einem Laryngoskop kann man das Instrument mit aufgefädeltem Tubus in diesen einführen und nach Entfernung des Laryngoskops bis zur Carina vorschieben.

Man kann alternativ so vorgehen, daß man mit dem endobronchialen Tubus in klassischer Weise intubiert und nach Entfernung des Laryngoskops das Fiberbronchoskop durch den tracheal gelegenen Tubus vorschiebt, bis die Carina sichtbar wird.

Unter Sicht gelangt man in den entsprechenden Hauptbronchus. Dadurch kann der Tubus über die Fiberoptik wie auf einer Schiene seinen Weg in eben denselben Bronchus finden. Während der Tubus mit der linken Hand in korrekter Position festgehalten wird, zieht die rechte das Fiberbronchoskop heraus.

Ein wesentlicher Nachteil der fiberoptischen Methode liegt darin, daß der Tubus durch die flexible Fiberoptik nur unzureichend geschient wird, so daß sich der Tubus verdrehen oder verbiegen kann. Dadurch wird die korrekte Tubusplazierung erschwert. Andererseits kann man über den liegenden Tubus problemlos erneut eine Fiberbronchoskopie vornehmen und ihn in die richtige Position bringen, wenn dies nicht beim ersten Mal gelang oder wenn er nach erfolgreicher Intubation wieder herausrutscht. Man muß also nicht erst den Patienten wieder extubieren und die ganze Prozedur von vorn beginnen, wie es der Fall wäre, wenn man bei gleichen Voraussetzungen ein starres Intubationsbronchoskop benutzt hätte.

Gleichgültig, welche Intubationsmethode man wählt, die Tubusspitze darf bei Intubation des linken Hauptbronchus keinesfalls über den Abgang des Oberlappenbronchus hinaus vorgeschoben werden. Bei Intubation des rechten Hauptbronchus muß sie unterhalb des Abgangs des Oberlappenbronchus, in jedem Fall aber oberhalb des Abgangs des Mittellappenbronchus zu liegen kommen.

Nach dichter Blockung der endobronchialen Manschette muß man die Belüftung der entsprechenden Lungenseite auskultatorisch überprüfen. Dabei sollte man einen zu großen Manschettendruck wegen der Gefahr einer Hernie mit Verlegung der Tubusöffnung, Manschettendislokation oder gar Bronchusruptur vermeiden.

Danach erfolgt die Blockung der trachealen Manschette zur Abdichtung und Verankerung des Tubus in der Trachea. Durch Entblockung der endobronchialen Manschette gewinnt der endobronchiale die Eigenschaft eines trachealen Tubus. Während der seitlichen Lagerung des Patienten bleiben beide Manschetten geblockt. Anschließend ist die korrekte Tubuslage erneut zu prüfen.

Die Endobronchialtuben sind zwar gleich lang, aber nicht aus ähnlich starrem Material gefertigt wie die meisten Doppellumentuben. Dies bringt die Gefahr einer Abknickung mit sich. Diese Neigung zum „Tubuskinking" wird durch die natürlichen, anatomischen Kurven im Verlauf der Atemwege noch verstärkt.

Besonders in der Trachealbifurkation kann es bei ungünstiger Lage zur Abknickung des Tubus kommen, was sich dann wie ein Bronchospasmus bemerkbar machen kann. Dieses Problem läßt sich durch Lagekorrektur und Fixierung des Tubus durch Blockung der Trachealmanschette beheben. Wenn der Hals zu stark in Beugestellung steht, könnte ein Tubusknick an der Rachenhinterwand auftreten. Dies trifft besonders für Patienten in Seitenlage zu. Schließlich kann der Tubus bei starker Beugung der Halswirbelsäule auch am Gaumen oder direkt am Übergang zum Tubuskonnektor nahe den Lippen abgeknickt werden.

Deshalb sollte man Endobronchialtuben besonders gut gegen Lageänderungen sichern, wenn sie in korrekter Position in Bronchus und Trachea liegen. Damit verhindert man, daß der Tubus herausrutscht oder gezogen wird, sei es versehentlich oder durch das Gewicht der Verbindungsschläuche. Es sei wiederholt, daß man besonders bei Seitlagerung den Hals des Patienten eher überstrecken und die Tubuslage einmal mehr kontrollieren sollte, bevor der chirurgische Eingriff beginnen darf.

Vor der Extubation sollte man den Patienten in Kopftieflage bringen und ihn mehrere Minuten mit reinem Sauerstoff beatmen. Nach Entblockung der trachealen Manschette kann das Sekret abwärts zum Kehlkopf laufen. Dann wird ein Absaugkatheter durch den Tubus nach endobronchial geführt und Bronchialtoilette betrieben. Anschließend leert man die endobronchiale Blockungsmanschette und zieht den Tubus langsam zurück, wobei der Absaugkatheter unter Sog im Tubus liegen bleibt. Tracheale und bronchiale Sekrete und Beläge werden so abgesaugt, während der Endobronchial-Tubus samt Absaugkatheter zusammen zurückgezogen werden. Manche Anästhesisten führen nach Extubation immer eine Kontrollbronchoskopie durch.

Die endobronchiale Intubation bei Säuglingen und Kindern

Hierbei handelt es sich um einen schwierigen Vorgang. Die endobronchiale Intubation kann als blindes Verfahren oder unter Sicht durchgeführt werden.

1. Die blinde Intubationstechnik

Diese Intubationstechnik wurde erstmals von *Cullum* et al. (16) beschrieben. Er setzte Portextuben geeigneter Größe ein. Zunächst fertigt man ein Röntgenbild des Thorax im lateralen Strahlengang an und mißt die Entfernung zwischen Mundöffnung und Bifurkation.

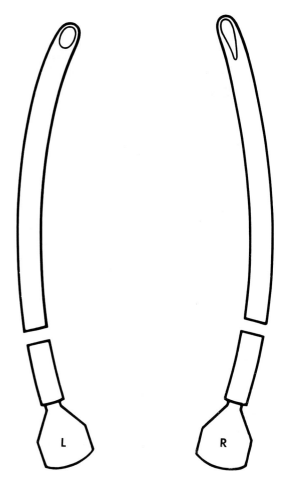

Abb. 10.20 Trachealtuben, die bei Kindern für die endobronchiale Intubation benutzt werden. Rechts eine verlängerte Abschrägung für eine rechtsseitige Intubation. Nach *Cullum* et al. (16), mit freundlicher Genehmigung der Autoren und der Academic Press, Verleger der Anaesthesia.

Man addiert einen Zentimeter hinzu und erhält somit die Länge des Tubus, der bei korrekter Plazierung in den jeweiligen Hauptbronchus hineinreichen muß. Bei geplanter, rechtsseitiger Intubation muß die Tubusspitze außerdem unter sterilen Bedingungen so schräg abgeschnitten werden, daß eine längere Öffnung resultiert (Abb. 10.20). Während man den Tubus in die Trachea einführt, soll seine Öffnung an der Spitze auf die Seite zeigen, die intubiert werden soll. Der Tubus wird dann um 180 Grad gedreht und der Kopf des Kindes gleichzeitig von der zu intubierenden Seite weg auf die Gegenseite gebeugt. Während der Anästhesist den Tubus weiter vorschiebt, läuft die Tubusspitze an der lateralen Tracheawand entlang in Richtung auf den ent-

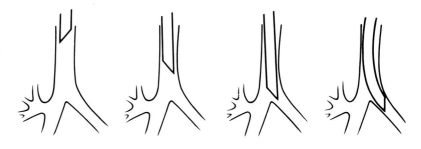

Abb. 10.21 Drehungen eines Trachealtubus, um damit eine endobronchiale Intubation zu ermöglichen. Nach *Cullum* et al. (16), mit freundlicher Genehmigung der Autoren und der Academic Press, Verleger der Anaesthesia.

sprechenden Hauptbronchus. Wenn der Tubus in ganzer Länge eingeführt ist und der Konnektor im Mund zu liegen kommt, wird er nochmals um 180 Grad gedreht, damit seine Öffnung nun zur lateralen Wand des entsprechenden Hauptbronchus zeigt (Abb. 10.21). Die korrekte Tubuslage muß auskultatorisch bestätigt werden.

2. Intubationstechniken unter Sicht

Die bronchoskopische Methode. Man führt eine Bronchoskopie mit einem Bronchoskop geeigneter Größe durch und schiebt über das Instrument einen *Fogarty*-Katheter in den Haupt- oder Lappenbronchus, um den erkrankten Lungenabschnitt abzusperren (9). Noch unter Sicht pumpt man den Ballon auf, so daß er gerade eben das Bronchuslumen verschließt. Zu hoher Ballondruck kann eine Bronchialwandverletzung verursachen oder den Ballon nach proximal treiben. Das Bronchoskop muß vorsichtig entfernt werden, ohne den Katheter zu dislozieren. Anschließend wird das Kind je nach Alter mit einem blockbarem oder nichtblockbarem Tubus tracheal intubiert und eine Beatmung der Lungen begonnen.

Die fiberoptische Methode. In der Vergangenheit hat man für pädiatrische Fälle konstruierte, flexible Fiberbronchoskope sowohl für die endobronchiale Blockierung als auch zur Intubation benutzt.

In einer Studie wurde über den Einsatz von *Swan-Ganz*-Kathetern zur endobronchialen Blockade berichtet (23). Der Katheter wurde unter Sicht in die Trachea eingeführt und seine Spitze mit Hilfe des Fiberbronchoskops in den erkrankten Lungenlappen vorgeschoben. Bei korrekter Lage der Katheterspitze wurde der Ballon aufgeblasen. Anschließend erfolgte die tracheale Intubation und eine Auskultation des Thorax, um die richtige Lage des Katheterballons und des Trachealtubus zu überprüfen.

Andere Autoren berichteten über den Einsatz flexibler (24) sowie starrer (25) Bronchoskope bei der endobronchialen Intubation. Dabei benutzten sie Trachealtuben geeigneter Größen, die sie als endobron-

chiale Tuben einsetzten. Diese Methoden haben auch ihren Platz bei der Behandlung von Intensivpatienten gefunden (26).

Unabhängig davon, welches Vorgehen man wählt, muß man das Ergebnis immer sorgfältig klinisch durch Auskultation und gelegentlich auch durch eine Röntgenaufnahme des Thorax kontrollieren.

Vor Extubation werden der Operationstisch in Kopftieflage gebracht, Sekrete durch Absaugung sorgfältig entfernt und anschließend der Tubus gezogen. Ist ein solches Vorgehen nicht möglich, sollte das Kind in steiler Kopftieflage verbleiben, so daß die Sekrete in der Trachea kopfwärts laufen können, um dann ausgehustet oder aus dem Pharynx abgesaugt zu werden. Wenn erforderlich kann man nach Extubation eine Bronchoskopie anschließen.

Komplikationen

Komplikationen bei einer endobronchialen Intubation sind entweder traumatischer Art, lagebedingt oder haben physiologische Ursachen.

Traumatische Komplikationen

Ein endobronchialer Tubus ist meist stärker und länger als ein Trachealtubus. Obwohl manche Doppellumentuben wie z. B. der *Carlens*-Tubus noch einen Sporn besitzen, der in den Atemwegen Traumen verursachen kann, werden Intubationen mit ihnen dennoch meist in „blinder" Technik durchgeführt. Es wird gelegentlich auch übersehen, daß mit diesen Tuben auch während der Extubation Verletzungen gesetzt werden können. Die Traumen reichen von leichten submukösen Blutungen bis zur Luxation der Aryknorpel. Durch Tubusspitze oder Tubussporn kann es zu Einrissen im Bereich der Stimmlippen oder der Trachealschleimhaut kommen. Die schwerste Komplikation jedoch stellt eine tracheobronchiale Ruptur dar (27, 28). Diese Verletzungen sind gewöhnlich Folge grober Kraftanwendung

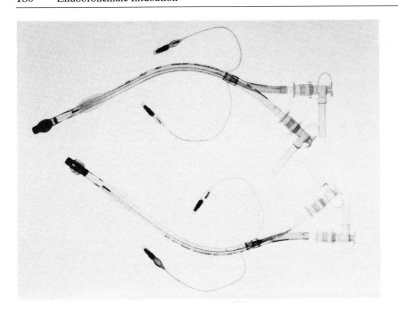

Abb. 10.22 Doppellumen-Endobronchialtuben aus PVC.

beim Einführen eines großen Tubus oder treten auf, wenn der Tubussporn an den Stimmlippen hängen bleibt. Auf diese Weise kann die Tubusspitze auf einer via falsa bis in das Mediastinum gelangen. Durch zu rasches und zu kräftiges Aufblasen der Blockungsmanschetten kann eine Bronchusruptur verursacht werden.

Die Diagnose dieser Komplikation beruht auf der sichtbaren Blutung oder einem Pneumothorax mit Hautemphysem („Michelin-Mann-Syndrom") und einer Gasaustauschstörung. Sie muß schnellstens mit einer Bronchoskopie gesichert werden. Wenn man entsprechende Einrisse findet, müssen diese unmittelbar danach verschlossen werden.

Moderne Doppellumentuben aus PVC (Abb. 10.22) haben eine wesentlich weichere Oberfläche, sind mit speziellen Einführungsstäben versehen und besitzen keine Sporne mehr. Im Vergleich mit den alten Tuben aus rotem Gummi lassen sie sich leichter handhaben und ihre Anwendung führt in einem höheren Prozentsatz schon beim ersten Versuch zur korrekten Plazierung (29, 30). Außerdem benötigt der Vorgang vom Beginn der Intubation bis zur korrekten Plazierung deutlich weniger Zeit (3 Minuten bei PVC-Tuben gegenüber 10 Minuten bei roten Gummituben). Schließlich fanden sich beträchtlich weniger Läsionen bei Anwendung der PVC-Tuben, wenn man vor Intubation und nach Extubation die Atemwege inspizierte. Diese Ergebnisse sowie eine jüngst vorgestellte Kosten-Nutzen-Analyse, die den generellen Einsatz von PVC-Tuben stützt, sollten eigentlich das Ende der roten Gummituben bedeuten (31).

Lagebedingte Komplikationen

Schwierigkeiten beim Versuch, den endobronchialen Tubus in die korrekte Position zu bringen, sind meistens darauf zurückzuführen, daß ein zu großer Tubus gewählt wurde. Bei Anwendung eines kleineren Tubus entfällt dieses Problem gewöhnlich. Trotzdem ist es denkbar, daß durch einen ausgedehnten Tumor die anatomischen Bedingungen so verändert werden, daß eine endobronchiale Tubusplazierung unmöglich ist. Allerdings sollte der Anästhesist auf diese Schwierigkeit bereits bei der Bronchoskopie vor der Intubation aufmerksam werden.

Jede Fehllage eines endobronchialen Tubus resultiert in einer Beeinträchtigung der Beatmung. Unter Umständen kann die Lunge weder seitengetrennt noch überhaupt beatmet werden. Dies kann der Fall sein, wenn der endobronchiale Tubus nicht über die Bifurkation hinaus vorgeschoben wurde und die anschließende Blockung der endobronchialen Manschette zum Verschluß des distalen Tubuslumens führt. Bei unkorrekter Tubuslage mit geblockter Manschette wäre es möglich, daß sich ein Ventilmechanismus ausbildet, so daß die Exspiration behindert wird. Dadurch verbleibt jeweils eine gewisse Menge des inspiratorischen Zugvolumens am Ende der Exspiration in der Lunge, was zum Anstieg des intraalveolären Drucks und bis zur Lungenruptur und Pneumothorax führen kann. Wird dies nicht rechtzeitig bemerkt, könnte ein Spannungspneumothorax entstehen.

Gelegentlich läßt sich die isolierte Lunge nach Eröffnung des Thorax nicht entblähen. Wenn der operative

Eingriff nicht ohne weiteres fortgesetzt werden kann, läßt sich dieses Problem unter Umständen dadurch lösen, daß man die entsprechende Tubusmanschette entblockt. Lagekorrekturen des Tubus lassen sich ebenfalls durchführen, indem man ihn entsprechend vorschiebt oder zurückzieht und die Blockungsmanschetten neu auffüllt. Dabei kann man bei diesem Vorgang die Beatmung der oben liegenden Lunge durch die Thorakotomiewunde direkt betrachten, während die Beatmung der abhängigen Lunge durch Auskultation und Beobachtung mediastinaler Bewegungen bei den aufeinanderfolgenden Manschettenblockungen kontrolliert werden muß.

Man kann sich bei Problemen mit der richtigen Tubusplazierung auch auf andere Weise helfen, wenn sich die nicht-abhängige Lunge während der Operation nicht entblähen läßt (32). Man schiebt über das entsprechende Tubuslumen einen *Foley*-Katheter blind bis in den Hauptbronchus hinein und füllt seinen Blockungsballon. Er dient nun als Bronchusblocker, während das Alveolargas über das Katheterlumen in die Atmosphäre abfließen und die Lunge damit kollabieren kann. Ob der Ballonkatheter richtig liegt, kann man am Kollaps der Lunge, den beatmungssynchronen mediastinalen Bewegungen sowie durch Auskultation der abhängigen Lungenpartien feststellen.

Schlagen alle diese Versuche fehl, läßt sich der endobronchiale Tubus durch Rückzug in die Trachea in einen funktionellen Trachealtubus verwandeln. Während man ihn langsam zurückzieht, muß man die Beatmung der Lunge im offenen Thorax beobachten und die abhängige Lunge auskultieren.

Besondere Gefahren drohen bei einer endobronchialen Tubusfehllage, wenn die rechte Lunge als abhängige Partie vorliegt. Es ist unbedingt notwendig, daß der rechte Oberlappen beatmet bleibt. Daher muß man ihn nach Intubation, nach Lageänderungen und in kurzen Zeitabständen auch während der Operation auskultieren. Gelingt es nicht, seine Beatmung sicherzustellen, kann es zur massiven Hypoxie kommen, da die gesamte Beatmung nur noch den rechten Mittel- und Unterlappen erreicht. Dieses Problem tritt bei linksseitiger endobronchialer Intubation äußerst selten auf, da die Tubusspitze praktisch nie über den Abgang des linken Oberlappenbronchus hinausreicht.

Man sollte sich gegebenenfalls daran erinnern, daß Lungenoperationen durchaus erfolgreich vorgenommen wurden, bevor der Einsatz endobronchialer Tuben üblich wurde. Dies sollte auch in den Fällen möglich sein, in denen ein Erfolg bei der Anwendung endobronchialer Tuben versagt bleibt.

Physiologische Komplikationen

Die häufigste und zugleich gefährlichste Komplikation bei einer endobronchialen Intubation besteht in einer Hypoxie, die aus mehreren Gründen auftreten kann.

Veränderungen des Ventilations-Perfusions-Verhältnisses. Auch nachdem die Lunge auf einer Seite kollabiert ist, besteht nach wie vor eine Perfusion beider Aa. pulmonales. Dieser Shunt wird bei Anwendung volatiler Anästhetika wegen ihrer auch in den Pulmonalgefäßen wirksamen Vasodilatation noch verstärkt. Auch in der abhängigen Lungenpartie, die mit dem gesamten Atemminutenvolumen beatmet wird, kommt es zu einer Shunterhöhung. Dadurch resultiert ein beträchtlicher Anstieg der venösen Beimischung.

Veränderungen des Drucks. Wenn die Lunge bevorzugt nur einseitig beatmet wird, und das Atemzugvolumen, mit dem ursprünglich beidseitig beatmet wurde, unverändert bleibt, steigt unweigerlich der intraalveoläre Druck auf der beatmeten Seite an. Dieser Druckanstieg verursacht einen Rückgang des venösen Rückstroms und damit des Herz-Zeitvolumens, außerdem eine Erhöhung des pulmonalen Gefäßwiderstands und Abnahme der pulmonalen Perfusion auf der beatmeten Seite. Dadurch steigt der Anteil am Herz-Zeitvolumen, der durch die kollabierte Lunge fließt, und damit auch der venöse Shunt.

Therapeutisches Vorgehen. Bevor man eine einseitige Beatmung beginnt, sollten die Parameter, wie weiter vorn beschrieben (S. 176), untersucht und gemessen worden sein. Wird während einer einseitigen Beatmung eine Hypoxie vermutet oder festgestellt, sollte man wie folgt vorgehen:

1. Die inspiratorische Sauerstoffkonzentration muß auf mindestens 0.5, nötigenfalls auf 1.0 erhöht werden.
2. Der intraalveoläre Druck sollte so niedrig wie möglich gehalten werden. Zwar sollte das Atemminutenvolumen gleich bleiben, jedoch muß die Atemminutenfrequenz erhöht und das Atemzugvolumen verringert werden. Eine „High frequency ventilation" könnte in einem solchen Fall helfen, das erwünschte Beatmungsmuster zu erreichen.
3. Bei massiver Hypoxie oder Hypotension muß auf die weitere Anwendung volatiler Anästhetika verzichtet werden. Dies kann dazu führen, daß der Patient wach und der Kreislauf erheblich stimuliert wird, so daß zusätzlich intravenöse Analgetikagaben erforderlich werden. Dadurch kann sich die Rückkehr einer ausreichenden Spontanatmung am Ende der Operation verzögern. Die Anwendung der kurzwirksamen analgetischen Substanz Alfentanil ist in solchen Fällen möglicherweise sinnvoll.

4. Das Abklemmen der Pulmonalarterie zur nicht beatmeten Lungenseite würde die Situation verbessern, wird aber nur bei nachfolgender Pneumektomie durchgeführt. Eine zeitweilige Drosselung des arteriellen Blutflusses zur nicht beatmeten Seite kann bei besonders schwierigen Bedingungen indiziert sein.

5. Man muß durch ausreichende Ventilation sicherstellen, daß der arterielle CO_2-Partialdruck im Normbereich bleibt, um die myokardiale Kontraktilität nicht zu beeinträchtigen.

6. Durch eine ausreichende Muskelrelaxation und tiefe Analgesie sollte der Sauerstoffverbrauch des Organismus gesenkt werden.

7. Zur Überwachung des weiteren Verlaufs sollte man regelmäßig arterielle Blutgasanalysen durchführen. Gelegentlich entwickelt sich eine therapiebedürftige metabolische Azidose.

8. Schlägt alles fehl, muß man schließlich zu einer beidseitigen Beatmung und Anästhesie zurückkehren und die Operation statt an einer stillgelegten an einer beatmeten, bewegten Lunge durchführen.

Literatur

1 *White, G.M.J.:* Evolution of endotracheal and endobronchial intubation. Br. J. Anaesth. 32 (1960) 235

2 *Mushin, W.W.:* Thoracic Anaesthesia, Ch. 20. Blackwell Scientific Publications, Oxford 1963

3 *Pappin, J.C.:* The current practice of endobronchial intubation. Anaesthesia 34 (1979) 57

4 *Robertshaw, F.L.:* Low resistance double lumen endobronchial tubes. Br. J. Anaesth. 34 (1962) 576

5 *Green, R., Gordon, W.:* Right lung anaesthesia. Anaesthesia for left lung surgery using a new right endobronchial tube. Anaesthesia 12 (1957) 86

6 *Pallister, W.K.:* A new endobronchial tube for left lung surgery with specific reference to reconstructive pulmonary surgery. Thorax 14 (1959) 55

7 *Magill, I.W.:* Anaesthesia for thoracic surgery. Newcastle Medical Journal 14 (1934) 67

8 *Rusby, L.N., Thompson, V.C.:* Carcinoma of the lung: diagnosis and surgical treatment. Postgrad Med. J. 19 (1943) 44

9 *Vale, R.:* Selective bronchial blocking in a small child. Case Report. Br. J. Anaesth. 41 (1969) 453

10 *Magill, I.W.:* Anaesthesia in thoracic surgery with special reference to lobectomy. Proc. R. Soc. Med. 29 (1936) 643

11 *Mansfield, R.E.:* Modified bronchoscope for endobronchial intubation. Anaesthesia 12 (1957) 477

12 *Butchart, E.G., Ashcroft, T., Barnsley, W.C., Holden, M.P.:* The role of surgery in diffuse malignant mesothelioma of the pleura. Semin. Oncol. 8 (1981) 321

13 *Bjork, V.O., Carlens, E., Freiberg, O.:* Endobronchial anaesthesia. J. Thorac. Cardiovasc. Surg. 14 (1953) 60

14 *Macintosh, R., Leatherdale, R.A.L.:* Bronchus tube and bronchus blocker. Br. J. Anaesth. 27 (1955) 556

15 *Machray, R.:* Anaesthesia for surgical treatment of chest diseases. Tuberculosis Index 13 (1958) 172

16 *Cullum, A.R., English, I.C.W., Branthwaite, M.A.:* Endobronchial intubation in infancy. Anaesthesia 28 (1973) 66

17 *Sanders, R.D.:* Two ventilating attachments for bronchoscopes. Del. Med. J. 39 (1967) 170

18 *Read, R.C., Friday, C.D., Eason, C.N.:* Prospective study of the Robertshaw endobronchial catheter in thoracic surgery. Ann. Thorac. Surg. 24 (1977) 156

19 *Ovassapian, A., Braunschweig, R., Joshi, C.W.:* Endobronchial intubation using a flexible fiberoptic bronchoscope. Anesthesiology 59 (1983) 501

20 *Shinnick, J.P., Freedman, A.P.:* Bronchofiberscopic placement of a double-lumen endotracheal tube. Crit. Care Med. 10 (1982) 544

21 *Ovassapian, A.:* Fiberoptic bronchoscope and double-lumen tracheal tubes. Anaesthesia 38 (1983) 1104

22 *Aps, C., Towey, R.M.:* Experiences with fibreoptic bronchoscopic positioning of single lumen endobronchial tubes. Anaesthesia 36 (1981) 415

23 *Dalers, E., Labbe, A., Haberer, J.P.:* Selective endobronchial blocking vs selective intubation. Anesthesiology 57 (1982) 55

24 *Watson, C.B., Bowe, E.A., Bunk, W.:* One lung anesthesia for pediatric thoracic surgery: a new use for the fiberoptic bronchoscope. Anesthesiology 56 (1982) 314

25 *Rao, C.C., Krishna, P., Grosfeld, J.L.:* One lung pediatric anesthesia. Anesth. Analg. 60 (1981) 450

26 *Cay, D.L., Csenderitz, L.E., Lines, V., Lomaz, J.P., Overton, J.H.:* Selective bronchial blocking in children. Anaesth. Intensive Care 3 (1975) 127

27 *Guernelli, N., Bragagha, R.B., Briccoli, A.* et al.: Tracheobronchial ruptures due to cuffed Carlens tubes. Ann. Thorac. Surg. 28 (1979) 66

28 *Hiser, M., Steinberg, J.J., Macvaugh, H.* et al.: Bronchial rupture, a complication of use of the Robertshaw double lumen tube. Anaesthesia 51 (1979) 88

29 *Clapham, M.C., Vaughan, R.S.:* Endobronchial intubation. A comparison between polyvinyl chloride and red rubber double lumen tubes. Anaesthesia 40 (1985) 1111

30 *Watson, C.B., Kasik, L.R., Battaglini, J.* et al.: A functional comparison of polyvinyl chloride and red rubber double lumen endobronchial tubes. Society of Cardiovascular Anesthesiologists, Boston, Massachussets, May 1984

31 *Linter, S.P.K.:* Disposable double lumen bronchial tubes. Anaesthesia 40 (1985) 191

32 *Conacher, I.D.:* The urinary catheter as a bronchial blocker. Anaesthesia 38 (1983) 475

33 *Gothard, J.W.W., Branthwaite, M.A.:* Anaesthesia for Thoracic Surgery, Ch. 4. Blackwell Scientific Publications, Oxford 1982

34 *Kaplan, J.A.:* Thoracic Anesthesia. Part III. Cardiopulmonary Physiology. Churchill Livingstone, Edinburgh 1983

11 Intubationsausbildung

Einführung

Alle praktizierenden Anästhesisten haben im Verlauf ihrer Ausbildung die Laryngoskopie und Intubation gelernt. Die Methoden, die dabei zur Anwendung kamen, dürften weitgehend empirischer Art gewesen sein. In manchen Fällen mag ihnen ein mehr oder weniger organisiertes Übungsprogramm zu Grunde gelegen haben. Es gibt drei verschiedene Zielgruppen, denen Unterricht im Intubieren gegeben wird. Jede benötigt ihren eigenen Unterrichtsansatz, da sich die Situationen unterscheiden, in denen die jeweiligen erlernten Fähigkeiten zum Einsatz kommen sollen. Die erste Gruppe stellen die Medizinstudenten, bei denen der Unterricht im Intubieren wichtiger Teil einer generellen Ausbildung für die Praxis ist und ihr Bewußtsein für den Umgang mit Atemwegsproblemen schulen soll. Die Ausbildung der zweiten Gruppe, der Anästhesisten, soll dazu dienen, daß sie Fähigkeiten entwickeln, Intubationsschwierigkeiten auch komplexer Art mit Aussicht auf Erfolg angehen zu können. Der dritten Gruppe, medizinischem Hilfspersonal wie z.B. Rettungssanitätern, sollen gute Kenntnisse über die Behandlung von Atemwegsproblemen mit dem Schwerpunkt der Indikation und Regeln für die Durchführung einer Intubation vermittelt werden.

Unterricht der Medizinstudenten

Unterrichtsziel

Medizinstudenten werden gewöhnlich nur kurze Zeit in der Anästhesie eingesetzt, üblicherweise etwa 1–2 Wochen. Es liegt auf der Hand, daß in diesem Zeitraum das Fach Anästhesiologie nur oberflächlich abgehandelt werden kann. Die meisten Kliniker suchen sich daher im Rahmen dieses Unterrichts bestimmte Aspekte der anästhesiologischen Praxis aus, die für sie nach Abschluß ihres Studiums unabhängig von einer eventuellen Fachweiterbildung von Bedeutung sein könnten. Deshalb haben wir in Cardiff an unserer Klinik den Unterrichtsschwerpunkt auf das Verständnis der grundlegenden, angewandten Physiologie, Technik

der intravenösen Kanülierung und der kardiopulmonalen Wiederbelebung gelegt.

Obwohl die Intubation Teil der kardiopulmonalen Wiederbelebungsmaßnahmen ist, wenn sie innerhalb der Klinik ausgeübt werden, muß man den Studenten deutlich machen, daß sie zur Aufrechterhaltung einer ausreichenden Beatmung der Lunge keine absolut nötige Voraussetzung und keineswegs immer so einfach durchführbar ist, wie es oft aussieht. Wie *Lunn* (1) herausgestellt hat, „scheint der technische Vorgang oft sehr leicht zu sein, und er ist es auch für den Erfahrenen, aber er kann manchmal außerordentlich schwierig werden. Die für eine tracheale Intubation ungünstigste Situation ist die, bei der der Patient auf dem Fußboden liegt und gleichzeitig eine externe Herzmassage durchgeführt wird". Freihalten der Atemwege und Beatmung unter Anwendung von Maske und Beatmungsbeutel sind einfache und grundlegende Methoden, die beherrscht werden sollten, bevor man mit dem Intubationstraining beginnt. Es muß ganz deutlich gemacht werden, daß der Beginn einer ausreichenden Beatmung und Oxygenation verzögert wird, wenn unerfahrene Personen im Notfall eine Intubation versuchen.

Wenn Studenten die künstliche Beatmung mit Maske und Beutel beherrschen, sollte man die Ausbildung zur trachealen Intubation schrittweise fortsetzen. Die Stufen eines solchen Lehrplanes könnten Vorlesungen, Filme, Demonstrationen und praktische Übungen am Intubationstrainer und schließlich im Operationssaal umfassen.

Vorlesungen

Die einführenden Vorlesungen sollten dazu dienen, die Indikationen für elektive und notfallmäßige Intubationen darzulegen, das notwendige Instrumentarium und seine Funktionsweise vorzustellen und die anatomischen Verhältnisse unter besonderer Berücksichtigung der Hals- und Kopflagerung vor Intubation zu beschreiben. Die Veranschaulichung der örtlichen Anatomie ist oftmals schwierig, da die Darstellung der dreidimensionalen Kehlkopfstruktur in einfachen Zeichnungen nur schwer gelingt.

Filme

Es gibt eine ganze Reihe brauchbarer Kurzfilme, in denen die anatomischen Bedingungen für eine Intubation anschaulich dargestellt werden. Sie zeigen deutlich, in welche Position Hals und Kopf des Patienten gebracht werden müssen, um günstigste Voraussetzungen für eine Intubation zu schaffen. Zudem bieten die meisten einen Blick auf den Kehlkopf aus der Sicht des intubierenden Anästhesisten. Die Filme sollen auch hervorheben, wie wichtig die Kontrolle der korrekten Tubuslage nach Intubation ist.

Für Unterrichtszwecke nutzen wir an unserer Klinik in Cardiff den Film „ Die tracheale Intubation", der von *Medical Electronic Educational Services Inc.,* California, USA produziert worden ist. Zu Anfang werden die anatomischen Gegebenheiten gezeigt, wobei besonders auf die verschiedenen Richtungen der Achsen von Mundhöhle, Pharynx und Trachea hingewiesen wird. Der Film demonstriert dann, wie diese unterschiedlichen Achsen für eine Intubation in eine gemeinsame Richtung gebracht werden können. Als nächstes wird das notwendige Instrumentarium vorgestellt und die Intubation am anästhesierten Patienten gezeigt. Dabei sieht man den Vorgang sowohl aus der Sicht des Zuschauers als auch mit den Augen des intubierenden Anästhesisten.

Demonstrationen und praktische Übungen an Intubationstrainern

Technische Hilfsmittel für den Intubationsunterricht stehen seit langer Zeit zur Verfügung. Die gebräuchlichsten drei werden von den Firmen *Vitalograph, Laerdal und Ambu* hergestellt.

1. Vitalograph-Trainer (Royal-Free-Hospital-System)

Dieses Gerät besteht aus einem Intubationstrainer mit fest fixiertem Kopf. Die Zähne sind austauschbar, die Trachea ist beweglich. Zum besseren Verständnis der anatomischen Situation gibt es ein separates Kehlkopfmodell. Bei zu großen Druck auf die obere Zahnreihe wird ein Warnton ausgelöst.

Als Ergänzung zum Gerät gehören zu dem System noch Anleitungstafeln und audio-visuelle Lernhilfen.

2. Laerdal-Intubationssimulator

Dieses Modell hat den Kopf, Hals und Thorax eines männlichen Erwachsenen. Die Anatomie des Pharynx und Larynx sind lebensecht nachgebildet. Die Größe und Festigkeit der Zungen kann durch Luftinsufflation verändert werden. Zu starker Druck auf die obere Zahnreihe wird durch ein rotes Warnlicht signalisiert.

3. Ambu-Intubationstrainer

Bei diesem Modell sind Larynx, Trachea und Halswirbelsäule frei sichtbar. Dadurch wird das Verständnis für die Bedeutung der richtigen Kopflagerung vor Intubation erleichtert. Es erlaubt auch die Ausübung der nasotrachealen Intubation. Auch bei diesem Gerät ertönt ein Warnton bei zu starkem Druck auf die obere Zahnreihe.

Leider entsprechen die Intubationsbedingungen an den Übungsgeräten nicht exakt denen am Patienten. Besondere Probleme bereiten die Gestaltung der Zunge und die Befestigung der Epiglottis. Dafür bestehen sie aus stabilem Material und halten der groben Behandlung auch bei ungeschickten Intubationsversuchen stand.

Um möglichst großen Nutzen aus den Intubationstrainern zu ziehen, sollte man genügend Zeit für praktische Übungen einplanen. Der Dozent sollte zuerst der Gruppe, dann jedem einzelnen die Technik der Laryngoskopie demonstrieren. Sie ist gewöhnlich der Teil des Intubationsvorgangs, der am schwierigsten zu meistern ist. Dann folgt der einfachere Akt der eigentlichen Intubation. Die richtige Anwendung des Laryngoskops und Vermeidung von Verletzungen müssen dabei besonders hervorgehoben werden. Die Studenten sollten anschließend am Intubationstrainer praktisch üben, wobei die Dauer des Intubationsvorgangs bis zum erfolgreichen Abschluß zunächst keine Rolle spielt. Erst wenn die Intubation mit einiger Zuverlässigkeit gelingt, wird eine zeitliche Begrenzung von z. B. 30 s gesetzt, und die Studenten erhalten erneut die Möglichkeit zum Üben.

Safar (2) empfiehlt dazu eine Checkliste, die genaue Kriterien enthält, nach denen der Ausbildungsstand der Studenten zu beurteilen ist (Abb. 11.1). *Hilary Howells* erkannte 1973 (3) die Vorteile der Übungshilfen und hob besonders hervor, daß an einer Intubationspuppe unbegrenzt Zeit zur Verfügung steht, sich manuelle Erfahrung anzueignen. Danach läßt sich die Routine am Patienten zuverlässig, sicher und rasch gewinnen.

Ausbildung am Patienten im Operationssaal

Wenn die Studenten am Trainer erfolgreich zu intubieren gelernt haben, kann man als letzten Schritt mit der Intubation am Patienten im Operationssaal beginnen. Dies muß immer unter direkter Aufsicht eines qualifi-

| | Name des Studenten | Datum | Name des Prüfers: |

☐ bestanden
☐ nicht bestanden

Maßnahmen	Technische Durchführung	Zeit (s)
	☑ Abhaken bei korrekter Durchführung	☑ Abhaken beim Einhalten der Zeitvorgabe
Endotracheale Intubation am Intubationstrainer (*Erwachsenenmodell*)	☐ Laryngoskoplampe vor Einsatz geprüft ☐ Tubus vor Gebrauch auf Durchgängigkeit geprüft ☐ Laryngoskop korrekt gehalten ☐ Intubationsversuch durchgeführt, ohne daß dabei grobe Verletzungen zu befürchten wären ☐ Rasches Einführen des Tubus in die Trachea . . ☐ Rascher Beginn der Beatmung über den Tubus mit dem Mund oder einem Atembeutel. . . . . . ☐ Korrekte Blockung der Tubusmanschette (mit Hilfsperson) ☐ Einlegen des Beißschutzes, sichere Fixierung des Tubus und korrekter Anschluß an ein Beatmungsgerät ☐ Ausschluß einer endobronchialen Tubusfehllage	☐ < 30 ☐ < 60
Endotracheale Intubation am Intubationstrainer (*Kleinkindmodell*)	☐ Laryngoskoplampe vor Einsatz geprüft ☐ Tubus vor Gebrauch auf Durchgängigkeit geprüft ☐ Laryngoskop korrekt gehalten ☐ Intubationsversuch durchgeführt, ohne daß dabei grobe Verletzungen zu befürchten wären ☐ Rasches Einführen des Tubus in die Trachea . . ☐ Rascher Beginn der Beatmung über den Tubus mit dem Mund oder einem Atembeutel. . . . . . ☐ Einlegen des Beißschutzes, sichere Fixierung des Tubus und korrekter Anschluß an ein Beatmungsgerät ☐ Ausschluß einer endobronchialen Tubusfehllage	☐ < 30 ☐ < 60
Endotracheales Absaugen mittels Katheter mit gekrümmter Spitze	☐ Korrekte Durchführung der Maßnahme, wobei beide Lungen separat abgesaugt werden müssen	☐ < 60

Abb. 11.1 Checkliste zum Ausbildungsstand der Studenten in der Intubationstechnik (nach *Safar* (2)).

zierten Anästhesisten geschehen. Dabei ist besonders wichtig, auf die Empfindlichkeit von Pharynx und Larynx und die Gefahr von Augenverletzungen hinzuweisen, die bei unvorsichtigem Vorgehen und falscher Handhaltung besteht. Den Studenten bereitet es oft Probleme, rasch die Laryngoskopie durchzuführen und sich über die anatomischen Verhältnisse klar zu werden. Dies hängt meistens mit überhasteten Versuchen zusammen, das Laryngoskop einzu-

bringen. Wenn es gelingt, den Kehlkopf richtig einzustellen, ist das Intubieren gewöhnlich einfach. Ein weiterer Fehler, den die Studenten häufig begehen, liegt darin, daß sie mit ihren Augen zu nahe an die Mundöffnung herangehen und sich damit die binokulare Sicht rauben. Wenn der intubierende Arzt etwa 30 bis 40 cm Abstand hält, läßt sich dieses Problem vermeiden. Die Studenten sollten sich zum Ziel setzen, während ihres Anästhesieeinsatzes 10 Intubationen im Operationssaal erfolgreich durchgeführt zu haben.

Wenn auch die Intubation ein wesentlicher Teil der Ausbildung von Medizinstudenten ist, muß man ihnen immer wieder deutlich machen, daß sie lernten, ihre Intubationen unter ausgesucht günstigen Bedingungen durchzuführen. Die Patienten wurden alle gut präoxygeniert und erbrachen nicht, da sie nüchtern waren. Unter Reanimationsbedingungen dürfte dies kaum der Fall sein. Daher kann auch gar nicht oft genug betont werden, daß im Notfall keine Zeit durch sinnlose Intubationsversuche vergeudet werden darf, wenn die Lungen mit Maske und Beatmungsbeutel völlig ausreichend beatmet werden können.

Der Ausbildungsstand der Studenten

Es ist schwierig festzustellen, in welchem Ausmaß der Unterricht der Medizinstudenten in trachealer Intubation Erfolg hat. In einer Untersuchung über die Bewertung der Qualifikation der Medizinstudenten hinsichtlich ihrer praktischen Erfahrung (4) zeigte sich, daß von 89 befragten Studenten 7% noch nie, weitere 40% nur bei einer einzigen Gelegenheit eine tracheale Intubation durchgeführt hatten. Die verbleibenden 53% hatten bei mehr als drei Patienten tracheal intubiert. Nur 30% der gesamten Gruppe hielten sich bei trachealen Intubationen für fachkundig.

Eine kurze Einführung in die Technik der trachealen Intubation macht aus einem Medizinstudenten noch keinen Experten. Weitere Gelegenheiten für Intubationen ergeben sich möglicherweise, wenn er eine Anstellung im Krankenhaus angenommen hat. In einer Übersicht über Krankenhausärzte, die vor ihrer Approbation standen, gaben alle Befragten an, bei mehr als 3 Gelegenheiten eine tracheale Intubation ausgeführt zu haben, und 89% hielten sich in dieser Hinsicht für kompetent (5).

Wahrscheinlich besteht ein Unterschied zwischen der eigenen Einschätzung und dem tatsächlichen Können in Notsituationen. Dies unterstreicht *Casey* (6), der in einer Untersuchung die theoretischen und praktischen Fähigkeiten von jüngeren Krankenhausärzten in der Ein-Helfer-Methode zur kardio-pulmonalen Wiederbelebung an einem Phantom testete. Nur 8% waren in der Lage, einen Herz-Kreislaufstillstand sachgerecht zu behandeln. Ähnlich enttäuschende Ergebnisse fand *Skinner* (7), der die Intubationsfähigkeiten von Ärzten an Intubationstrainern untersuchte. Nur 34% konnten überhaupt erfolgreich die Puppe intubieren, und niemand schaffte die Intubation in weniger als 35 s (die noch zulässige Zeit für eine Intubation bei der Prüfung für weitergehende Maßnahmen zur Erhaltung von Kreislauf und Leben in den USA). Es gibt offenbar

einen Bedarf an systematisierten Lernprogrammen für das gesamte medizinische Personal, was auch die Einstellung von Leuten, die permanent für Wiederbelebungen zur Verfügung stünden (8), und die Einrichtung von Räumen, in denen sich – wie von *Baskett* (9) beschrieben – Wiederbelebungsmaßnahmen sachgerecht üben ließen, einschließen könnte.

Die Anästhesisten

Die Erstausbildung

Für den Anästhesisten ist die tracheale Intubation in der Regel eine Maßnahme, die eher der Durchführung einer Anästhesie denn als Maßnahme zur Wiederbelebung dienen soll. Der Berufsanfänger durchläuft zunächst eine Einarbeitungsperiode, in der er die Regeln und Grundsätze lernt, nach denen die Arbeit in der betreffenden Abteilung abläuft. Mit Beginn der klinischen Tätigkeit sollte er mindestens einen Monat eng mit einem Oberarzt zusammenarbeiten, der ihm die technischen Vorgänge demonstriert und ihn die Grundlagen der Intubation sowie der Anästhesie bei elektiven oder notfallmäßigen Eingriffen lehrt. Der weiterzubildende Arzt lernt dann Intubieren unter strenger Aufsicht. Zunächst wird er darin unterrichtet, die anatomischen Verhältnisse bei der Laryngoskopie exakt darzustellen. Erst in zweiter Linie wird das Einführen des Trachealtubus geübt. Auf der nächsten Stufe darf der Assistent auch ohne direkte Aufsicht eine Anästhesie durchführen, was aber in den einzelnen Abteilungen und von Assistent zu Assistent sehr unterschiedlich gehandhabt wird. Allerdings muß in diesem Stadium Hilfe jederzeit und unmittelbar verfügbar sein, da Schwierigkeiten bei der Intubation und andere Probleme während der Anästhesie unerwartet und schnell auftreten können. In diesem Stadium sollte jeder Assistent mit einer einfachen Methode zur Beherrschung von Intubationsproblemen vertraut sein. Diese Zwischenstufe kann für den Arzt recht streßreich und für seine Patienten potentiell gefährlich sein. Akute Atemwegsprobleme, eine schwierige oder fehlerhafte Intubation oder Aspiration von Mageninhalt sind Risiken, die für den unvorsichtigen angehenden Anästhesisten Fallen sein können. Die Gesellschaft für geburtshilfliche Anästhesie, die das Auftreten von unerwartet problematischen Intubationen und begleitende Schwierigkeiten mit den Atemwegen in diesem Gebiet aufmerksam registriert, hat die Empfehlung herausgegeben, daß Anästhesisten mindestens ein Jahr Berufspraxis haben sollten, bevor sie ohne Aufsicht Anästhesien in der Geburtshilfe durchführen dürfen.

In welcher Zeit ein angehender Anästhesist seine Qualifikation erwerben kann, hängt von der Anzahl der Intubationen ab, die von ihm durchgeführt werden konnten. Außerdem gibt es individuelle Unterschiede in der Lerngeschwindigkeit und manuellen Geschicklichkeit. Deshalb ist es auch wenig sinnvoll, den Zeitpunkt, zu dem ein Anästhesist erstmalig ohne Aufsicht arbeiten darf, nach festen Regeln bestimmen zu wollen.

Der Anästhesist muß während seiner Ausbildung eigenhändige Erfahrungen sammeln können. Deshalb ist es wichtig, daß man ihn auch in schwierigen Fällen Intubationsversuche unternehmen läßt. Die Einschätzung der zulässigen Dauer solcher Versuche ist Sache des Aufsichtsführenden. Mancher Kliniker hat mit der Delegierung solcher Fälle Probleme und neigt voreilig dazu, die Aufgabe selbst zu übernehmen.

Das britische Weiterbildungssystem schreibt keine zwingenden Normen vor, so daß die Ausbildung in den Intubationsmethoden in weiten Grenzen variabel ist. Sie hängt von der Anzahl schwieriger Intubationen ab, die eingeschlossen waren, von den Methoden, die üblicherweise bei Intubationen eingesetzt wurden, und von der Erfahrung des Ausbilders in der Anwendung komplexer Intubationstechniken. In jedem Fall sollten die rasche Einleitung („Crush-Einleitung") und Intubationen im Zusammenhang mit Präoxygenation und Krikoiddruck sowie die Durchführung schwieriger Intubationen unter Einsatz von biegsamen Plastik- oder Metalleinführungsstäben dazugehören. Auch die Simulation einer schwierigen Intubation (s.S. 118) sollte eingeschlossen sein, um Erfahrung und Sicherheit für den Fall zu gewinnen, daß überraschend die Stimmlippen nicht einsehbar sind, sowie das drillmäßige Üben von alternativen Methoden bei Mißlingen der Intubation in der geburtshilflichen Anästhesie, die bei jedem anderen Patienten mit vollem Magen auch anwendbar wären.

Das britische Weiterbildungssystem unterscheidet sich erheblich von dem in den USA. Hier stehen alle Ärzte während ihrer Weiterbildung in Anästhesieeinleitung und Intubation immer unter Aufsicht. Dies hat den Vorteil, daß der Patient in besonderer Weise vor Fehlern geschützt wird. Der Nachteil liegt darin, daß der auszubildende Arzt nie in die Lage versetzt wird, selbständig überraschend auftretende Probleme beim Freihalten von Atemwegen oder schwierige Intubationen bewältigen zu müssen.

Kompliziertere Intubationstechniken

Ein Schwachpunkt des britischen Ausbildungssystems (wohl auch des deutschen, Anm.d.Übersetzers) ist die Tatsache, daß aufwendigere Intubationstechniken selten nach festgelegten Grundsätzen gelehrt werden. An vielen Anästhesieabteilungen gibt es niemanden, der in der Lage wäre, fiberoptische oder retrograde Intu-

bationen durchzuführen. Es ist offensichtlich, daß diese Techniken in der alltäglichen Arbeit nicht erforderlich sind, und viele Klinikärzte scheinen in den allermeisten Fällen auch ohne sie auszukommen. Aber an größeren Kliniken mit Ausbildungsfunktion sollten junge Ärzte die Grundlagen und praktische Durchführung solcher Methoden gründlich lernen können.

Eigenhändige Erfahrungen mit der retrograden Intubationstechnik am Patienten sind schwer zu erlangen, weil geeignete Fälle nur selten vorkommen und es sich aus ethischen Gründen verbietet, normale Patienten retrograd zu intubieren. Man kann dieses Problem weitgehend durch die Kombinierung von theoretischem Unterricht, praktischer Übung an der Leiche oder an Trainingspuppen und der Demonstration von Filmen lösen. Die Methode läßt sich schnell und einfach ausführen (s.S. 129). Es ist sicher ethisch vertretbar, Patienten, bei denen vorweg die Intubation als schwierig beurteilt wird oder bereits frühere Intubationsversuche fehlgeschlagen waren, prophylaktisch retrograd zu intubieren.

Die fiberoptische Intubation ist eigentlich die schwierigere Methode. Es hat sich deutlich gezeigt, daß geeignete Übungsverfahren dabei helfen können, Erfahrungen in dieser Technik zu gewinnen (s.S. 134). Limitierende Faktoren auf diesem Weg sind Entmutigung nach anfänglichen Mißerfolgen, schlecht ausgearbeitete Trainingsprogramme und Fehlen der entsprechenden apparativen Ausrüstung auf Grund finanzieller Einschränkungen. Es ist erwiesen, daß nur eine beschränkte Anzahl von Ärzten in der Lage ist, fiberoptische Intubationen vorzunehmen (s.Tab. 7.13). Dabei ist der denkbare Anwendungsbereich so bedeutend, daß diese Zahl vergrößert werden sollte. Es ist wichtig, daran zu erinnern, daß das Instrumentarium immer wieder gerade auch in der alltäglichen Praxis zum Einsatz kommen muß, wenn man sich ein hohes Maß an Geschicklichkeit erhalten will.

Medizinisches Hilfspersonal (z.B. Rettungssanitäter)

Notwendigkeit der Ausbildung

Zweifellos ist das Erlernen der trachealen Intubation ein wichtiger Bestandteil der Ausbildung eines jeden Arztes. Umstritten ist die Frage, inwieweit auch medizinisches Personal wie z.B.in der Fachkrankenpflege oder im Rettungsdienst diese Technik beherrschen müssen. *Safar* (2) schlug vor, das Pflegepersonal auf Intensivstationen und ausgesuchte Gruppen von Rettungssanitätern im Intubieren zu unterweisen. In Großbritannien (wie auch in der BRD, Anm. d.

Übers.) wird das „paramedizinische" Personal im wesentlichen von Personal im Rettungsdienst gestellt. Viele Einrichtungen im Gesundheitswesen haben damit begonnen, Ausbildungskurse einzurichten, in denen die Techniken der intravenösen Kanülierung und trachealen Intubation zusätzlich zu den üblichen Maßnahmen zum Freihalten von Atemwegen gelehrt werden. Die Frage ist, welche Belege dafür vorliegen, daß eine solche Ausbildung für Patienten von Nutzen ist.

Es gibt ziemlich viele Veröffentlichungen darüber, welchen Einfluß der Einsatz entsprechend ausgebildeten Rettungspersonals auf die Überlebensrate nach Herzstillstand außerhalb einer Klinik hat. *Vertesi* (10) berichtete über die Erfahrungen mit geschulten Rettungssanitätern während eines Zeitraums von 27 Monaten. In dieser Zeit traten 227 Fälle mit Herzstillstand auf, von denen 198 (87%) intubiert wurden. Die Anzahl der Patienten, die bei Klinikaufnahme noch lebten, betrug 58 (25.6%), von denen jedoch nur 21 (9.25%) gesund entlassen werden konnten. Die Autoren schlossen daraus, daß „der plötzliche Tod nach Herzerkrankungen in einer erheblichen Zahl der Fälle verhindert und die Verschlechterung einer Vielzahl von anderen Störungen durch frühzeitigen Einsatz kreislauf- und atmungsstützender Maßnahmen vermieden werden können". Daneben hat die Untersuchung von *Lund* und *Skulberg* (11) bewiesen, daß die Überlebensrate nach Herzstillstand außerordentlich verbessert werden kann, wenn die Kenntnis einfacher Wiederbelebungsmaßnahmen weitverbreitet ist. Sie fanden, daß 36% aller Patienten, die einen Herzstillstand erlitten hatten, durch prompte Hilfe zufällig anwesender Personen überlebten und später auch gesund aus dem Krankenhaus entlassen werden konnten. Demnach wäre der Idealzustand eine Kombination aus Schulung weiter Kreise der Bevölkerung in Basismaßnahmen zur Wiederbelebung (Mund-zu-Mundbeatmung und externe Herzmassage) und Ausbildung einer kleinen Gruppe von Rettungsdienstpersonal in weiterführenden, komplexeren Reanimationsmaßnahmen.

Indikationen zur Intubation im außerklinischen Bereich

Der häufigste Anlaß, bei dem eine Intubation durch Rettungssanitäter als notwendig erachtet werden könnte, ist der Herzstillstand nach Myokardinfarkt. Patienten im Koma und solche mit ausgedehntem Traumen, bei denen eine Intubation vorsorglich zur Vermeidung von Atemwegsproblemen nötig ist, sind weitere Beispiele.

Wenn man an die Behandlung eines Herzstillstandes denkt, wird deutlich, daß eine Intubation nicht zwingend Bestandteil der Reanimationsmaßnahmen ist.

Die Lunge kann auch mit Maske und Beatmungsbeutel adäquat beatmet werden. Wenn aber eine Intubation schnell und korrekt durchgeführt werden kann, erleichtert dies die Beatmung und schützt vor Kontamination der Atemwege. In der Literatur sind nur wenige Arbeiten bekannt, die sich mit der Auswertung der im Rettungsdienst durchgeführten Intubationen befassen. *Stewart* u.a. (12) stellten die Ergebnisse einer Studie an 779 Patienten über die Zahl der Intubationsversuche durch Rettungssanitäter vor. Insgesamt konnten 701 (90%) Patienten erfolgreich intubiert werden. In 57.9% der Fälle gelang dies beim ersten Versuch, in 26.1% im zweiten und in 5.3% im dritten Anlauf. Die Komplikationsrate lag bei 9.5%, wobei die verlängerte Dauer des Intubationsvorgangs (> 45 s) den größten Anteil hatte. Immerhin wurden drei nicht erkannte ösophageale Intubationen registriert. 224 (28.8%) der intubierten Patienten hatten bereits vor Beginn, 7 (0.9%) während der Intubationsversuche erbrochen. In diesen Fällen wurden Intubationen als vorteilhaft zum Schutz freier Atemwege betrachtet.

Der Nutzen der frühen Intubation von Patienten mit größerem Trauma im außerklinischen Bereich ist noch schwieriger zu bewerten. Die Fälle, die wahrscheinlich am meisten davon profitieren dürften, wenn man einmal die Patienten mit Herz- Kreislaufstillstand nach Trauma außer acht läßt, betreffen Patienten mit Schädel-, Hals- oder Thoraxverletzungen. Gerade dabei können aber auch für erfahrenste Anästhesisten Intubationshindernisse auftreten. Zusätzlich besteht noch die Gefahr einer Zunahme der Verletzungsfolgen, wenn die Intubation nicht mit größter Vorsicht durchgeführt wird. Anders als bei der Behandlung des Herzstillstands bei Myokardinfarkt gibt es für die Intubation von Traumapatienten durch Rettungssanitäter weniger gute Argumente.

Ein größeres Problem wird darin gesehen, daß es schwieriger zu sein scheint, Leute so auszubilden, daß sie einzuschätzen lernen, wann man eine Intubation unterlassen sollte, als ihnen zu zeigen, wie man eine Intubation sachgerecht ausführen muß. Aus den Ausbildungsrichtlinien sollte daher hervorgehen, bei welchen Patienten Intubationsversuche angezeigt sind, in welcher Größenordnung Anzahl und Dauer der Versuche liegen sollten, welcher Intubationsweg in der Regel gewählt werden muß und u n t e r   w e l c h e n   U m - s t ä n d e n   e i n e   I n t u b a t i o n   k o n t r a - i n d i z i e r t   i s t .

Ausbildungsprogramm

Die Ausbildung des Personals im Rettungsdienst in Großbritannien unterscheidet sich von der in den USA. Entsprechend den Erfahrungen, die man seit

1969 in Brighton mit dem speziellen Rettungsdienst für Herzkranke gemacht hat, ist die Ausbildung der Rettungssanitäter für solche Aufgaben sehr umfassend. Das Aufnahmeverfahren für geeignete Kandidaten umfaßt eine Aufnahmeprüfung in Kombination mit der Beurteilung durch den zuständigen Ausbildungsleiter. Der wesentliche Teil des Kurses findet im Hospital statt. Er beinhaltet mehr als 24 Vorlesungen von je 90 min Dauer und einen ganztägigen, einmonatigen Einsatz auf der Kardio-Intensivstation. Nach bestandenem Examen folgt ein 6-monatiger Einsatz im Rettungsdienst, bevor sich eine weitere einwöchige Schulung in der Behandlung von Atemwegsproblemen anschließt. Einmal jährlich findet ein fünftägiger Wiederholungskurs statt, der alle Themenbereiche der Reanimation und Notfallmedizin abdeckt (13). Die Ausbildung in den USA ist noch umfangreicher. Die Lernprogramme sind überall ähnlich und entsprechen dem hier dargestellten aus Seattle. Es umfaßt 1000 Stunden intensiven theoretischen und praktischen Unterricht, der alle Aspekte der Reanimation und Notfallmedizin einschließlich Notoperationen wie Tracheotomie und Thorakotomie einschließt (14).

Sofern die endotracheale Intubation als Teil der umfassenden Ausbildung von Rettungssanitätern betrachtet wird, muß man Überlegungen anstellen, wie der Unterricht für diese Gruppe am besten gestaltet werden könnte. Es ist sicher sinnvoll, ihn in ähnlicher Weise durchzuführen wie für die Gruppe der Medizinstudenten. Dabei sollte soviel Zeit wie möglich für die praktische Arbeit im Operationssaal am anästhesierten Patienten eingeplant werden, weil es keinen Ersatz für eigenhändig erworbene Erfahrung gibt.

Schlußfolgerungen

Es ist bedauerlich, daß die Intubation häufig sehr unsystematisch gelehrt wird. Da es keine festgelegten Ausbildungsprogramme gibt, verwundert dies kaum. Aber selbst wenn man Gelegenheit hatte, sich mit Hilfe eines guten Lernprogramms und qualifizierter Einführung erfolgreich entsprechendes Können anzueignen, kommt es bei fehlender Praxis sehr rasch zur Rückbildung der erlernten Fähigkeiten auf einen gefährlich niedrigen Stand. Deshalb ist es so wichtig, daß Ärzte wie auch alle anderen Gruppen, von denen erwartet wird, daß sie intubieren können, ihr ursprüngliches Wissen durch regelmäßige Weiterbildung auffrischen.

Die wesentlichen Unzulänglichkeiten in der Ausbildung äußern sich in den Gruppen unterschiedlich. Bei den Anästhesisten dürfte das Defizit darin bestehen, daß sie nicht intensiv genug lernen, mit Problempatienten umzugehen oder aufwendigere Intubationsverfahren anzuwenden. Bei den Rettungssanitätern muß das

Wissen um Indikationen und besonders Kontraindikationen für Intubationen verbessert werden, da eine Intubation in bestimmten Fällen Schadens stiften kann. Die Ausbildung der Medizinstudenten leidet daran, daß sie gewöhnlich nicht über die Vermittlung von Basiswissen hinausgeht. Das Ziel sollte aber darin bestehen, ihnen eindringlich deutlich zu machen, wie wichtig Erfahrung im Intubieren in ihrer weiteren Laufbahn ist, besonders wenn sie an einem Krankenhaus tätig werden.

Obwohl im Klinikbereich notfallmäßige Intubationen in der Regel Sache der Anästhesisten sind, müssen auch andere Mitarbeiter in der Lage sein, eine Intubation und Beatmung durchführen zu können, falls ein Anästhesist einmal nicht zur Verfügung steht. Deshalb gehört Intubieren zu den Fähigkeiten, die jeder, der an der Akutversorgung von Patienten im Krankenhaus beteiligt ist, erwerben und sich durch regelmäßige Übung auch erhalten muß.

Literatur

1 *Lunn, J.L.:* Lecture Notes on Anaesthetics, 2nd edn. Blackwell Scientific Publications, Oxford 1982

2 *Safar, P.:* Cardiopulmonary Cerebral Resuscitations. W.B. Saunders, Philadelphia 1981

3 *Hilary Howells, T., Emery, F.M., Twentyman, J.E.C.:* Endotracheal intubation training using a simulator. Br. J. Anaesth. 45 (1973) 400

4 *Wakeford, R., Roberts, S.:* An evaluation of medical students' pracitical experience upon qualification. Medical Teacher 4 (1982) 140

5 *Evans, I., Wakeford, R.:* House officers' perceptions of their experience and competence. Medical Teacher 5 (1983) 68

6 *Casey, W.F.:* Cardiopulmonary resuscitation: a survey of standards among junior hospital doctors. J. Roy. Soc. Med. 77 (1984) 921

7 *Skinner, D.V., Camm, A.J., Miles, S.:* Cardiopulmonary resuscitation skills of preregistration house officers. Br. Med. J. 290 (1985) 1549

8 *Baskett, P.J.F.:* Resuscitation needed for the curriculum? Br. Med. J. 290 (1985) 1531

9 *Baskett, P.J.F., Lawler, P.G.P., Hudson, R.B.S., Makepeace, A.P.W., Cooper, C.:* Resuscitation teaching room in a district general hospital: concept and practice. Br. Med. J. I (1976) 568

10 *Vertesi, L.:* The paramedic ambulance: a Canadian experience. Can. Med. Assoc. J. 119 (1978) 25

11 *Lund, I., Skulberg, A.:* Cardiopulmonary resuscitation by lay people. Lancet II (1976) 702

12 *Stewart, R.D., Paris, P.M., Winter, P.M., Pelton, G.H., Cannon, G.M.:* Field endotracheal intubation by paramedical personnel. Chest 85 (1984) 341

13 *Studd, C.:* Abstract from International Conference on Cardiac Arrest and Resuscitation

14 *Mayer, J.D.:* Seattle's paramedic program: geographical distribution, response times, and mortality. Soc. Sci. Med. 13D (1979) 45

Verzeichnis deutschsprachiger Literatur

Adams, H.A., von Bormann, B., Bachmann, B.,Ratthey, K., Hempelmann, G.: Untersuchungen zur endokrinen Streß-Reaktion bei orotrachealer Intubation und Oberflächen-anaesthesie bei Lidocain. Anaesthesist 36 (1987) 468

Agnoli, A., Strauss, P.: Isolierte Hypoglossus- und kombinierte Hypoglossus-Lingualis-Paresen nach Intubation und direkter Laryngoskopie. HNO 18 (1970) 237

Ahnefeld, F.W., Mehrkens, H.H., Siebeneich, H.: Modifikation des Einführungsmandrins für Trachealtuben. Anaesthesist 26 (1977) 204

Antoniadou, E., Podlesch, I.: Komplikationen der prolongierten nasotrachealen Intubation bei Kindern. Anaesthesist 20 (1971) 195

Bachofen, M., Neiger, M., Althaus, U.: Endobronchiale Schienung der Luftwege bei Kompression auf Höhe der Bifurkation. Anaesthesist 22 (1973) 37

Bachofen, M.: Dämpfung des Blutdruckanstieges bei der Intubation: Lidocain oder Fentanyl? Anaesthesist 37 (1988) 156

Baer, G.A.: Die Wirkung verschiedener Tracheaquerschnittsformen auf den Atemwegsdruck bei experimenteller intratrachealer Injektorventilation. Anaesthesist 34 (1985) 124

Bagnyi, J., Barankay, A.: Bericht einer partialen Zungennekrose, verursacht durch einen endotrachealen Tubus. Anaesthesist 24 (1975) 136

Barth, L.: Die Beziehung zwischen Manschetten-Innendruck und Druckbelastung der Trachea bei Benutzung von Manschettentuben. Anaesthesist 8 (1959) 358

Bauer, H.: Zur Dehnungsverletzung des Nervus recurrens durch Intubation bei Narkose. Anaesthesist 7 (1958) 173

Beck, H., Preisler, O.: Die Kehlkopf- und Trachealflora vor und nach Intubation. Anaesthesist 8 (1959) 110

Bein, T., Lenhart, F.P., Berger, H., Schilling, V., Briegel, J., Haller, M., Forst, H.: Ruptur der Trachea bei erschwerter Intubation. Anaesthesist 40 (1991) 456

Beitzke, A., Grubbauer, H.M.: Ergebnisse nasotrachealer Intubation bei akuter Epiglottitis. Klin. Paediatr. 190 (1978) 158

Benzer, H., Muhar, F., Thoma, H.: Pulsfrequenzanalysen bei Operationen. Anaesthesist 18 (1969) 241

Berend, R.: Knöcherne Synechie im Processus-vocalis-Bereich nach translaryngealer endotrachealer Dauerintubation. Laryngol. Rhinol. Otol. 55 (1976) 124

Bonfils, P.: Neue Technik mit einem fiberoptischen Instrument: nasale kontralaterale Intubation. Anaesthesist 31 (1982) 362

Bonfils, P.: Prophylaktische Maßnahmen vor einer schwierigen Intubation. Anästh. Intensivther. Notfallmed. 18 (1983) 17

Bonfils, P.: Schwierige Intubation bei Pierre-Robin-Kindern, eine neue Methode: der retromolare Weg. Anaesthesist 32 (1983) 363

Borm, D.: Trachea-Bronchus-Rupturen während Intubationsnarkosen mit Carlens-Tuben. Chirurg 48 (1977) 793

Brandt, L., Renz, D., Pokar, H.: Die gasdiffusionsbedingte Druckkinetik in Niederdruckmanschetten. Kontinuierliche Druckmessung in vivo und in vitro. Anaesthesist 30 (1981) 200

Brandt, L.: Tubusverlegung von Silkolatex-Trachealtuben bei Verwendung von Lachgas. Anaesthesist 31 (1982) 195

Brandt, L., Pokar, H., Renz, D., Schütte, H.: Cuffdruckänderungen durch Lachgasdiffusion. Anaesthesist 21 (1982) 345

Brandt, L., Pokar, H., Schütte, H.: 100 Jahre Intubationsnarkose. William Macewen, ein Pionier der endotrachealen Intubation. Anaesthesist 32 (1983) 200

Brandt, L., Pokar, H.: Das Rediffusionssystem. Limitierung der lachgasbedingten Cuffdruckanstiege von Endotrachealtuben. Anaesthesist 32 (1983) 459

Brandt, L.: Die Geschichte der Intubationsnarkose unter besonderer Berücksichtigung der Entwicklung des Endotrachealtubus. Anaesthesist 35 (1986) 523

Brandt, L., Mertzlufft, F., Dick, W.: Verhalten des arteriellen und gemischtvenösen Blutgasstatus in der Initialphase der Intubationsapnoe. Untersuchungen zum Christiansen-Douglas-Haldane-Effekt. Anaesthesist 38 (1989) 167

Brandt, R.H.: Larynx und Intubation. Z. Erkr. Atmungsorgane 136 (1972) 93

Brandt, R.H., Schleusing, M.: Endotrachealtuben mit intermittierender Blockung. Zentralbl. Chir. 98 (1973) 1216

Brandt, R.H.: Zur aktuellen Bedeutung der Tubusendoskopien der Luft- und Speisewege. Z. Ärztl. Fortbild. Jena 78 (1984) 597

Brusis, T., Höppner, J.: Eine ungewöhnliche Intubation. Anaesthesist 24 (1975) 461

Büch, H., Neurohr, O., Pfleger, K., Büch, U., Hutschenreuter, K.: Gefährliche Schleimhautschäden durch Endotracheal-Katheter infolge Anreicherung von Phenolen aus einem Desinfektionsmittel. Anaesthesist 17 (1968) 204

Büttner, J., Klose, R.: Probleme bei der Intubation mit dem flexiblen Fiberbronchoskop LF1. Entwicklung einer Intubationshilfe. Anaesthesist 39 (1990) 420

Caliebe, W.: Verlegung des Lumens bei Woodbridge-Tuben und ihre rechtzeitige Erkennung. Z. Prakt. Anaesth. 4 (1969) 35

Cetina, J.: Ein seltener Fall der Tubusobstruktion. Anaesthesist 25 (1976) 536

Chilla, R., Gabriel, P.: Die Arthritis des Krikoarytaenoidgelenkes, über eine seltene Intubationsfolge und deren Therapie. Laryngol. Rhinol. Otol. 55 (1976) 389

Chilla, R., Chilla-Wübbena, U.: Intubationsschäden von Kehlkopf und Trachea – Ursachen, Formen, Therapie und endoskopische Früherfassung zur kontrollierten Prophylaxe. Anaesthesist 32 (1983) 507

Chilla, R., Gabriel, P., Ilse, H.: Die Kurzzeitintubation als Ursache organischer und funktioneller Kehlkopfschäden. Laryngol. Rhinol. Otol. 55 (1976) 118

Clauberg, G.: Beobachtungen von vagovagalen Reflexen bei Endotrachealnarkosen. Anaesthesist 13 (1964) 372

Collo, D.: Das Trauma des Larynx und der Halsluftröhre. Ther. Umsch. 37 (1980) 1074

Deitmer, T., Hansen, J.: Vermeidung von Komplikationen bei transnasaler Einlage von Beatmungstuben und Sonden. Anästh. Intensivther. Notfallmed. 19 (1984) 310

Deitmer, T.: Brückensynechien des Larynx nach Langzeitintubation. Laryngorhinootologie 70 (1991) 151

Deller, A., Weichel, T.: Fallbericht: Lumenverlegung bei einem Magill-Tubus. Anästh. Intensivther. Notfallmed. 25 (1990) 293

Dibold, E.: Ein Endobronchialtubus zur isolierten Ausschaltung des rechten Lungenoberlappens. Anaesthesist 4 (1955) 119

Dippold, A., Gummel, J.: Eine seltene Komplikation bei der Extubation. Zentralbl. Chir. 98 (1973) 1312

Doehn, M., Hörmann, K., Bause, H., Rockemann, M.: Vorstellung einer Einführhilfe für die nasale Intubation. Anästh. Intensivther. Notfallmed. 20 (1985) 289

Droh, R.: Der Kuhn-Tubus, neue Möglichkeit der Intubation. Anaesthesist 14 (1965) 229

Eilenberger, K., Lackner, F., Funovics, J., Porges, P.: Endobronchiale Beatmung bei der transthorakalen endoskopischen Sympathektomie. Anästh. Intensivther. Notfallmed. 18 (1983) 174

Falk, K., Gross, H., Zinganell, K.: Erschwerte Intubation und Narkose bei Morbus Pfaundler-Hurler. Anaesthesist 38 (1989) 208

Fassolt, A.: Postanästhetische Halsbeschwerden nach Gebrauch verschiedener Typen von Endotrachealtuben. Anaesthesist 23 (1974) 62

Fischer, G.: Intubation oder Tracheotomie am Unfallort (zugleich ein Beitrag zur Ausstattung eines Arztnothilfskoffers). Z. Aerztl. Fortbild. (Jena) 59 (1965) 1314

Fischer, P.L., Dinstl, K.: Experimentelle Untersuchungen zur Ignitionsgefahr von Tuben bei endolaryngealer Mikrochirurgie mit dem Laser. HNO 33 (1985) 134

Fösel, T., Altemeyer, K.H., Mehrkens, H.H.: Endotest – Eine einfache Methode zur Überwachung des Innendrucks der Tubusblockermanschette. Anaesthesist 34 (1985) 373

Frass, M., Frenzer, R., Ilias, W., Lackner, F., Hoflehner, G., Losert, U.: Esophageal Tracheal Combitube (ETC): Tierexperimentelle Ergebnisse mit einem neuen Notfalltubus. Anästh. Intensivther. Notfallmed. 22 (1987) 142

Frei, F.J., Meier, P.Y.R., Lang, F.J., Fasel, J.H.D.: Krikothyreotomie mit dem „Quicktrach"-Koniotomiebesteck. Anästh. Intensivther. Notfallmed. 25 (1990) 44

Fritsche, P.: Tracheotomie oder Langzeitintubation. HNO 21 (1973) 297

Fritz, K.W., Schultz-Coulon, H.J.: Stimmlippensynechie nach Kurzzeitintubation. Anaesthesist 35 (1986) 317

Frühwald, H., Schmiedl, R.: Cuffschädigungen der Trachea bei Intubation. Experimentelle Untersuchungen an der humanen Leichentrachea. Laryngol. Rhinol. Otol. 59 (1980) 737

Gabriel, W., Holinger, P.H.: Endolaryngeale Granulome nach endotrachealer Intubation. Arch. Ohr. Nas. Kehlkopfheilk. 183 (1964) 415

Gabriel, W., Döring, H., Pregel, C.: Lebensbedrohliche Verlegung der Trachea nach Intubation bei Morbus Willebrand-Jürgens. Prakt. Anaesth. 11 (1976) 349

Georgi, R., Meyer, H.J., Krier, C., Terrahe, K.: Intubationsprobleme bei Anästhesien in der Hals-Nasen-Ohrenheilkunde. Anaesthesiol. Intensivmed. Notfallmed. Schmerzther. 26 (1991) 258

Geroulanos, S., Hahnloser, P., Senning, A.: Beitrag zur Magenberstung nach Sauerstoffinsufflation in den Magen. Eine tierexperimentelle und klinische Studie. Helv. Chir. Acta 43 (1976) 803

Göcke, H.: Intubationsschäden an den großen Luftwegen Neugeborener. Verh. Dtsch. Ges. Pathol. 62 (1978) 427

Goerig, M., Filos, K., Renz, D.: Joseph O'Dwyer – Ein Wegbereiter der endotrachealen Intubation und Druckbeatmung. Anästh. Intensivther. Notfallmed. 23 (1988) 244

Gosepath, J., Puente-Egido, J.J., Tschokl-Heinrichs, H.: Zwischenfall während endotrachealer Intubation. Anaesthesist 16 (1967) 112

Grimm, H.: Notfall-Ausrüstung, Notfall-Medikamente, Notfall-Maßnahmen aus der Sicht des Anästhesisten. Fortschr. Med. 101 (1983) 1117

Güttich, H.: Über den Intubationstubus nach F. Kuhn I und II. Anaesthesist 15 (1966) 21

Guggenberger, H., Lenz, G., Heumann, H.: Erfolgsrate und Komplikationen einer modifizierten retrograden Intubationstechnik bei 36 Patienten. Anaesthesist 36 (1987) 703

Haas, E.: Heiserkeit nach Endotrachealnarkose. Z. Laryng. Rhinol. 37 (1958) 106

Hackl, H., König, G.: Experimentelle Untersuchungen über die Widerstandsfähigkeit der Trachea gegenüber aufblasbaren Gummimanschetten. Anaesthesist 8 (1959) 134

Häggi, J., Anderhub, H.P., Kronauer, C., Russi, E.W.: Transtracheale O$_2$-Applikation zur Sauerstoff-Langzeittherapie. Schweiz. Med. Wochenschr. 118 (1988) 1321

Hansen, J., Reinhold, P., Wendt, M., Stoll, W.: Cuffschutz bei nasotrachealer Intubation. Anaesthesist 33 (1984) 384

Harder, H.J.: Die Verhütung von Herz-Rhythmusstörungen bei der Intubation in Cyclopropannarkose. Anaesthesist 5 (1956) 151

Hartung, H.J., Osswald, P.M., Vossmann, H.: Erfahrungen mit der nasotrachealen Intubation bei der Erstversorgung Gesichts- und Halsverbrannter. Anästh. Intensivther. Notfallmed. 15 (1980) 7

Hartung, H.J., Osswald, P.M.: Die nasotracheale Intubation an nicht-nüchternen, wachen Patienten. Anaesthesist 29 (1980) 439

Haschemian, A.: Ein gerader Laryngoskop-Spatel zur Intubationsnarkose (modifiziertes Modell). Fortschr. Med. 91 (1973) 121

Hassenstein, J., Schmitt-Köppler, A.: Tracheo-oesophageale Fistel bei Langzeitintubation eines polytraumatisierten Patienten mit Schocklunge. Prakt. Anaesth. 12 (1977) 234

Hauber, K.: Beitrag zur Technik der nasalen Intubationsmethode. Anaesthesist 21 (1972) 441

Hausmann, D., Schulte am Esch, J., Koch, U.: Behandlungsbedürftige Spätkomplikationen des Larynx und der Trachea nach prolongierter nasotrachealer Intubation. Anästh. Intensivther. Notfallmed. 16 (1981) 211

Hefter, E.: Das Intubationsgranulom. Anaesthesist 18 (1969) 194

Hegendörfer, U., Peter, K., Rückert, U.: Schädigungen im Respirationstrakt nach Langzeit-Intubation und Tracheotomie bei Erwachsenen unter besonderer Berücksichtigung der Morphologie. Anaesthesist 19 (1970) 460

Heindl, W.P.: Anästhesieverfahren zur bronchoskopischen Intubation im Vergleich. Anästh. Intensivther. Notfallmed. 24 (1989) 81

Heine, P.: Ein neuer Metall-Tubus für Laser-Eingriffe im Laryngotracheal-Bereich. Anaesthesist 38 (1989) 434

Heinrichs, W., Fauth, U., Tzanova, I., Karim, S., Halmagyi, M.: Der Einfluss von Nifedipin und Fentanyl auf Veränderungen der Kreislaufreaktion bei endotrachealer Intubation. Anaesthesist 38 (1989) 466

Heller, K.P., Reinhold, P., Hartenauer, U.: Atemphasengesteuerte Tubusmanschettenbelüftung. Prakt. Anaesth. 13 (1978) 235

Hempelmann, G., Hempelmann, W., Walter, P.: Binasopharyngealtuben zur Überbrückung von apnoischen Phasen bei Versuchstieren. Z. Prakt. Anaesth. Wiederbeleb. 7 (1972) 168

Hill, K.: Zur Pathomorphologie einiger Veränderungen an Trachea und Bronchien unter maschineller Dauerbeatmung. Anaesthesist 22 (1973) 34

Hönig, J.F., Merten, H.A., Braun, U.: Die intraorale dentale Fixierung des Endotrachealtubus durch Kofferdamklammer. Anaesthesist 39 (1990) 422

Hövener, B., Henneberg, U.: Zur Limitierung der nasotrachealen Langzeit-Intubation. Anaesthesist 24 (1975) 529

Hövener, B.: Cuffdruckmessungen bei verschiedenen Endotrachealtuben mit Niederdruckmanschetten unter maschineller Beatmung. Anaesthesist 26 (1977) 651

Hoffmann, D.: Intubation, Trachealpunktion und Koniotomie am Notfallort. Z. Ärztl. Fortbild. Jena 78 (1984) 643

Homann, B.: Akute Bronchialblockade rechts nach Intubation mit dem linksschwingenden Robertshaw-Tubus. Anaesthesist 34 (1985) 91

Homann, B., Hild, J., Georgi, W.: Das modifizierte Kleinsasser-Rohr: Ideal für die schwierige Intubation. Anaesthesist 34 (1985) 98

Horatz, K.: Gefahren durch unterschiedliche Tubuslängen. Anaesthesist 9 (1960) 372

Horvath, A., Tekeres, M.: Indikation und Methode der Langzeitintubation in der Intensivtherapie. Intensivmed. Prax. 6 (1983) 7

Huber, H.: Zur Kenntnis der Intubationsschäden. Wien. Med. Wschr. 119 (1969) 515

Hügin, W.: Über Fehler und Gefahren der Narkose mit Berücksichtigung neuzeitlicher Methoden und neuerer Erkenntnisse. Anaesthesist 1 (1952/53) 46

Hügin, W.: Bemerkungen zu der Arbeit von G. Mittag: Ein seltener Zwischenfall bei der Endotrachealnarkose. Anaesthesist 5 (1956) 24

Ilberg, C.v.: Intubationsfolgeschäden. Dtsch. Ärztebl. 76 (1979) 77

Imhof, H., Lechner, G., Roca, R., Niederle, P., Dinstl, K.: Computertomographische Beurteilung des Trachealquerschnittes. Röntgenblätter 35 (1982) 17

Jacob, W.: Ein neues Intubationsbronchoskop. Anaesthesist 8 (1959) 142

Jantzen, J.P.: Endotrachealtuben für CO_2-Laserchirurgie des Larynx. HNO 32 (1984) 28

Jantzen, J.P., Kleemann, P.P., Hein, H.A.: Fiberoptische orotracheale Intubation. Anästh. Intensivther. Notfallmed. 22 (1987) 14

Johannsen, H.S., Pascher, W.: Stimmstörungen durch Mikrotraumen des Larynx bei Intubation. Arch. Klin. Exp. Ohren Nasen Kehlkopfheilkd. 202 (1972) 597

Johannsen, H.S., Pirsig, W.: Therapie der Ankylose des Krikoarytaenoidgelenkes nach Intubation. Laryngol. Rhinol. Otol. 66 (1987) 82

Johannsen, H.S., Wallesch, B.: Differentialdiagnose des Stimmlippenstillstandes nach Intubation. Auris. Nasus. Larynx. 16 Suppl. 1 (1989) 85

Joos, D., Zeiler, D., Muhrer, K., Hempelmann, G.: Die Bronchialruptur. Diagnose und Therapie einer seltenen Komplikation bei der Anwendung von Doppellumentuben. Anaesthesist 40 (1991) 291

Junghänel, S., Bräutigam, K.H.: Rüsch-Tubomat. Ein Gerät zur fortlaufenden Messung und Begrenzung des Intracuffdruckes von Niederdruckmanschetten. Anaesthesist 28 (1979) 201

Jungmayr, H.: Fehler und Gefahren bei der laryngotrachealen Intubation (speziell bei Verwendung aufblasbarer Tubusmanschetten). Z. Laryng. Rhinol. Otol. 48 (1969) 107

Kaiser-Meinhardt, I., Wilke, H.J.: Die Bedeutung der Taschenbildung und anderer Epipharynxanomalien bei der nasotrachealen Intubation. Anaesthesist 12 (1963) 374

Kambic, V., Radsel, Z.: Die Mikrotraumen des Larynx bei Intubation. HNO 23 (1975) 181

Kay, B.: Reduktion der Kreislaufreaktion auf Trachealintubation – die Wirkung von Meptazinol. Anaesthesist 35 (1986) 500

Keéri-Szántó, M.: Technisches zur Selbstherstellung einer Manschette für den Endotrachealtubus. Anaesthesist 3 (1954) 247

Kleemann, P.P., Scheunemann, H.: Anwendung der fiberoptischen Intubation in der Mund-, Kiefer- und Gesichtschirurgie. Dtsch. Z. Mund. Kiefer. Gesichtschir. 8 (1984) 54

Kleemann, P.P., Dick, W., Scheunemann, H.: Intubation mit der neuen ultradünnen flexiblen Fiberoptik bei Kleinkindern mit kongenitaler Ankylose der Kiefergelenke. Anaesthesist 34 (1985) 694

Kleinsasser, O.: Endotrachealkatheter mit beweglicher Abdichtmanschette zur Vermeidung von Wandschädigungen der Luftröhre. Anaesthesist 18 (1969) 382

Koch, H., Franke, I.: Eine neue Komplikation der endotrachealen Intubation. Anaesthesist 22 (1973) 466

König, W.: Narkosekomplikation durch Kompression der Trachea. Anaesthesist 4 (1955) 59

Körner, M.: Die nasotracheale Intubation. Springer, Berlin, Heidelberg, New York 1966

Körner, M.: Nasotracheale Intubation. Technik, Erfahrungen und Komplikationen bei rd. 3500 Anwendungen. Z. Prakt. Anaesth. 7 (1972) 354

Kolbow, H., Luska, G., Reicke, W., Sydow, K.: Langzeitbeatmung – Tracheotomie oder Intubation? Erfahrungen und Nachuntersuchung bei 86 Patienten. Hefte Unfallheilk. 126 (1975) 330

Konrad, R.M., Lakomy, J.: Kombinierte periphere Hypoglossuslähmung nach Intubationsnarkose. Anaesthesist 9 (1960) 206

Kopp, K.H., Löhle, E., Hesjedal, O., Wiemers, K.: Laryngoskopische Untersuchungen zur Frage der Kehlkopfschädigung bei langzeit-intubierten Intensivpatienten. Schweiz. Med. Wochenschr. 111 (1981) 1010

Kósik, G., Tódor, G.: „Cuff"-Aneurysma bei Trachealkanülen. Anaesthesist 17 (1968) 235

Krause, D., Lüdemann, C.: Trachealwandschäden nach maschineller Dauerbeatmung. Z. Prakt. Anaesth. 7 (1972) 217

Kreienbühl, G.: Trachealstenose nach nasotrachealer Langzeitintubation mit vorgedehntem (prestretched) Cuff. Anaesthesist 22 (1973) 243

Kreienbühl, G.: Eine Methode zum symmetrischen Vordehnen des Cuffs von Plastiktuben. Anaesthesist 24 (1975) 44

Kreienbühl, G., Bischoff, H.: Stimmstörung infolge Lähmung des Nervus laryngeus cranialis nach Intubationsnarkose. Anaesthesist 27 (1978) 544

Kroesen, G.: Notintubation. Z. Allgemeinmed. 49 (1973) 744

Kroesen, G.: Stellungnahme zu O.G. Neumann: Schädigungsparameter an der Ringknorpelplatte bei Langzeitintubation. Prakt. Anaesth. 11 (1976) 174

Kroesen, G., Salzer, G.M., Hofer, E.: Transtracheale Katheter Jet-Ventilation während Resektionen der Carina. Anaesthesist 32 (1983) 31

Kronschwitz, H.: Möglichkeiten zur Verringerung des Totraums bei Säuglings- und Kleinkindernarkosen. Anaesthesist 9 (1960) 101

Kronschwitz, H.: Die nasotracheale Intubation mit einem Intubations-Fiberskop. Anaesthesist 18 (1969) 58

Kronschwitz, H.: Die Bedeutung des Carlens-Katheters für den diagnostischen und therapeutischen Eingriff. Prax. Pneumol. 20 (1969) 140

Kronschwitz, H.: Die endotracheale Intubation. Med. Welt 36 (1969) 1963

Kronschwitz, H.: Bemerkungen zu der Arbeit von U. Pfeiffer und P. Krueger: Ein neuer endotrachealer Beatmungstubus für Säuglinge. Anaesthesist 25 (1976) 488

Kühn, K., Hausdörfer, J.: Blinde nasale Intubation bei einem Säugling mit Pierre-Robin Syndrom. Anaesthesist 30 (1981) 528

Kulka, P., Rommelsheim, K.: Extubationsschwierigkeiten – Beispiel einer Extubationsbehinderung durch eine Magensonde. Anästh. Intensivther. Notfallmed. 22 (1987) 37

Kyrieleis, C., Opitz, A.: Morphologische Befunde an der Trachea bei nasaler Intubation. Verh. Dtsch. Ges. Pathol. 56 (1972) 541

Lanz, E., Zimmerschitt, W.: Volumen- und Druckänderungen durch Lachgasdiffusion in herkömmlichen und Niederdruckmanschetten von Endotrachealtuben. Anaesthesist 25 (1976) 491

Levin, H., Heifetz, M.: Ein weiterer Fall von schwieriger Herausnahme einer Kanüle (Extubation). Anaesthesist 35 (1986) 323

Lipp, M., Brandt, L., Daubländer, M., Peter, R., Bärz, L.: Häufigkeit und Ausprägung von Halsbeschwerden nach Allgemeinanaesthesien bei Einsatz verschiedener Endotrachealtuben. Anaesthesist 37 (1988) 758

Loebell, H.: Zur Frage von Kehlkopfschäden nach Intubation. Mschr. Ohrenheilk. 87 (1953) 296

Loennecken, S.J.: 1000 Intubationen bei Narkosen, ein Rückblick aus der Anaesthesie-Abteilung der Göttinger Universitätsklinik. Anaesthesist 1 (1952/53) 44

Loers, F.J., Lindau, B.: Retropharyngeale Dissektion, eine seltene Komplikation bei der nasalen Intubation. Anaesthesist 24 (1975) 545

Lübbe, C., Hofmeister, I.: Somsanit, eine Hilfe für schwierige Intubationen. Med. Welt 27 (1976) 207

Lüben, V.: Fehler und Gefahren des neuen Spiraltrachealtubus Rüschelit. Anaesthesiol. Intensivmed. Prax. 16 (1979) 25

Lüben, V., Gips, H., Flemming, K.: Fehlintubation eines Neugeborenen unter Verlust des Tubus in die Speisewege. Anaesthesiol. Intensivmed. Prax. 16 (1979) 17

Lüdemann, C., Witte, U.: Messungen des auf die Trachealwand ausgeübten Druckes bei Beatmungskanülen mit herkömmlicher und einer neuartigen Blockungsmanschette. Z. Prakt. Anaesth. 7 (1972) 212

Lüder, M.: Untersuchungen über die Druckbelastung der Trachea bei Benutzung von Manschettentuben. 1. Mitteilung: Elastische Eigenschaften von Tubusmanschetten. Anaesthesist 10 (1961) 279

Lüllwitz, E., Bodammer, K., Bechstein, W.O., Steinert, R., Piepenbrock, S.: Perkutane transtracheale Ventilation (PTV) mit dem Krikothyreotomiebesteck Nu-Trake und tracheoskopische Kontrolluntersuchungen. Anästh. Intensivther. Notfallmed. 24 (1989) 105

Luckhaupt, H., Brusis, T.: Zur Geschichte der Intubation. Laryngol. Rhinol. Otol. 65 (1986) 506

Macintosh, R.: Neue Endotrachealtuben. Anaesthesist 15 (1966) 22

Marian, F., Spiss, C.K., Hiesmayr, M., Draxler, V.: Überwachung der fiberoptischen Intubation mittels nicht invasiver Pulsoximetrie. Anaesthesist 34 (1985) 630

Martin, K.H.: Die Intubationsapnoe. Anaesthesist 6 (1957) 123

Marquort, H., Fischer, K.J.: Zur Trachealwandbelastung bei prolongierter Intubation. Experimentelle Untersuchungen an einer Modell-Trachea. Anaesthesist 27 (1978) 187

Matzker, J.: Larynxschädigung durch Intubationsnarkose. Z. Laryng. Rhinol. 32 (1953) 563

Matzker, J.: Ein zur Vermeidung von Stimmbandschädigungen modifizierter Tubus für die Endotrachealnarkose. Anaesthesist 4 (1955) 46

Mauritz, W., Mühlbacher, F., Spiss, C.K., Sporn, P.: Trachealperforation. Eine materialbedingte tödliche Komplikation nach Tracheostomie zur Langzeitbeatmung. Anaesthesist 31 (1982) 262

Mehrkens, H.H., Kilian, J., Lotz, P., Bock, K.H.: Der Einfluß von Lachgas auf den Blockungsmanscheteninnendruck von Endotrachealtuben. Jahrestagung DGAW (1976)

Meier, R., Sporn, P.: Dekubitusprophylaxe am Nasenflügel mittels Silastik-Schaumes beim nasotracheal intubierten Patienten. Anaesthesist 35 (1986) 49

Messingschlager, W.: Trachealstenosen nach Langzeitintubation. Arch. Klin. Exp. Ohren Nasen Kehlkopfheilkd. 196 (1970) 337

Metter, D.: Morphologische Befunde nach Tracheotomie und Intubation. Z. Rechtsmed. 82 (1979) 289

Michelson, A., Kamp, H.D., Schuster, B.: Sinusitis bei langzeitintubierten Intensivpatienten: nasale versus orale Intubation. Anaesthesist 40 (1991) 100

Mihic, D.N.: Die erste orotracheale Intubation. Anaesthesist 32 (1983) 450

Miller, R.A.: The Development of the Laryngoscop. Anaesthesist 21 (1972) 145

Minnigerode, B.: Bleibende Kehlkopfschädigung nach 4 Tage dauernder Trachealintubation. HNO 10 (1962) 117

Minnegerode, B.: Doppelseitige Ankylose des Cricoarytaenoidgelenkes und obturierende subglottische Kehlkopfstenose nach mehrtägiger translaryngealer trachealer Intubation. Anaesthesist 17 (1968) 230

Mittag, G.: Ein seltener Zwischenfall bei der Endotrachealnarkose. Anaesthesist 5 (1956) 24

Morgenstern, C., Kühn, H.: Lebensbedrohliche Spätkomplikation nach Intubation. Anaesthesiol. Intensivther. Prax. 16 (1979) 19

Mülly, K., Hossli, G.: Bronchiale Intubation und Blockade. Ein Beitrag zur bronchoskopischen Technik für den Anaesthesisten. Anaesthesist 4 (1955) 107

Nakhosteen, J.A., Niederle, N.: Zur Anwendung der Bronchofiberskopie in der Intensivpflege. Anästh. Intensivther. Notfallmed. 18 (1983) 233

Neumann, O.G.: Untersuchungen zur Entstehung von Tracheal-Schäden als Infektions-Folge bei Langzeit-Intubation. Anaesthesist 23 (1974) 359

Neumann, O.G.: Schädigungsparameter an der Ringknorpelplatte bei Langzeitintubation. Prakt. Anaesth. 10 (1975) 135

Oberascher, G.: Endoskopisches Konzept und fiberoptische Technik zum Monitoring bei Langzeitintubation. HNO 36 (1988) 60

Ohlenroth, G., Severin, G.: Über Narkosezwischenfälle bei der Endotrachealnarkose. Geburtsh. Frauenheilk. 24 (1964) 975

Otteni, J.C., Gauthier-Lafaye, P.: Indikationen und Komplikationen bei Tracheotomie und Dauerintubationen. Anaesthesist 18 (1969) 291

Pasch, T.: Prolongierte Intubation, Tracheotomie, Inhalationstherapie. Klin. Anaesthesiol. Intensivther. 20 (1979) 217

Petroianu, G.: Überprüfung der Tubuslage: sicher „unsichere" Methoden und neuere Entwicklungen. Anaesthesist 40 (1991) 356

Pfau, W.: Stimmschäden nach Intubation. HNO 17 (1969) 45

Pfeiffer, H.: Verbesserung der Ventilation bei Säuglingsnarkosen durch einen neuen Tubus. In: *Schuchardt:* Fortschritte auf dem Gebiet der Kiefer- und Gesichtschirurgie. Thieme, Stuttgart 1959

Pfeiffer, U., Krueger, P.: Ein neuer endotrachealer Beatmungstubus für Säuglinge. Anaesthesist 25 (1976) 42

Pommerenke, C., Lipp, M., Collo, J.: Der Mikrolaryngealtubus – ein neuer Tubus für die direkte Laryngoskopie im HNO-Bereich. Anaesthesist 38 (1989) 144

Porges, P., Sljus, N.: Verlegung der Atemwege durch einen Fremdkörper. Anaesthesist 18 (1969) 373

Pramesberger, G., Fischer, P.L., Benke, A., Glaninger, J.: Erfahrungen mit einem unbrennbaren Tubus in der Laserchirurgie des Kehlkopfes. Anaesthesist 34 (1985) 636

Prott, W.: Die endoskopische Kontrolle der endotrachealen Tubuslage während der Intubationsnarkose und bei Langzeitbeatmung. Arch. Klin. Exp. Ohren Nasen Kehlkopfheilkd. 199 (1971) 706

Prott, W., Treutlein, E.: Endoskopie der oberen und mittleren Luftwege bei liegendem Endotrachealtubus. Z. Prakt. Anaesth. 7 (1972) 229

Racenberg, E., Fritsche, P.: Langzeitintubation. Prakt. Anaesth. 12 (1977) 49

Radakovic, D., Krampf, K: Erfahrungen mit nasotrachealer Langzeitintubation. Helv. Chir. Acta 39 (1972) 551

Reinhold, P., Hansen, J., Wendt, M.: „Nasotracheale Intubationshilfe" – Cuffprotektion und Intubationsschutz. Anästh. Intensivther. Notfallmed. 18 (1983) 216

Reißmann, H., Beck, H., Schöntag, G., Reimitz, P.E.: Die Leistungsfähigkeit eines Atemspende-Hilfsmittels mit glosso-

palatinalem Tubus. Anästh. Intensivther. Notfallmed. 25 (1990) 287

Renz, D.: Die Verwendung von Ultraschall-Aerosolen zur Oberflächenanaesthesie der Atemwege. Erste Erfahrungen mit einer neuen Technik der endotrachealen Intubation in Lokalanaesthesie. Anaesthesist 30 (1981) 259

Renz, D.: Erste Erfahrungen mit dem neuen Intubationsfiberskop LF-1. Anaesthesist 35 (1986) 46

Richter, H.G.: Licht- und elektronenmikroskopische Untersuchungen zur Ermittlung des frühesten Schädigungszeitpunktes nach translaryngealer intratrachealer Langzeitintubation beim Kaninchen. Arch. Otorhinolaryngol. 229 (1980) 121

Richter, H.G.: Das rasterelektronen-mikroskopische Bild der Trachealschleimhaut nach translaryngealer intratrachealer Langzeitintubation. Laryngol. Rhinol. Otol. 61 (1982) 90

Riethmüller, K.: Fall eines vom Blockierungssystems unabhängigen obstruktiven Spiraltubusdefektes. Anaesthesist 31 (1982) 192

Rinecker, H., Schvetz, T.: Arteriotracheale Fistel bei Langzeitintubation am wachen Patienten. Anaesthesist 28 (1979) 180

Rommelsheim, K., Bornhöft, C.: Tracheobronchialtoilette mittels blind nasaler Intubation beim wachen Patienten. Prakt. Anaesth. 12 (1977) 127

Roth, F., Neiger, M., Tschirren, B.: Erfahrungen mit der nasotrachealen Langzeit-Intubation. Prakt. Otorhinolaryng. 29 (1967) 385

Roth, F.: Kritische Bemerkungen zur Arbeit von Barbara Hövener: Cuffdruckmessungen bei verschiedenen Endotrachealtuben mit Niederdruckmanschetten unter maschineller Beatmung. Anaesthesist 27 (1978) 342

Rudert, H.: Über seltene intubationsbedingte innere Kehlkopftraumen. Rekurrensparesen, Distorsionen und Luxationen der Cricoarytaenoidgelenke. HNO 32 (1984) 393

Rückert, U., Hegendörfer, U.: Morphologie der Trachealschäden nach Langzeitintubation und Tracheotomie. Zentralbl. Allg. Pathol. 113 (1970) 415

Rüsch, H.: Eine einfache Vorrichtung zur vergleichenden Beurteilung der Funktion von Niederdruck-Blockungsmanschetten in vitro. Anaesthesist 26 (1977) 206

Russ, I., Kastenbauer, E.: Intratracheale Intubationskatheterverlegung durch asymmetrische Gummimanschette. HNO 15 (1967) 366

Salehi, E.: Gefahren infolge technischer Mängel bei der Verwendung von Woodbridgetuben. Chirurg 40 (1969) 366

Salzer, G.M., Margreiter, R.: Oesophago-trachealfistel nach Langzeitintubation. HNO 24 (1976) 17

Sigurbjörnsson, G.: Tumoren in den oberen Luftwegen als Komplikation bei der endotrachealen Narkose. Anaesthesist 17 (1968) 361

Sigwart, J.: Schleimhautschädigungen des Larynx durch endotracheale Intubation. Mschr. Ohrenheilk. 97 (1963) 425

Scheel, W.: Die abundante Blutung während bronchologischer Eingriffe – Beherrschung durch temporäre Halbseitenblockade mittels Carlenstubus. Z. Erkr. Atmungsorgane 146 (1976) 275

Scherer, R., Habel, G.: Ein modifizierter Macintosh-Spatel mit abwinkelbarer Spitze für schwierige Intubationen. Anästh. Intensivther. Notfallmed. 25 (1990) 432

Scherhag, A., Kleemann, P.P., Jantzen, J.P., Dick, W.: Universell verwendbares Maskenansatzstück für die fiberoptische

Intubation. „Mainzer-Universaladapter". Anaesthesist 39 (1990) 66

Scheurecker, F., Thalhammer, F., Schneider, J.: Druckveränderungen im Inneren der Tubusmanschette am intubierten Patienten. Anaesthesist 27 (1978) 336

Schleusing, M.: Über die Druckbelastung der Trachealwand durch Manschettentuben. Anaesthesist 16 (1967) 105

Schlöndorff, G., Elies, W.: Stimmbandstillstand mit Stridor infolge Interarytänoidfibrose – eine Komplikation in der Intensivpflege. Laryngol. Rhinol. Otol. 64 (1985) 403

Schmidt, W.: Über eine seltene Komplikation beim Versuch der Extubation. Anaesthesist 20 (1971) 195

Schneeweiß, H.: Die prolongierte Intubation im Kindesalter aus der Sicht des HNO-Arztes. Monatsschr. Ohrenheilkd. Laryngorhinol. 105 (1971) 373

Scholler, K.L., Schilli, W.: Intubationsnarkose bei Säuglingen mit schweren Kieferfehlbildungen (mandibulo-faciale Dysplasien). Anaesthesist 14 (1965) 144

Schottke-Hennings, H., Klippe, H.J., Schmiedling, B.: Die Fiberbronchoskopie als Hilfsmittel zur Plazierung und Überwachung von Doppellumentuben in der Thoraxanästhesie. Anästh. Intensivther. Notfallmed. 24 (1989) 327

Schultz-Coulon, H.J.: Luxation des Arytaenoidknorpels als Intubationsschaden. HNO 22 (1974) 242

Schultz-Coulon, H.J.: Langzeitintubation oder Tracheotomie bei Kindern. HNO 24 (1976) 283

Sprenger, F.: Anmerkung zu der Arbeit: „Stimmschäden nach Intubation". W. Pfau. HNO 17 (1969) 215

Sporn, P., Hackl, W., Mauritz, W.: Endotracheale Absaugung – Glasfiberbronchoskopie – Langzeitintubation – Tracheostomie. Klin. Anästhesiol. Intensivther. 39 (1991) 314

Star, E.G.: Oberflächenanesthesie der Trachea durch das Abbott laryngotracheal anesthesia (LTA) kit. Prakt. Anaesth. 11 (1976) 100

Star, E.G.: Zahnbeschädigung durch Guedel-Tuben. Prakt. Anaesth. 11 (1976) 347

Star, E.G.: Problematik von Intubationsschäden bei Langzeitbeatmung. Münch. Med. Wochenschr. 118 (1976) 457

Stober, D.: Aspirationsgefahr durch Materialdefekt bei einem Endotrachealtubus. Zentralbl. Chir. 99 (1974) 698

Stoeckel, H.: Kamen-Wilkinson-Trachealkanüle. Z. Prakt. Anaesth. 8 (1973) 320

Strupler, W.: Laryngo-tracheale Intubation oder Tracheotomie bei Langzeitbeatmung? Ther. Umsch. 37 (1980) 1068

Tammisto, T., Heinonen, J.: Über Halsbeschwerden nach trachealer Intubation. Anaesthesist 12 (1963) 246

Töpke, B., Buchenau, W., Linke, M., Menzel, K.: Iatrogene Preforation des Ösophagus bei Neugeborenen. Kinderärztl. Prax. 54 (1986) 583

Tolksdorff, W., Kollmann, C., Simon, H.B., Schulz, U.: Der Einfluß unterschiedlicher Alfentanildosen auf Blutdruck, Herzfrequenz und Plasmakatecholaminspiegel bei der en-

dotrachealen Intubation. Anästh. Intensivther. Notfallmed. 25 (1990) 198

Unseld, H.: Rasche und sichere Überprüfung der Tubuslage. Anaesthesist 33 (1984) 303

Venzmer, J., Wiedersberg, H., Pawlowski, P.: Komplikationen am Kehlkopf nach Intubationsbehandlung im Neugeborenenalter. Monatsschr. Kinderheilk. 125 (1977) 649

Vcsei, V., Krenn, J., Zacherl, H.: Ösophagusperforation – eine seltene Komplikationsmöglichkeit nach Intubationsnarkose. Anaesthesist 23 (1974) 406

Vieritz, H.: Iatrogene Trachealverletzung mit einem Carlenstubus. Anaesthesiol. Reanim. 15 (1990) 388

Vogt-Moykopf, I., Müller, C.: Doppelseitiger Spontanpneumothorax als Intubationsfolge. Chirurg 37 (1966) 25

Wageneder, F.M.: Zur Intubation mit Spiralkathetern. Anaesthesist 13 (1964) 346

Wajsberg, S., Eberl-Lehmann, P.: Komplikation bei der Anwendung von Doppellumentuben. Anaesthesist 37 (1988) 335

Wendt, M., Thy, H., Reinhold, P., Lawin, P.: Komplikationen mit Woodbridge-Tuben (Spiralfedertuben). Anaesthesist 35 (1986) 320

Wey, W.: Schäden an Larynx und Trachea nach Beatmung. Schweiz. Med. Wochenschr. 115 (1985) 194

Wiemers, K.: Beitrag zur Arbeit von Robert A. Miller: Die Entwicklung des Laryngoskops. Anaesthesist 21 (1972) 147

Wiemers, K.: Modifizierter Laryngoskopspatel (Freiburger Modell). Z. Prakt. Anaesth. Wiederbeleg. 7 (1972) 107

Wirth, G.: Außergewöhnliche lokale Schädigungen im Bereich des Larynx und der Trachea nach Intubationsnarkose. Mschr. Ohrenheilk. 97 (1963) 82

Wolff, G., Kellerhals, B., Schumann, L., Grädel, E.: Vermeidung von trachealen Spätkomplikationen nach Langzeitintubation zur Dauerbeatmung: Eine neue Methode zur Cuffblähung. Anaesthesist 22 (1973) 317

Wolff, G., Hasse, J., Grädel, E., Baer, E., Kellerhals, B.: Eine neue Methode der Cuffblähung zur Vermeidung von trachealen Komplikationen bei Dauerbeatmung. Helv. Chir. Acta 4 (1974) 201

Zbinden, S., Schüpfer, G.: Tube-Stat: ein nützliches Hilfsmittel bei schwieriger Intubation. Anaesthesist 38 (1989) 140

Zeitelberger, P., Bauer, E.: Verwendung von Trachealkanülen mit „vorgedehnten" Abdichtungsmanschetten zur Verringerung einer Schädigung der Trachealwand. Anaesthesist 19 (1970) 188

Zimmerschitt, W.: Volumen- und Druckänderungen durch Lachgasdiffusion in herkömmlichen und Niederdruck-Blockungsmanschetten von Endotrachealtuben. Inaugural-Dissertation, Mainz 1976

Zürn, L.: Verbesserung der Anaesthesie bei Thoraxoperationen durch den Doppellumentubus. Anaesthesist 1 (1952/53) 65

Sachregister